大日野カルコ 著

Ohino Karuko

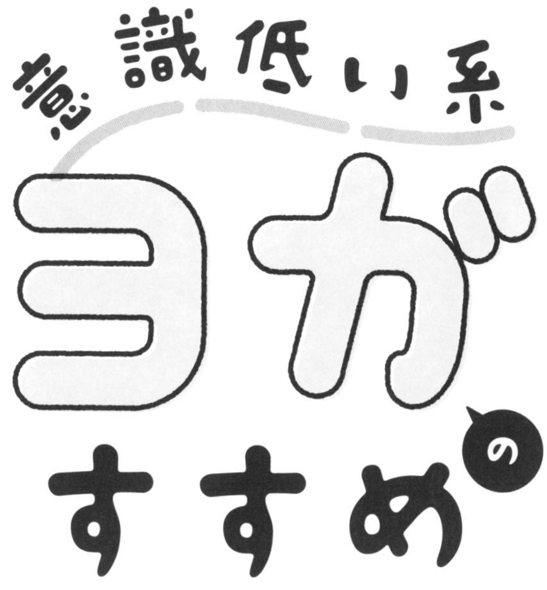

ヨガを始めたら
自分を好きになれました

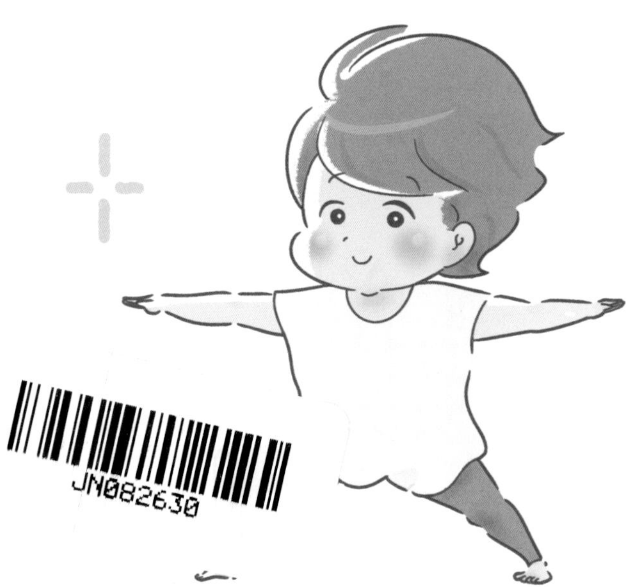

ナツメ社

意識低い系ヨガのすすめ　ヨガを始めたら自分を好きになれました　目次

プロローグ

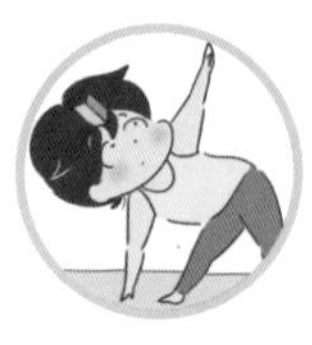

PART 1

ヨガに通い始めあるある

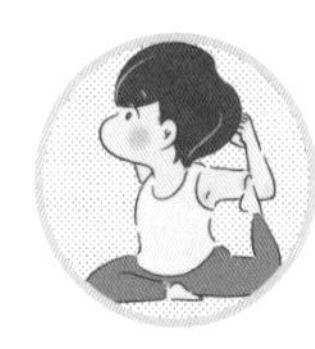

PART 2

少しずつヨガに慣れてきた！

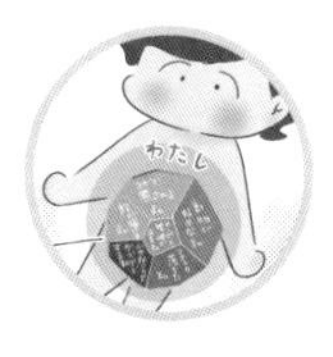

PART 3

ありのままの自分を受け入れる

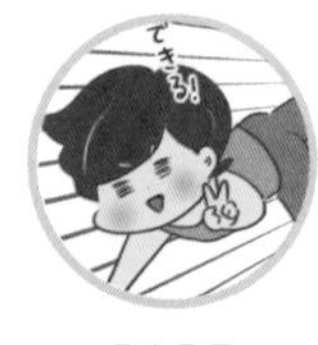

PART

4

ヨガが日常になってきた！

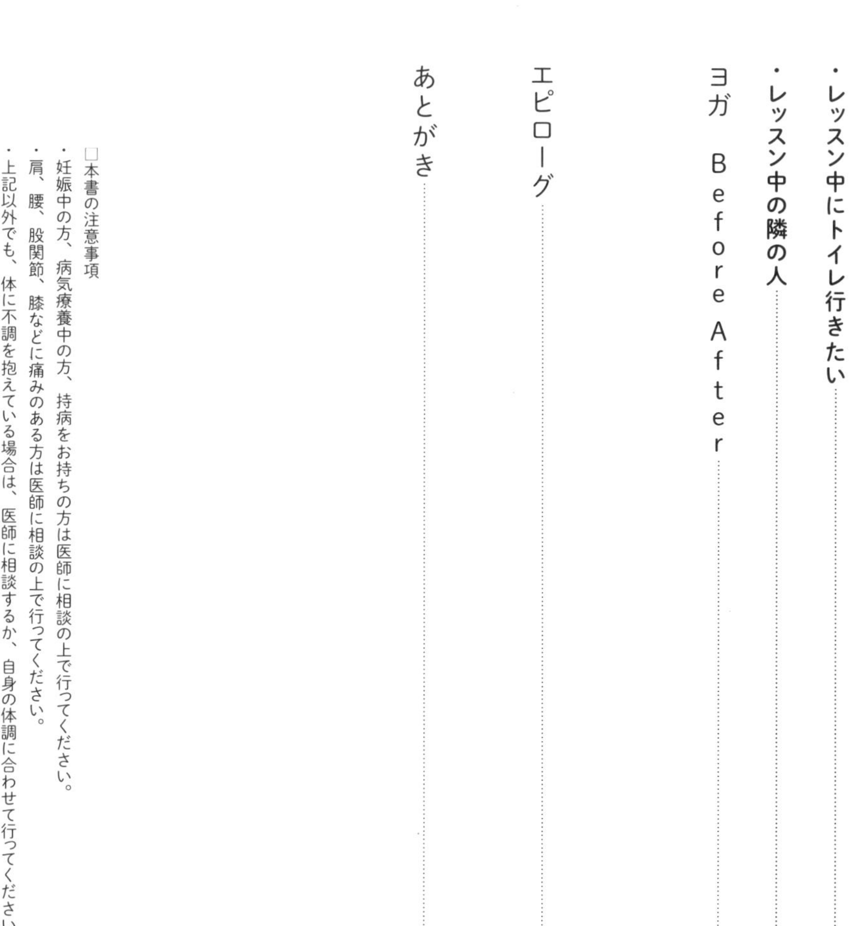

□本書の注意事項

・妊娠中の方、病気療養中の方、持病をお持ちの方は医師に相談の上で行ってください。

・肩、腰、股関節、膝などに痛みのある方は医師に相談の上で行ってください。

・上記以外でも、体に不調を抱えている場合は、医師に相談するか、自身の体調に合わせて行ってください。

スタッフ

カバー・本文デザイン　山田知子（chichols）

本文DTP　岡田恵子（ok design）

校正　吉川百合江

ヨガ監修　染野友子

編集協力　時政美由紀（株式会社マッチボックス）

編集担当　齋藤友里（ナツメ出版企画株式会社）

～うっかりタマシイ止まり系だったわたしがヨガと出会った～

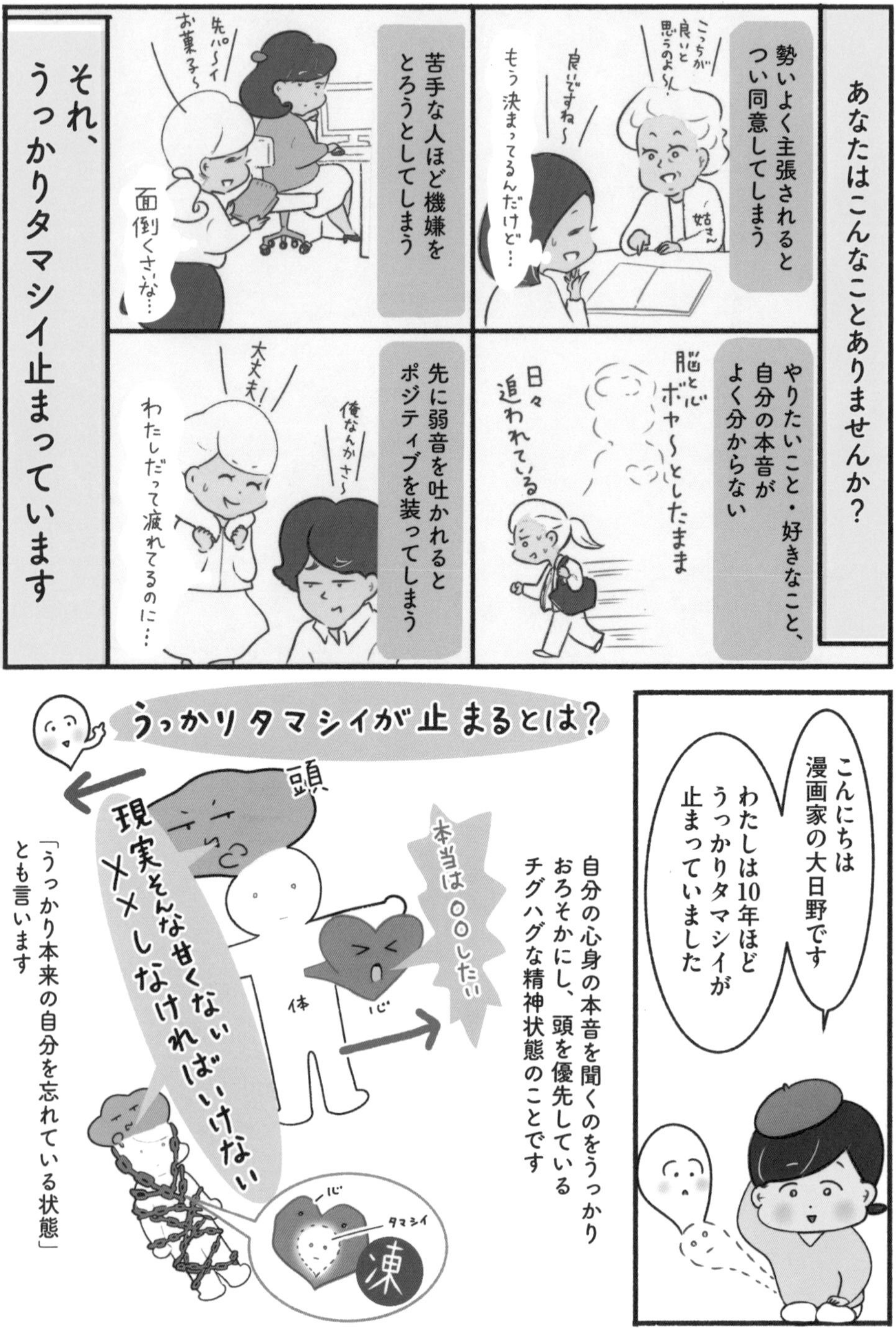

あなたはこんなことありませんか？

勢いよく主張されるとつい同意してしまう

こっちが良いと思うのよ～ん

良いですね～

もう決まってるんだけど…

姑さん

苦手な人ほど機嫌をとろうとしてしまう

先パ～イお菓子～

面倒くさいな…

やりたいこと・好きなこと、自分の本音がよく分からない

脳と心ボヤ～としたまま

日々追われている

先に弱音を吐かれるとポジティブを装ってしまう

俺なんかさ～

大丈夫！

わたしだって疲れてるのに…

それ、うっかりタマシイ止まっています

こんにちは
漫画家の大日野です
わたしは10年ほど
うっかりタマシイが
止まっていました

うっかりタマシイが止まるとは？
頭
現実そんな甘くない
××しなければいけない
本当は○○したい
体
心
タマシイ
凍

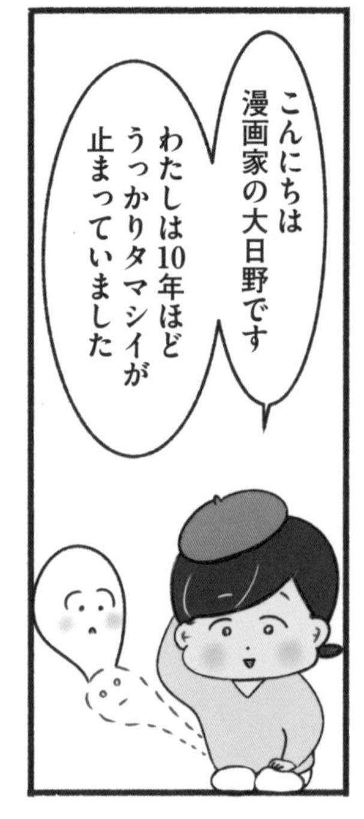

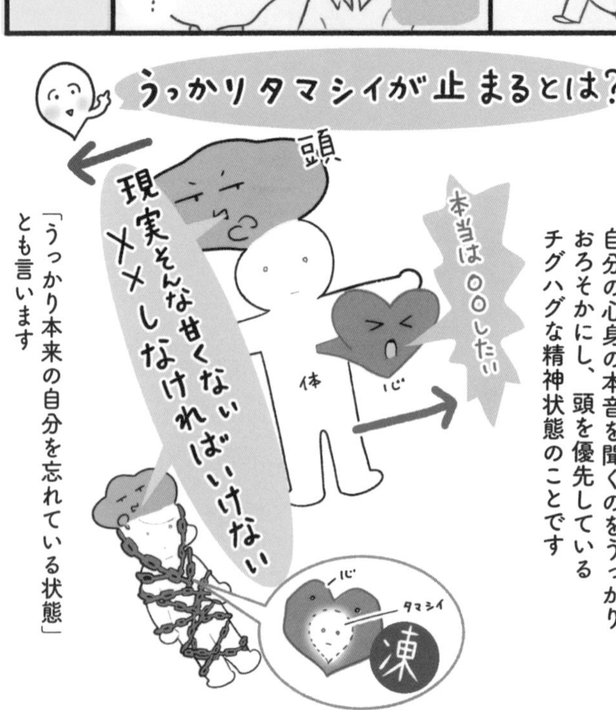

自分の心身の本音を聞くのをうっかりおろそかにし、頭を優先しているチグハグな精神状態のことです

「うっかり本来の自分を忘れている状態」とも言います

これが積もると
どうなるか

わたしの例で言うと、
自分の中でしんどい
ことが続いたとき

漫画業迷子
経済的不安
夫婦間の漫画業の価値観の違い
職場のいざこざ
職場倒産
…など
ちゃんと感じたくな
辛くなる

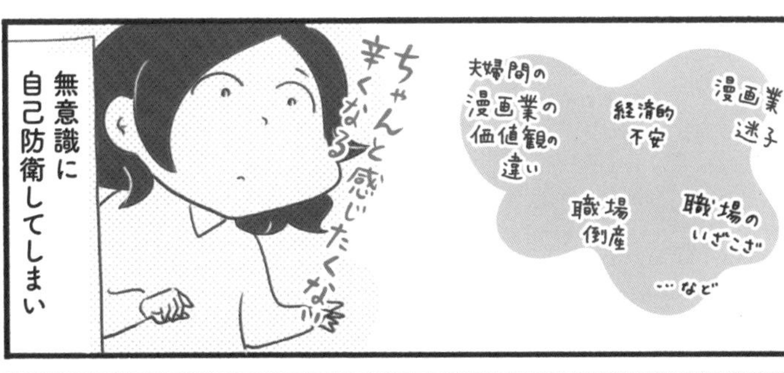

無意識に
自己防衛してしまい

心を無視し続けました

職場

もく
もく

一生懸命に働くことで
「いつか自然と良くなる」
と思いこんでいました

夫婦のズレ

そうしていたら…

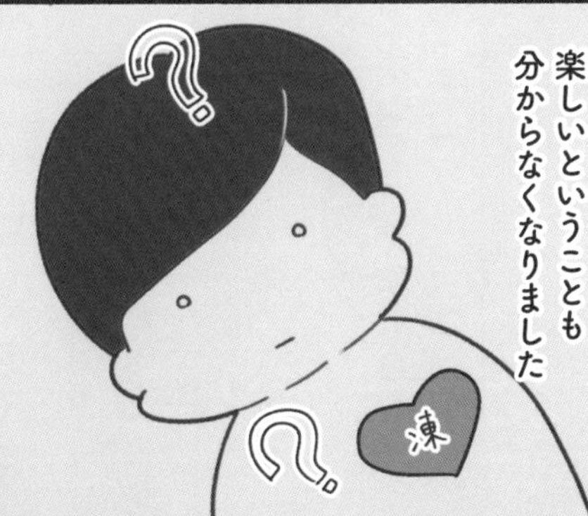

体全体に曇った膜が
できたような感覚になり

自分の五感や思考に大きく
差がでるようになりました

恐れ・不安・混乱
危機回避思考
楽しい、意欲
直感力(判断力)
鋭くなる
鈍くなる
お笑い

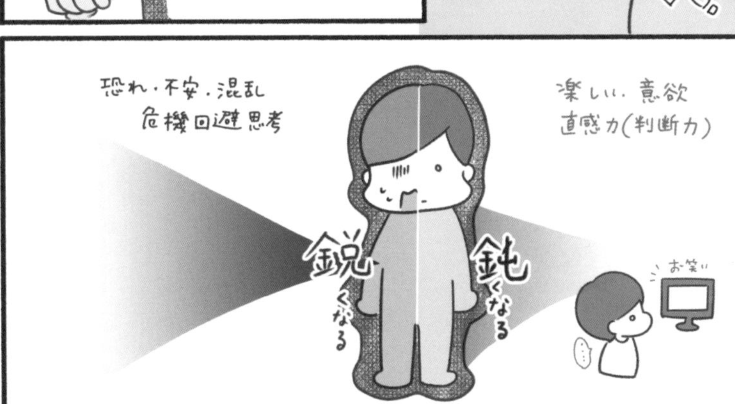

小さなことで
すぐ
あの言い方
悪かったかな
5分前なのに
走る
怖くなる
焦る
いら立つ
迷う
ことが多くなり
服が決められない
幸せオーラの人から
逃げたくなる
自己嫌悪ばかり

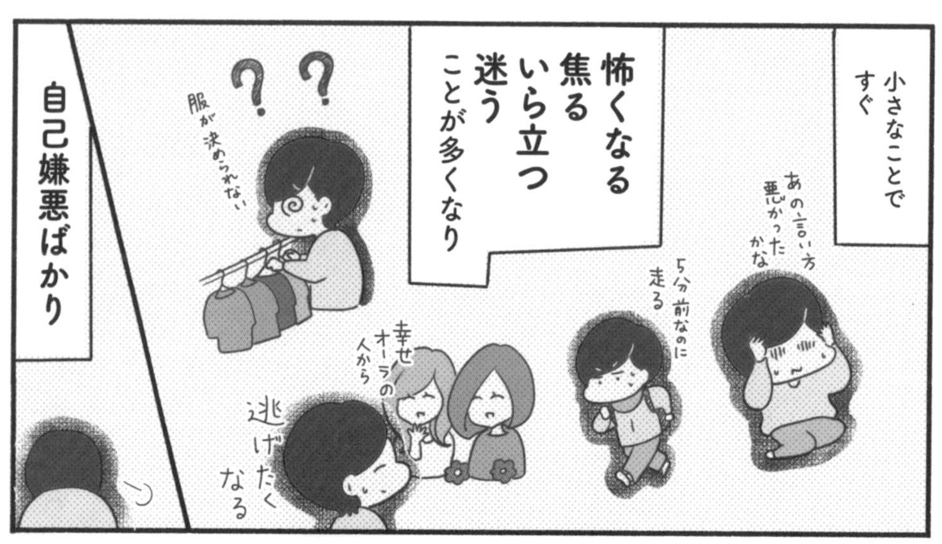

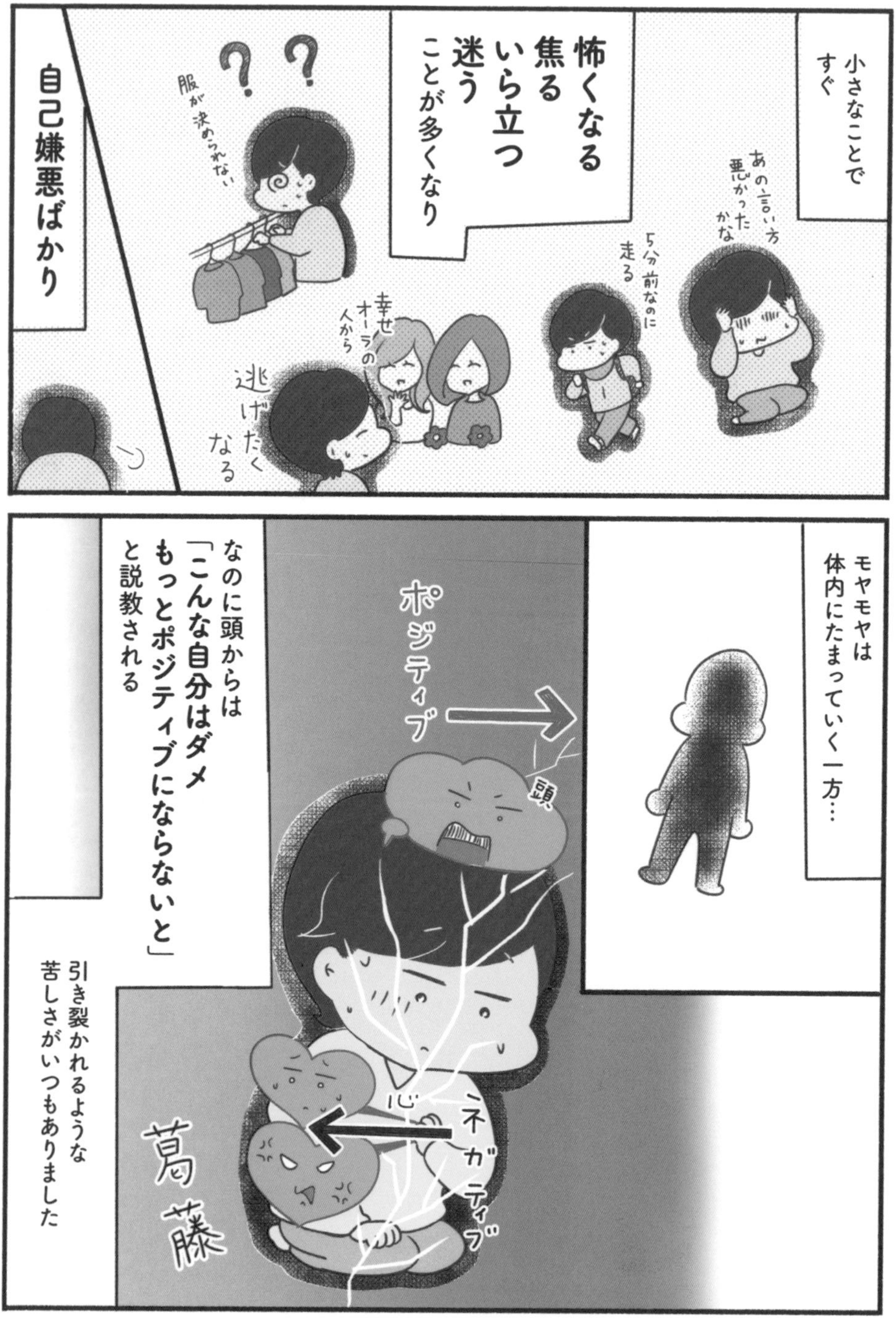

モヤモヤは
体内にたまっていく一方…

ポジティブ

頭

なのに頭からは
「こんな自分はダメ
もっとポジティブにならないと」
と説教される

心

ネガティブ

葛藤

引き裂かれるような
苦しさがいつもありました

漫画家としては、離婚し出戻ってから焦りと不安まみれ
休むのがコワイ
引きこもって仕事ばかり
電話や直接怒鳴りにくる
ビクゥ!
実家（集合住宅）の下の住人の老夫婦が共にクレーマーで恐怖に取りつかれ
出かけるときは走って出ていた
体も精神も自分のキャパ極限のガチガチ

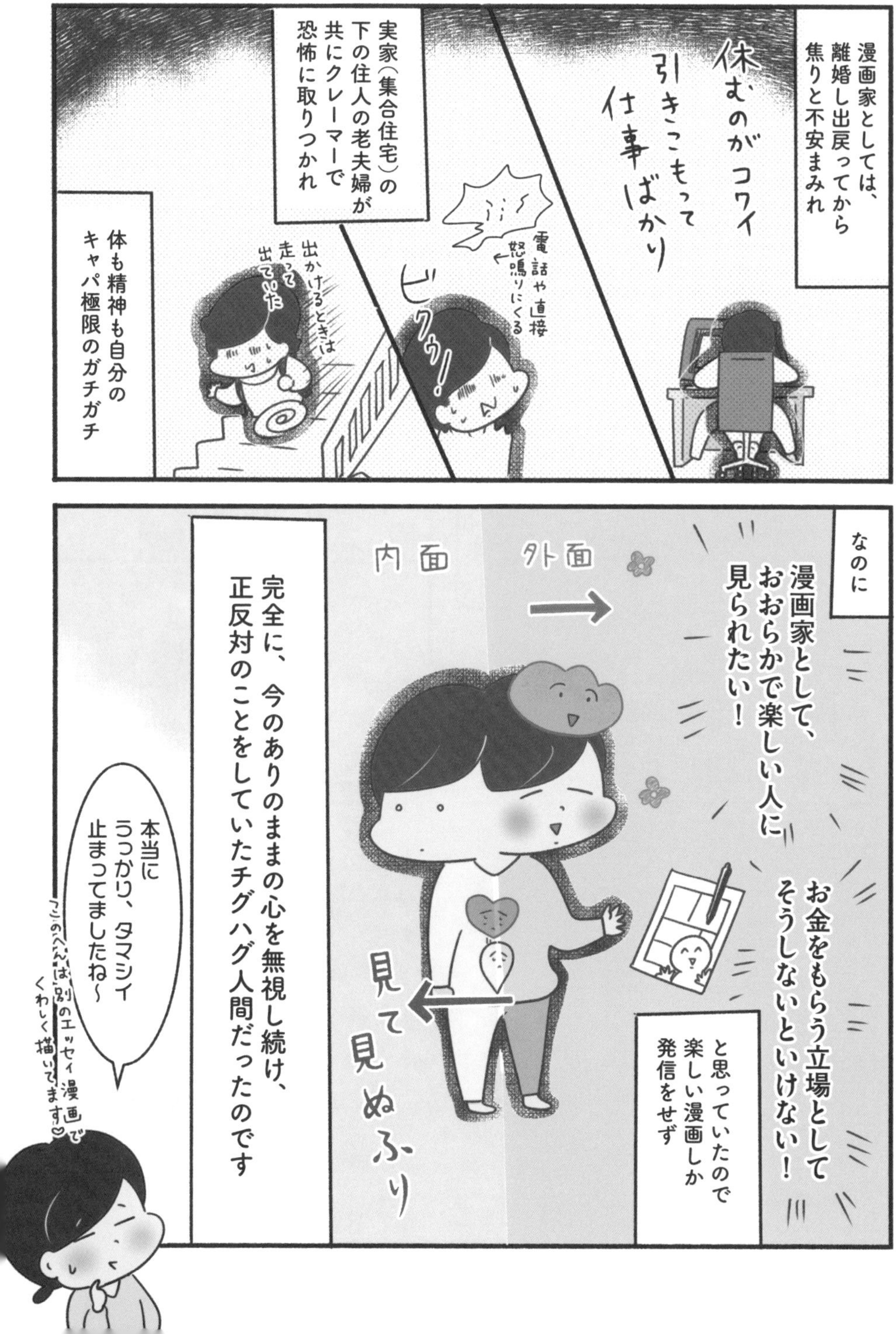

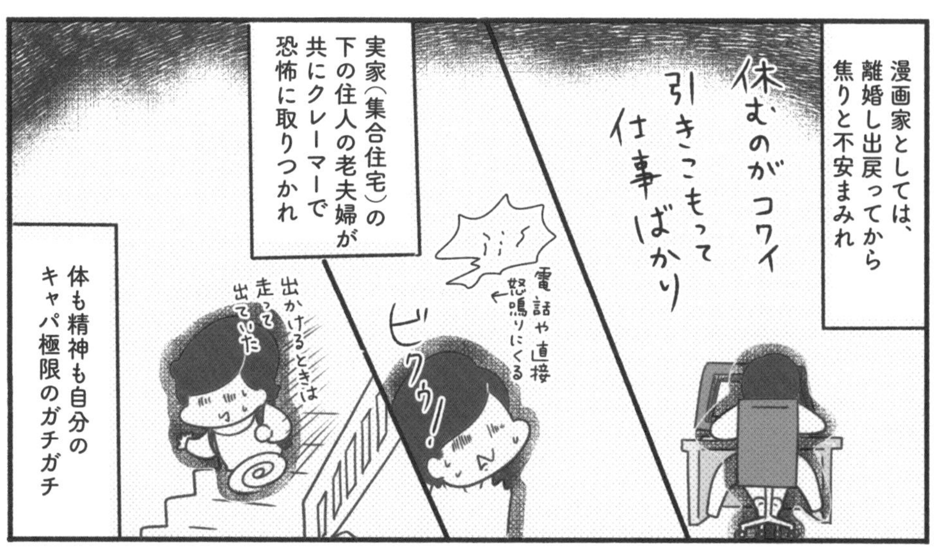

なのに

漫画家として、おおらかで楽しい人に見られたい！

お金をもらう立場としてそうしないといけない！

と思っていたので楽しい漫画しか発信をせず

外面

内面

見て見ぬふり

完全に、今のありのままの心を無視し続け、正反対のことをしていたチグハグ人間だったのです

本当にうっかり、タマシイ止まってましたね～

ここのへんは別のエッセイ漫画でくわしく描いてます♡

ネガティブな心の扱い方が分からず

今の私じゃダメ どうにかせな

焦

休まず仕事

&

不足感から動く

コンカツ

疲

落ちこむ

自己嫌悪

ネガティブループ

ネガティブループの抜け出し方が分からない

ヒントを求め一度心療内科に行ってみました

ハイ、じゃあ薬出しときますね~

えっHPには親身に相談にのるって…

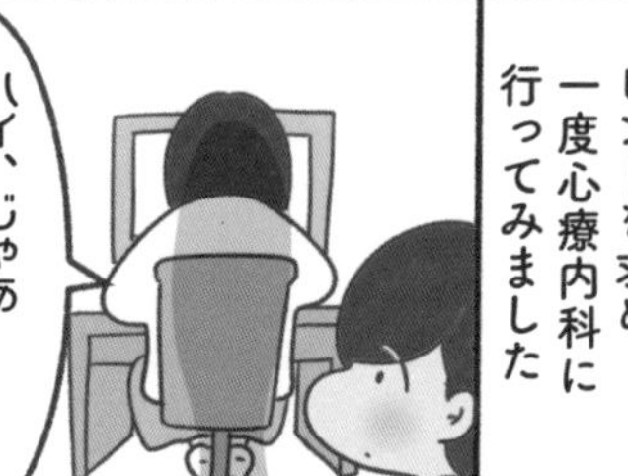

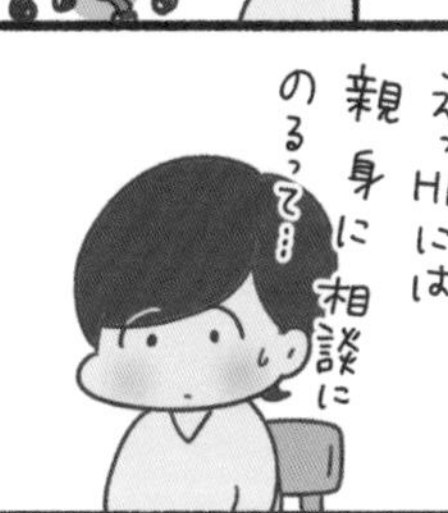

薬を飲んでも効いてるのか今イチ実感できず

病院に行っても薬でサバかれるだけや…

多分…こういう人が多すぎるんやろな

薬飲むのやめる

こういう病名がつくまでもない心身の不調って
病院に行っても当人も先生もなんかあやふやで
長びかせて慢性的になってしまって…
わたしはトータル10年くらい続きました
地味にめっちゃツライ!!

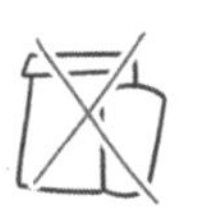

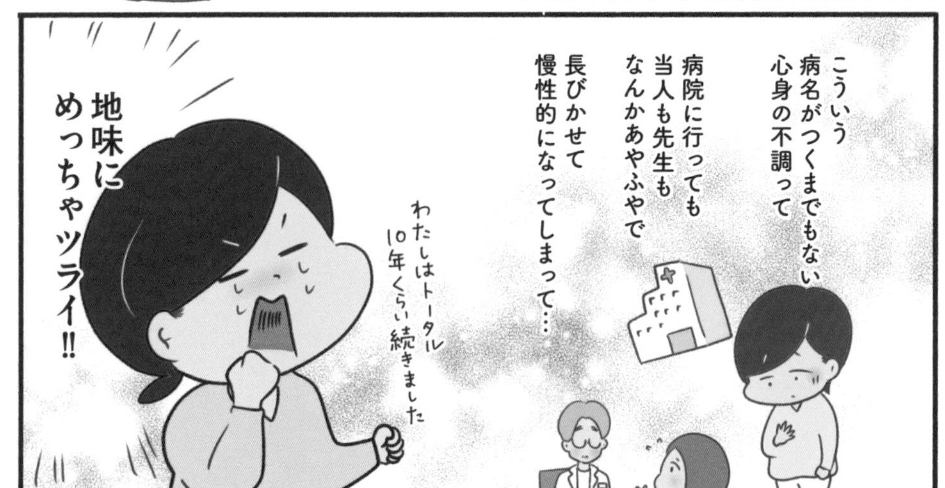

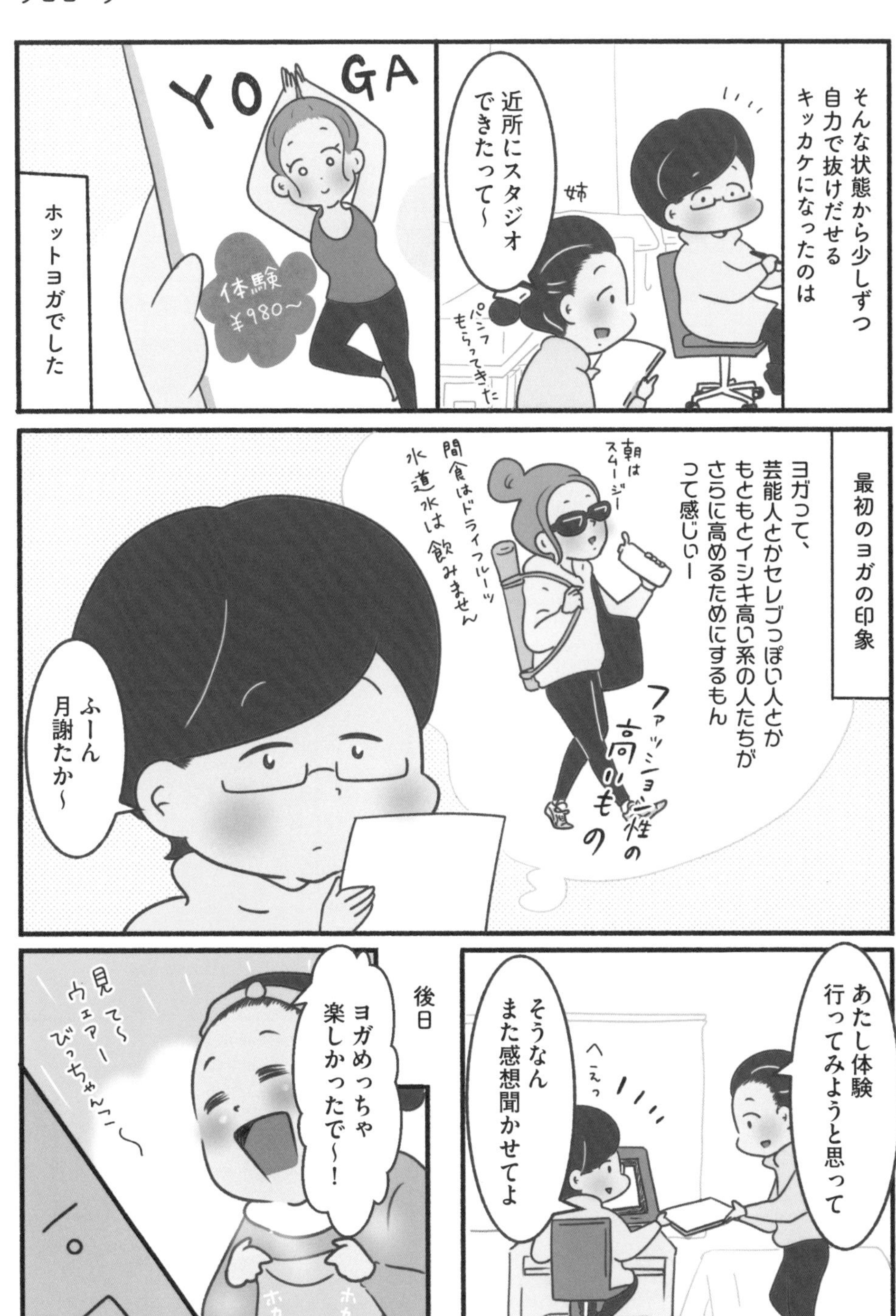
そんな状態から少しずつ
自力で抜けだせる
キッカケになったのは
近所にスタジオ
できたって～
姉
パンフもらってきた
YOGA
体験
¥980～
ホットヨガでした
最初のヨガの印象
ヨガって、
芸能人とかセレブっぽい人とか
もともとイシキ高い系の人たちが
さらに高めるためにするもん
って感じぃー
朝はスムージー
間食はドライフルーツ
水道水は飲みません
ファッション性の高いもの
ふーん
月謝たか～
あたし体験
行ってみようと思って
へえっ
そうなん
また感想聞かせてよ
後日
ヨガめっちゃ
楽しかったで～！
見て～
ウェアー
びっちゃんこ～
ホカ
ホカ

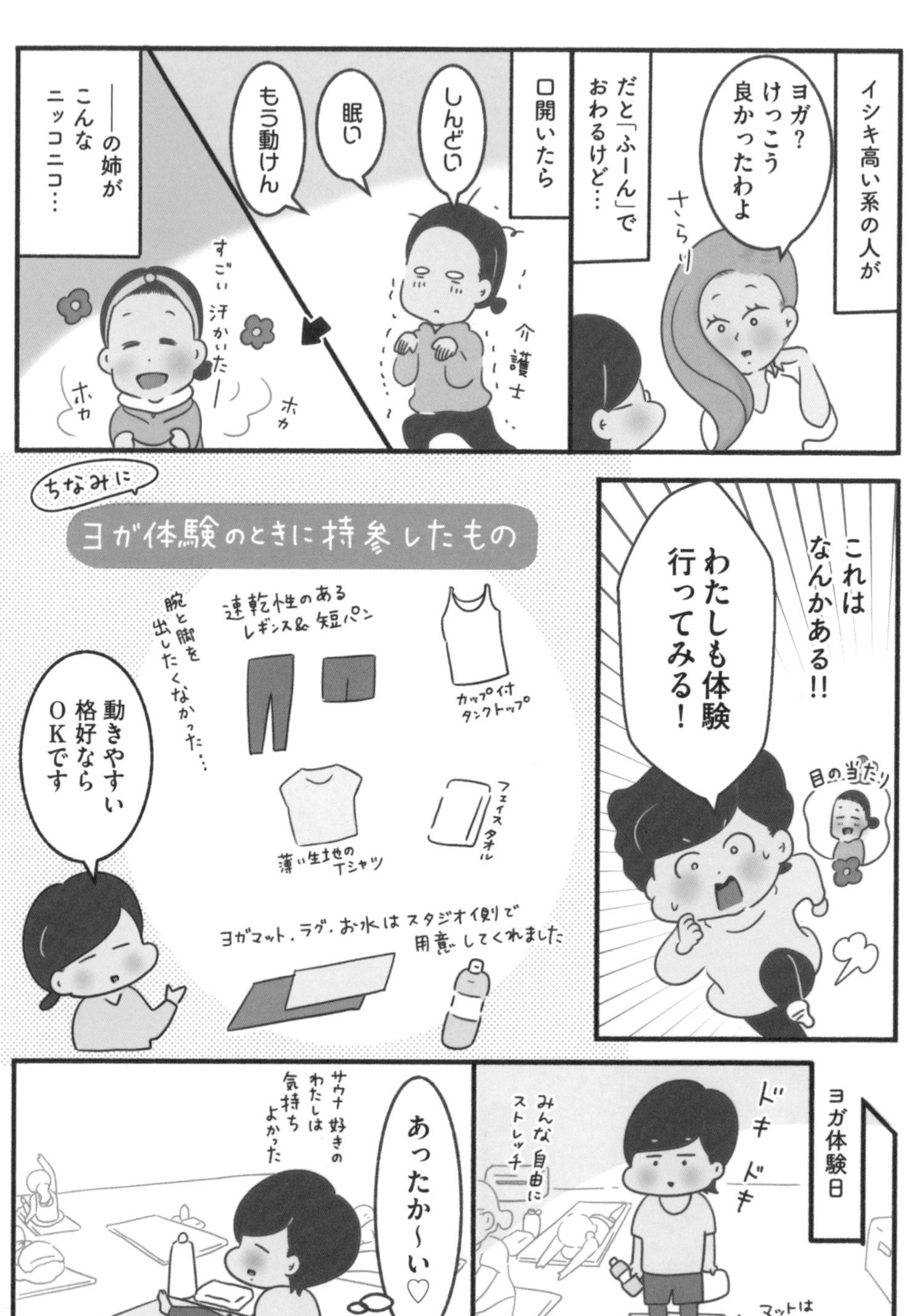
イシキ高い系の人が
ヨガ？けっこう良かったわよ
さらり
だと「ふーん」でおわるけど…
口開いたら
しんどい
眠い
もう動けん
介護士
——の姉がこんなニッコニコ…
すごい汗かいた—
ホカ
ホカ
これはなんかある!!
わたしも体験行ってみる！
目の当たり
ちなみに
ヨガ体験のときに持参したもの
速乾性のあるレギンス&短パン
腕と脚を出したくなかった…
カップ付タンクトップ
薄い生地のTシャツ
フェイスタオル
動きやすい格好ならOKです
ヨガマット・ラグ・お水はスタジオ側で用意してくれました
ヨガ体験日
ドキ
ドキ
みんな自由にストレッチ
マットは敷いてくれている
あったか～い♡
サウナ好きのわたしは気持ちよかった

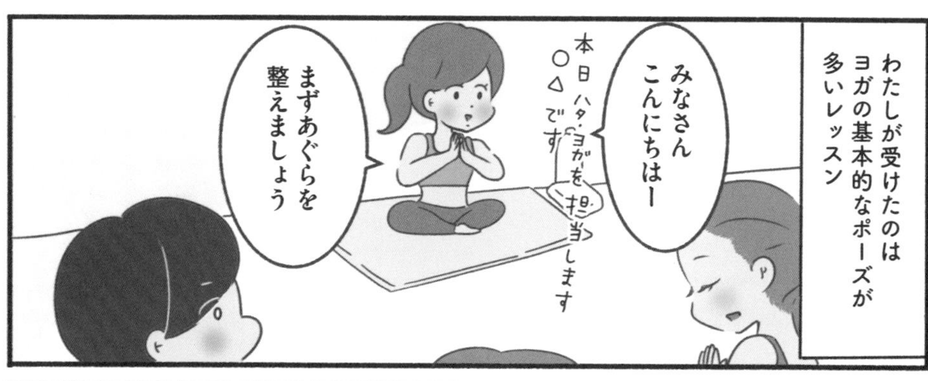
わたしが受けたのは
ヨガの基本的なポーズが
多いレッスン
みなさん
こんにちはー
本日ハタ・ヨガを担当します
○△です
まずあぐらを
整えましょう

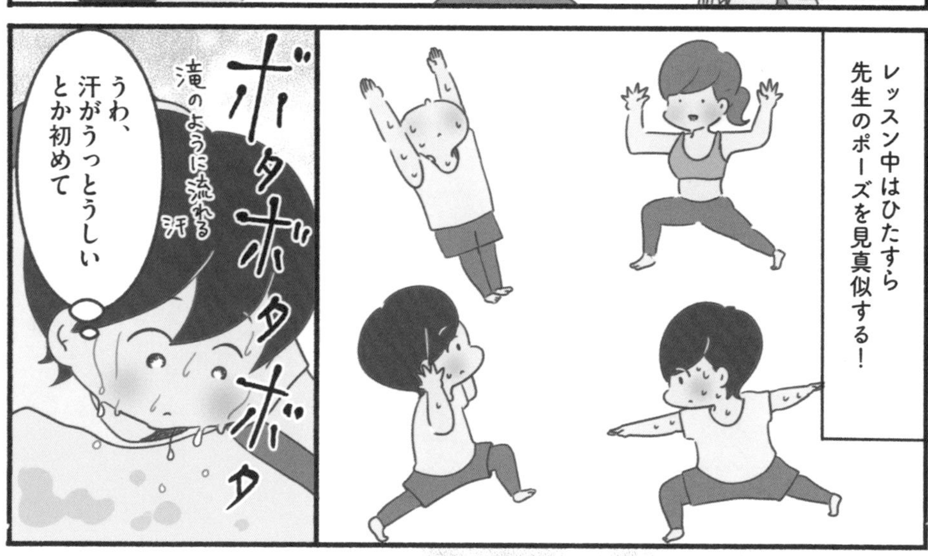
レッスン中はひたすら
先生のポーズを見真似する！
ボタボタボタ
滝のように流れる汗
うわ、
汗がうっとうしい
とか初めて

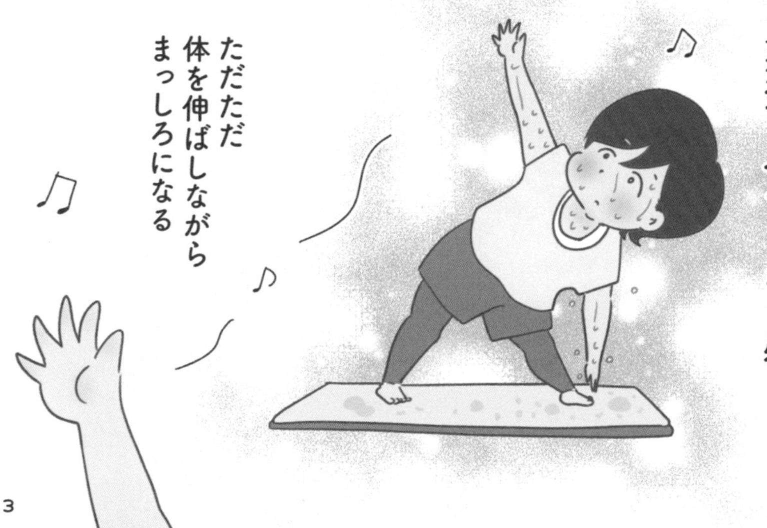
でも…
この汗がなんか
体の中のモヤモヤを
蒸発させてくれる感じ
ただただ
体を伸ばしながら
まっしろになる

汗をふいて
お水をどうぞ
ドロドロ
OUT
IN
体のいらないものを
溶かし出し、
新しいものを入れる感じ…
気持ちイイ～…

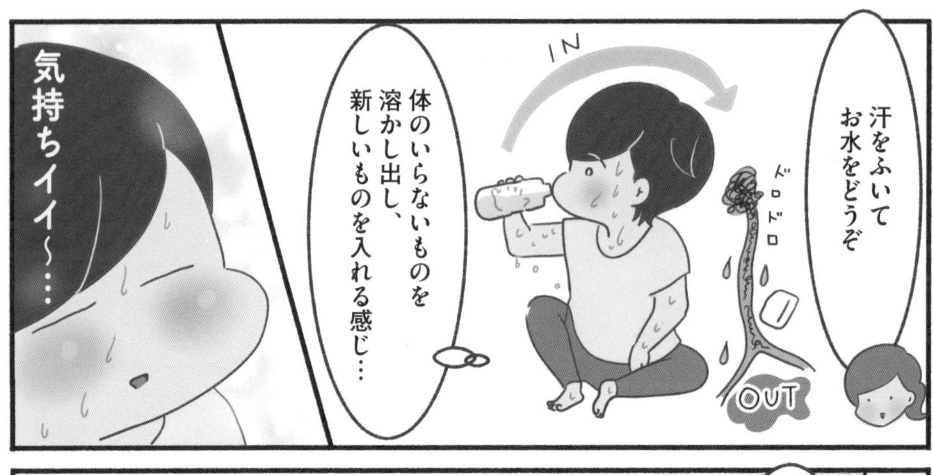

レッスンの終盤では

鼻から吸って――
風船のように
お腹をふくらませます

鼻から吐いて――
ふくらませた風船を今度は
ぺったんこにしまーす

胸にあったかい空気が
入ってくる～

すっかりリラックス♡

そうして体験が終わる
ホカ
ホカ
汗ビッチャンコのウェアー
なんか…
心が軽い…？

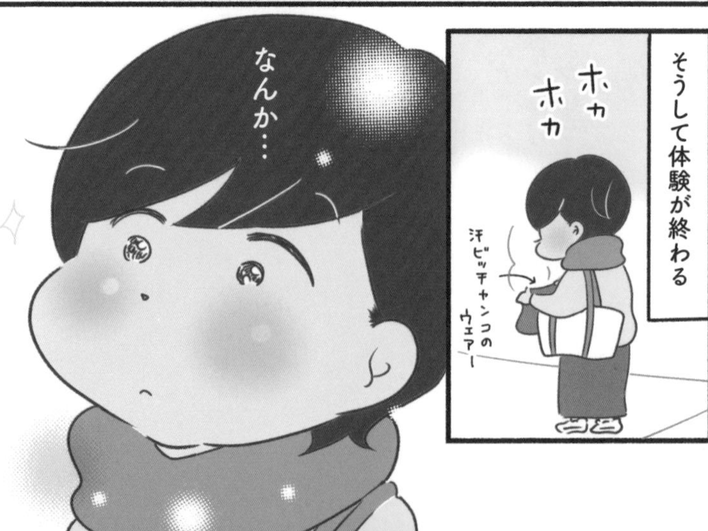

心が上ずってる
わけでも
落ち込んでる
わけでもない…

頭がスッキリして

なんていうか…
ただただ
気持ちが静かで
おだやかな感じ…

Flat
Neutral

こんな感覚
いつ以来!?
え？
何が
どうなって
一体…

ヨガすげぇ

一度「あの状態」を
知ってしまうと

ま…また
アレ
味わいたい…
ナニコレ

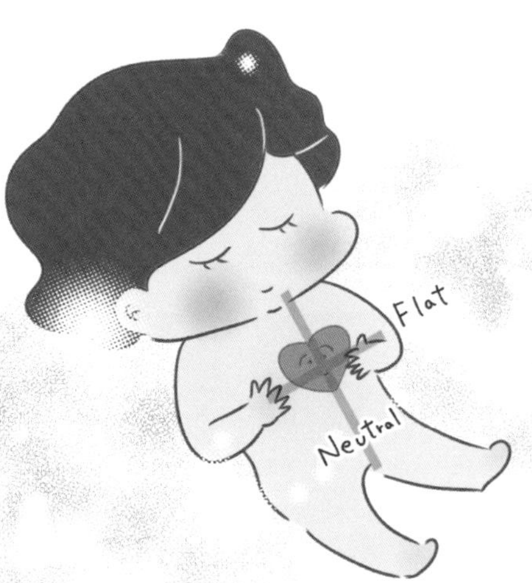

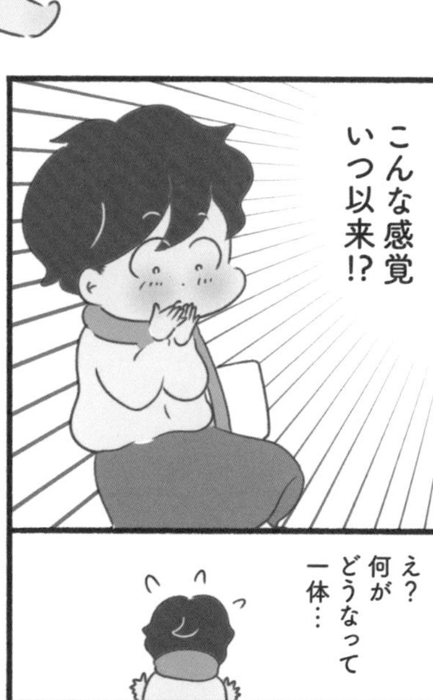

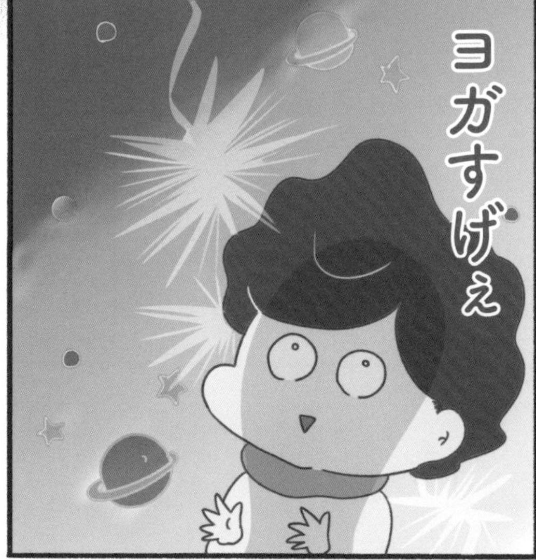

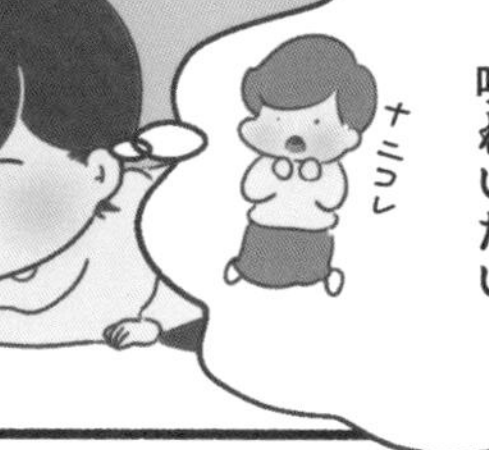

ハァ
ハァ

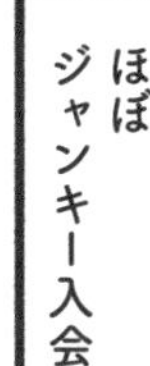

それから週に3・4日通い
1年半がたち…
家から歩いて10分
♪通いやすい
今はだいぶ
元気になりました
波はあるけど

うっかりタマシイが止まっていたわたしが
ヨガを通して自分を思いだせた！
止
今の自分はダメ
生きてる心地がしない
全然
こんなんだけじゃない
YOGA
解凍
動
わたしは
これでいいんだ
と同時に、
ヨガはイシキ高い系どころか
とっても親しみやすく
楽しいものだと知りました
本書は、そんなさまを
綴っていきたいと思います

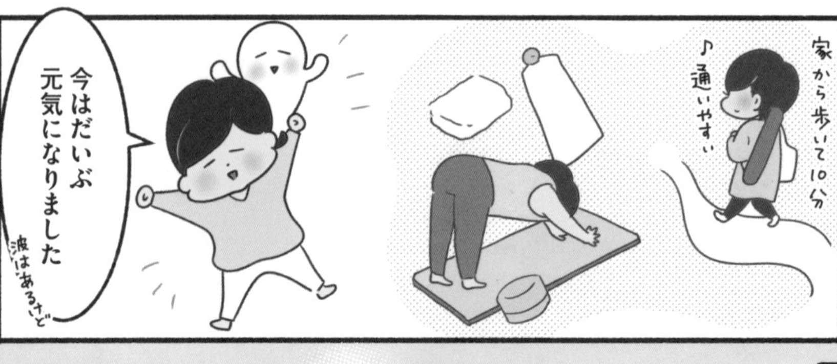

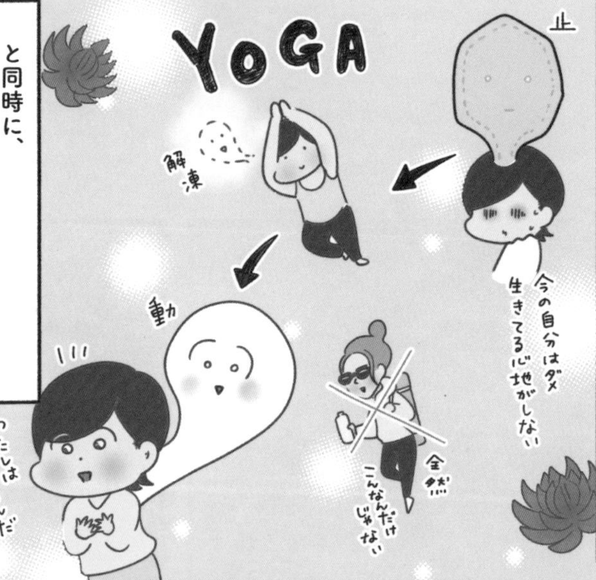

ヨガに興味はあるけど、
なんか一歩ふみだせない…

YO
GA

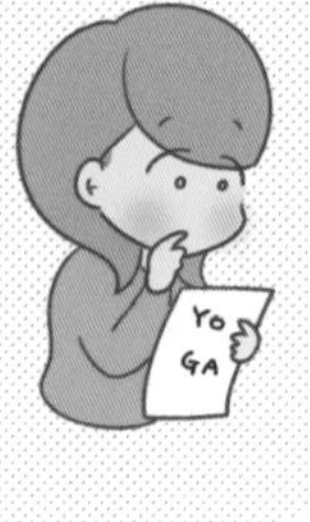

わたしも
病名のつくほどでもない
心身の不調がツライ…

など

どんな入り方であれ
ご自身の心と体と向かい合う
イチきっかけになれれば
うれしいです

では
どうぞ

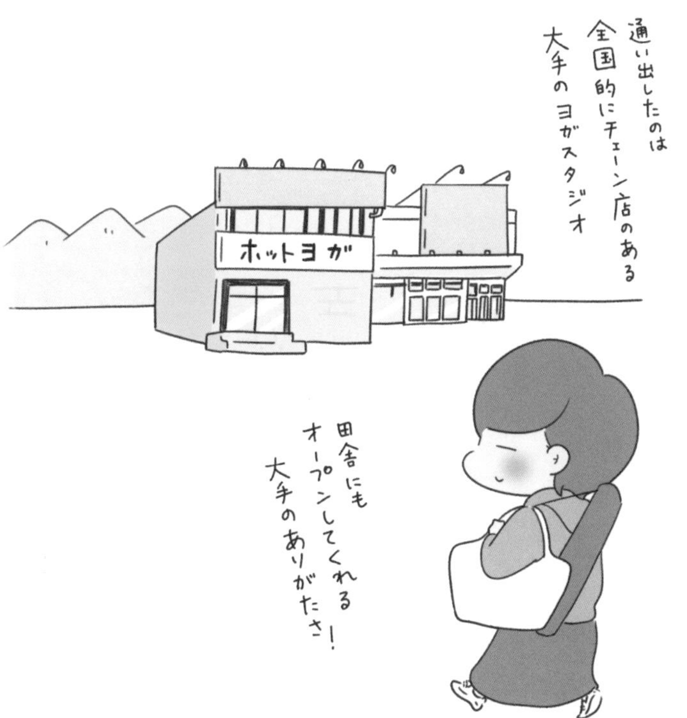
通い出したのは
全国的にチェーン店のある
大手のヨガスタジオ
ホットヨガ
田舎にも
オープンしてくれる
大手のありがたさ！

ヨガ前のプチ知識

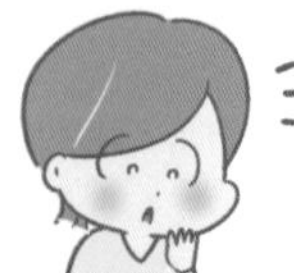

ヨガってたくさんスタイルがある

屋外

山系

・芝生ヨガ
・畑ヨガ

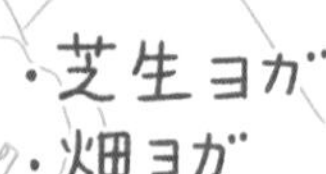

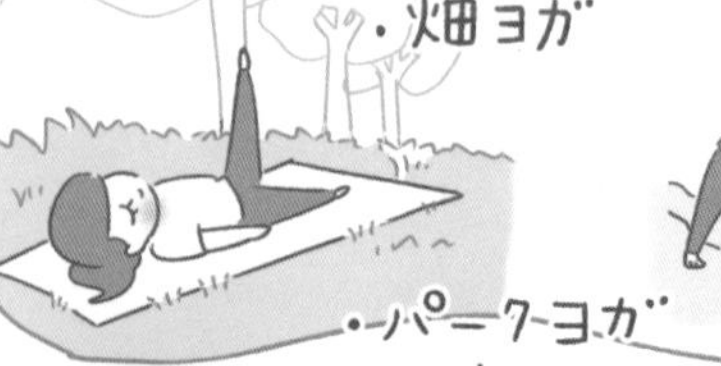

海系

・リバーサイドヨガ
・ビーチヨガ

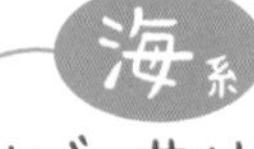

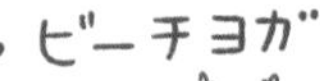

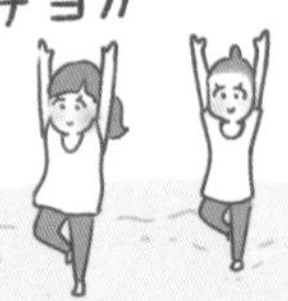

・パークヨガ

街系

・お寺ヨガ
・ビル屋上ヨガ

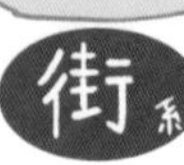

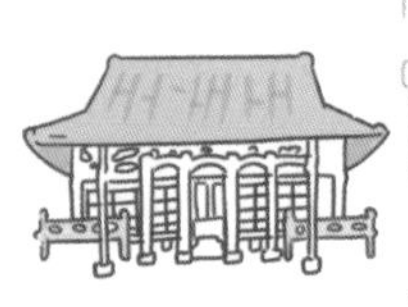

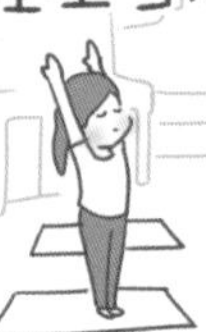

・サップヨガ
ボードの上で水に浮かんでするヨガ

屋内（スタジオ、公民館、カフェなど）

ホットヨガ

室温35～39度前後、湿度60%前後のところでするヨガ

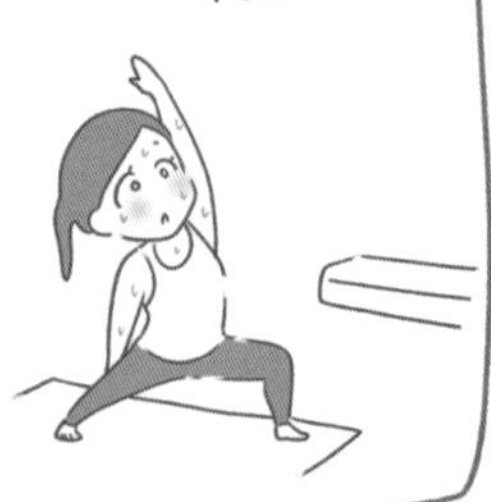

常温ヨガ

・エアリアルヨガ
ハンモックなど布を使って空中でするヨガ

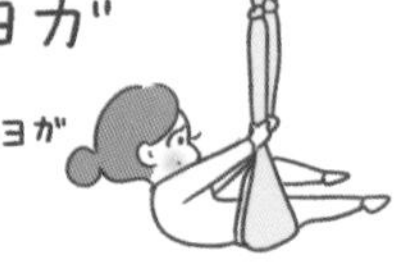

・マタニティーヨガ
妊婦さんのためのヨガ

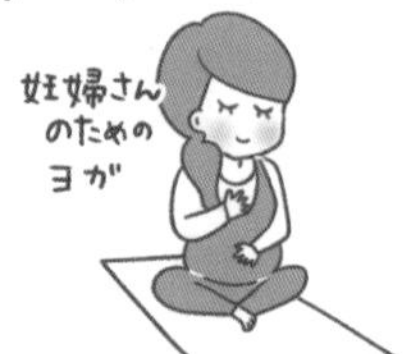

・チェアヨガ
椅子の上でするヨガ

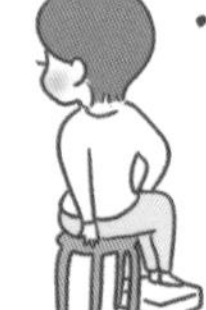

…など。もっとあると思う

他　季節行事系

・新春ヨガ　・お花見ヨガ・新生活ヨガ・お盆ヨガ
・ビールヨガなども！

ヨガってオールマイティー
なんでも合わせられる

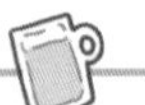

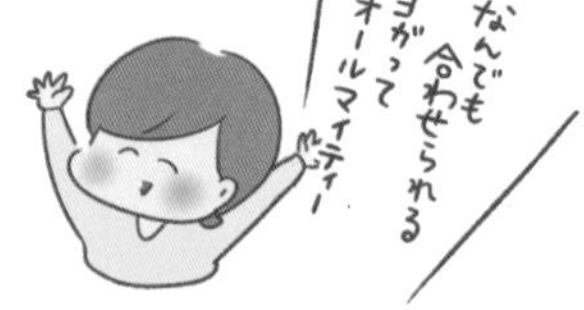

PART

1

ヨガに通い始めあるある

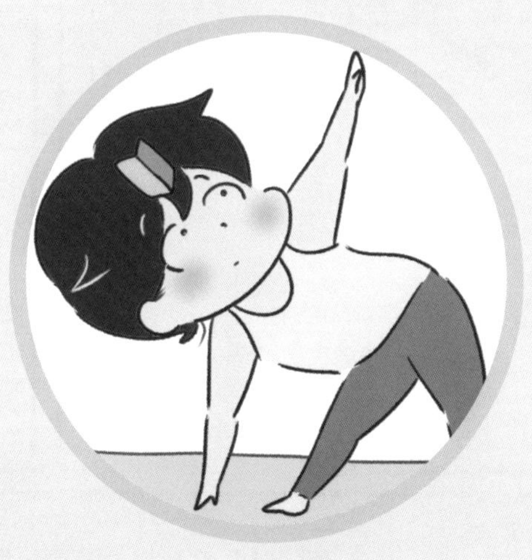

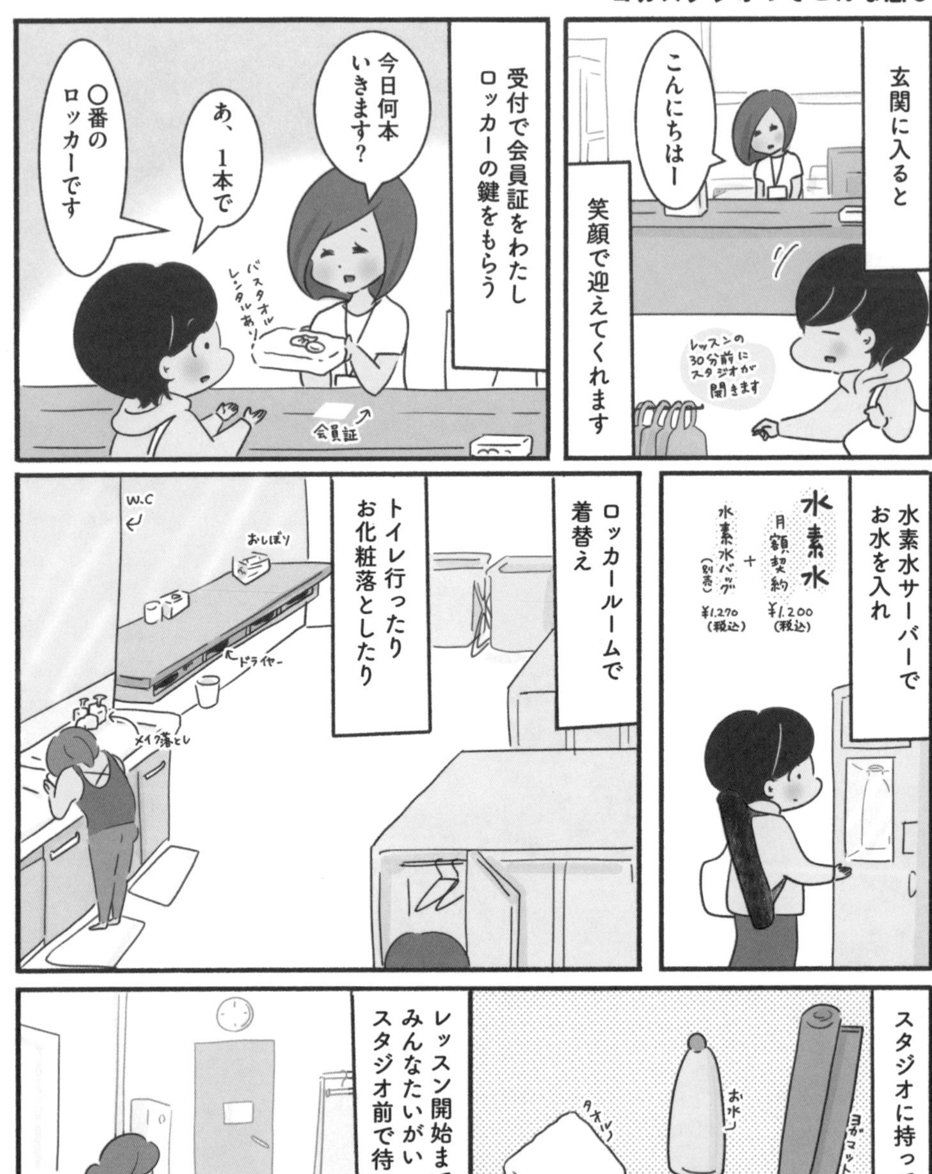
玄関に入ると
こんにちはー
笑顔で迎えてくれます
レッスンの30分前にスタジオが開きます
受付で会員証をわたしロッカーの鍵をもらう
今日何本いきます？
あ、1本で
○番のロッカーです
バスタオルレンタルあり！
会員証
水素水サーバーでお水を入れ
水素水
月額契約 ¥1,200（税込）
+
水素水バッグ（別売）¥1,270（税込）
ロッカールームで着替え
トイレ行ったりお化粧落としたり
W.C
おしぼり
ドライヤー
メイク落とし
スタジオに持って入るものを準備
ヨガマット
お水
タオル
オリジナルマットラグ ¥5,400（税込）
（滑るのでラグを推奨）
ロッカーの鍵
汗の出が良くなるバーム
自由
レッスン開始まで自由なんだけどみんなたいがいスタジオ前で待っています
無料レンタルマット

待ってる間に、人の個性が垣間見えてちょっとおもしろい
話している人
場所だけ取って水くみに行ったりトイレ行ったり
本読んでいる人も!
ただ待つ人

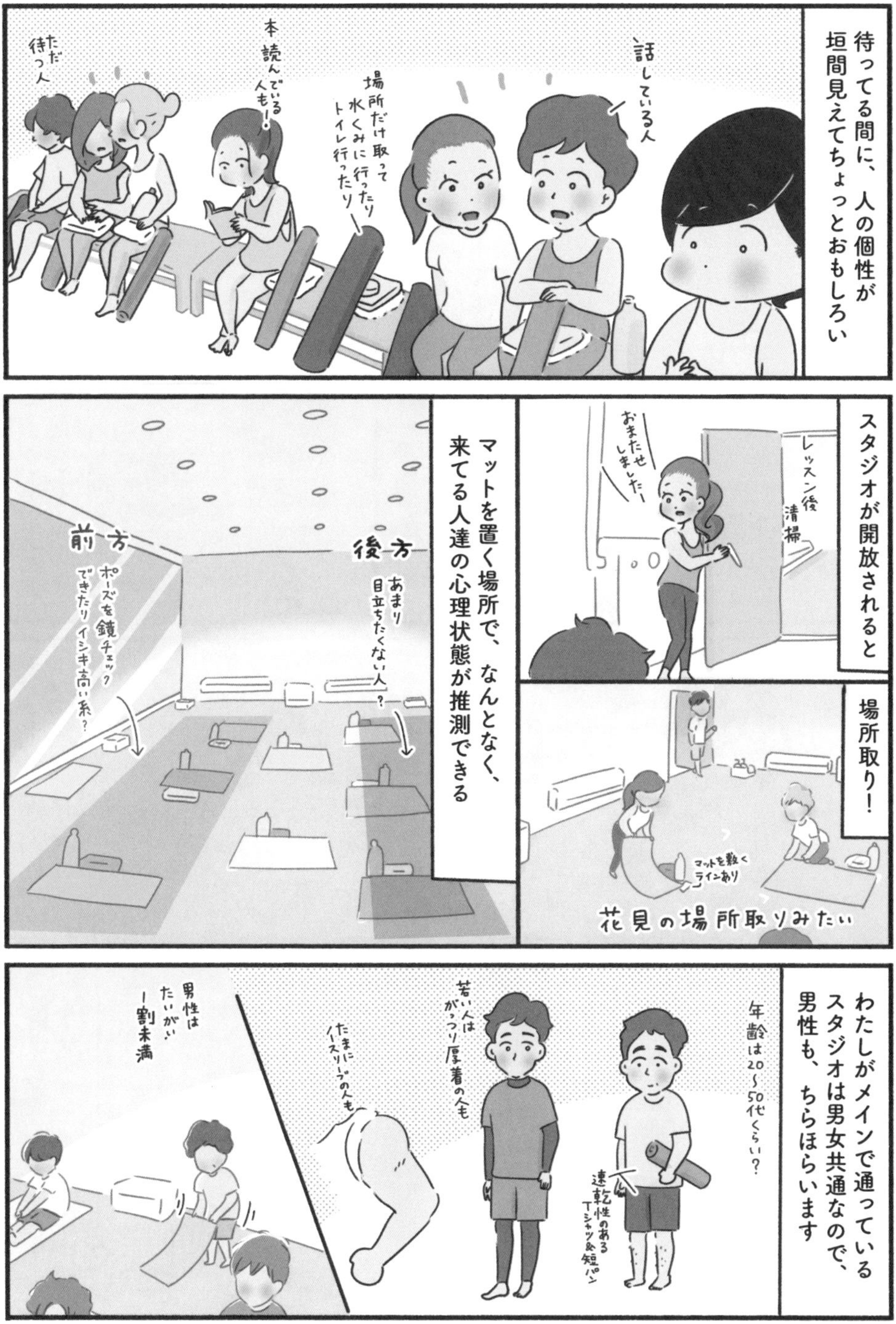

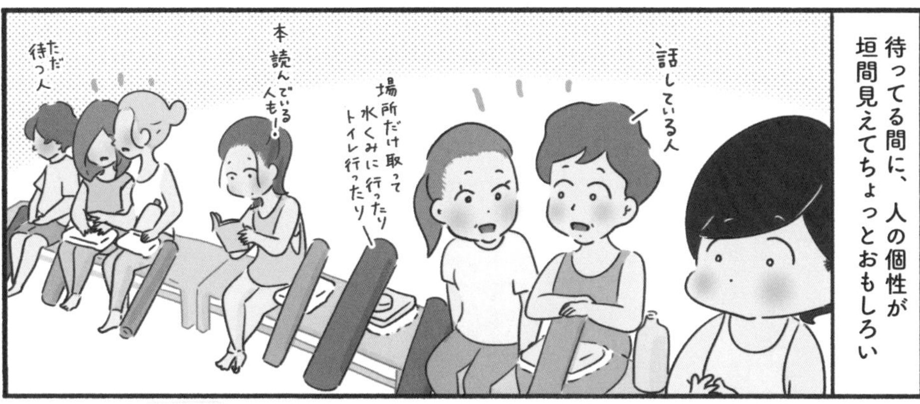

スタジオが開放されると

おまたせしました〜

レッスン後清掃

場所取り!

マットを敷くラインあり

花見の場所取りみたい

マットを置く場所で、なんとなく、来てる人達の心理状態が推測できる

後方
あまり目立ちたくない人?

前方
ポーズを鏡チェックできたりイシキ高い系?

わたしがメインで通っているスタジオは男女共通なので、男性も、ちらほらいます
年齢は20〜50代くらい?
速乾性のあるTシャツ&短パン
若い人はがっつり厚着の人も
たまにノースリーブの人も
男性はたいがい1割未満

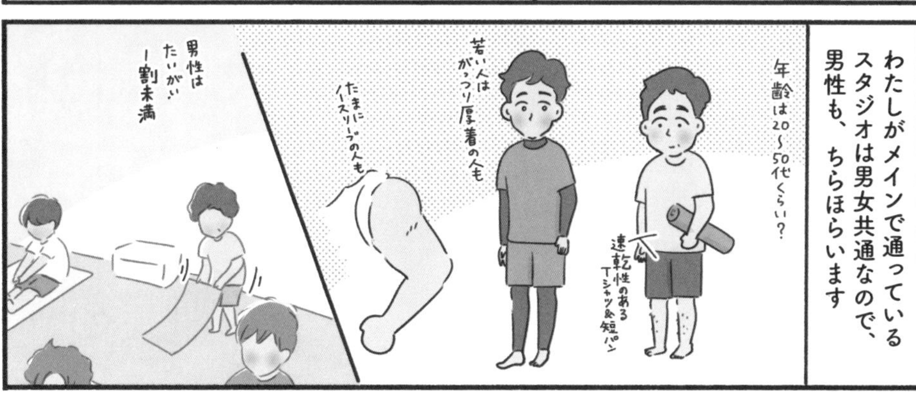

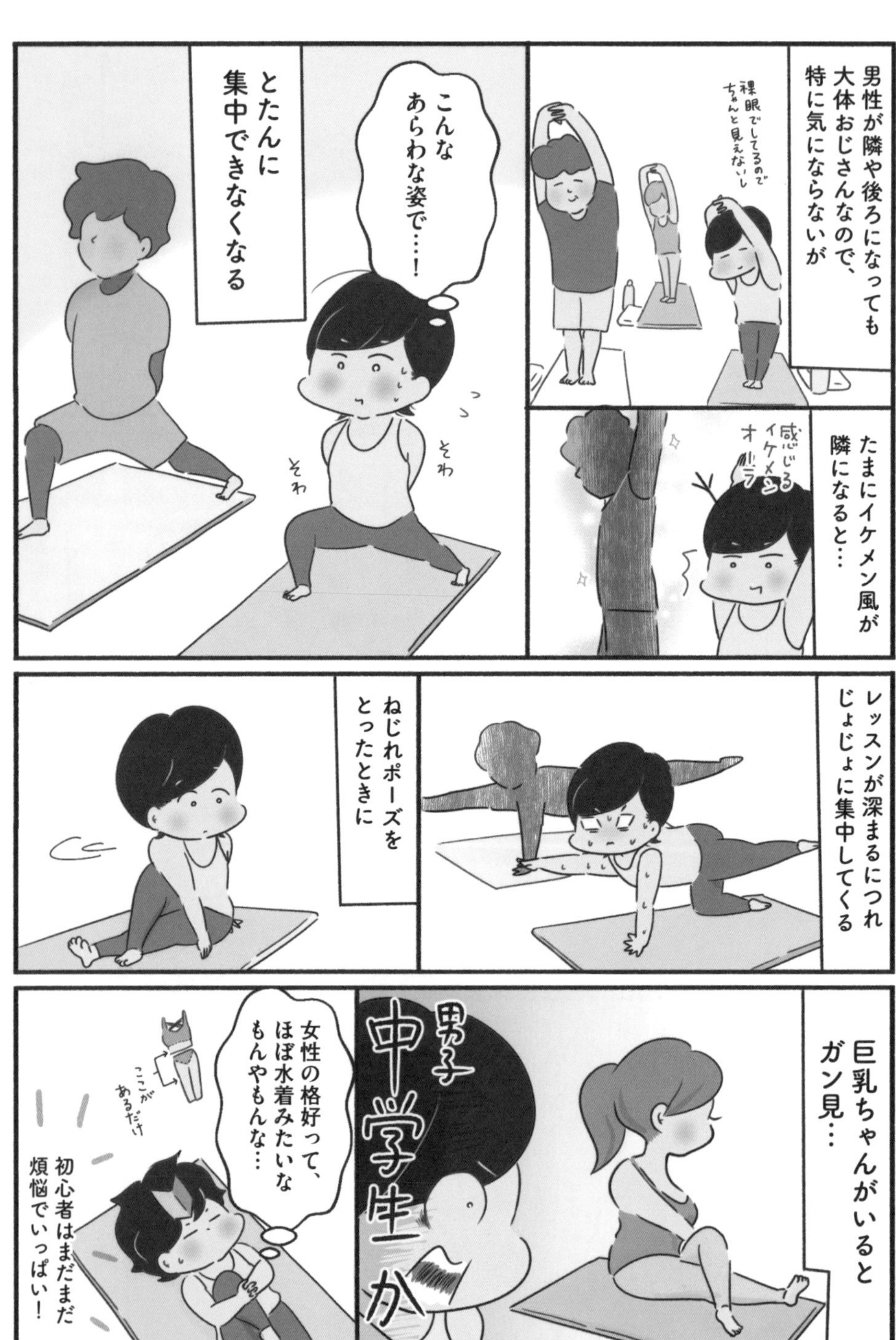
男性が隣や後ろになっても
大体おじさんなので、
特に気にならないが
裸眼でしてるので
ちゃんと見えないし
たまにイケメン風が
隣になると…
感じるイケメンオーラ
とたんに
集中できなくなる
こんな
あらわな姿で…!
そわ
そわ
レッスンが深まるにつれ
じょじょに集中してくる
ねじれポーズを
とったときに
巨乳ちゃんがいると
ガン見…
男子中学生か
女性の格好って、
ほぼ水着みたいな
もんやもんな…
ここがあるだけ
初心者はまだまだ
煩悩でいっぱい!

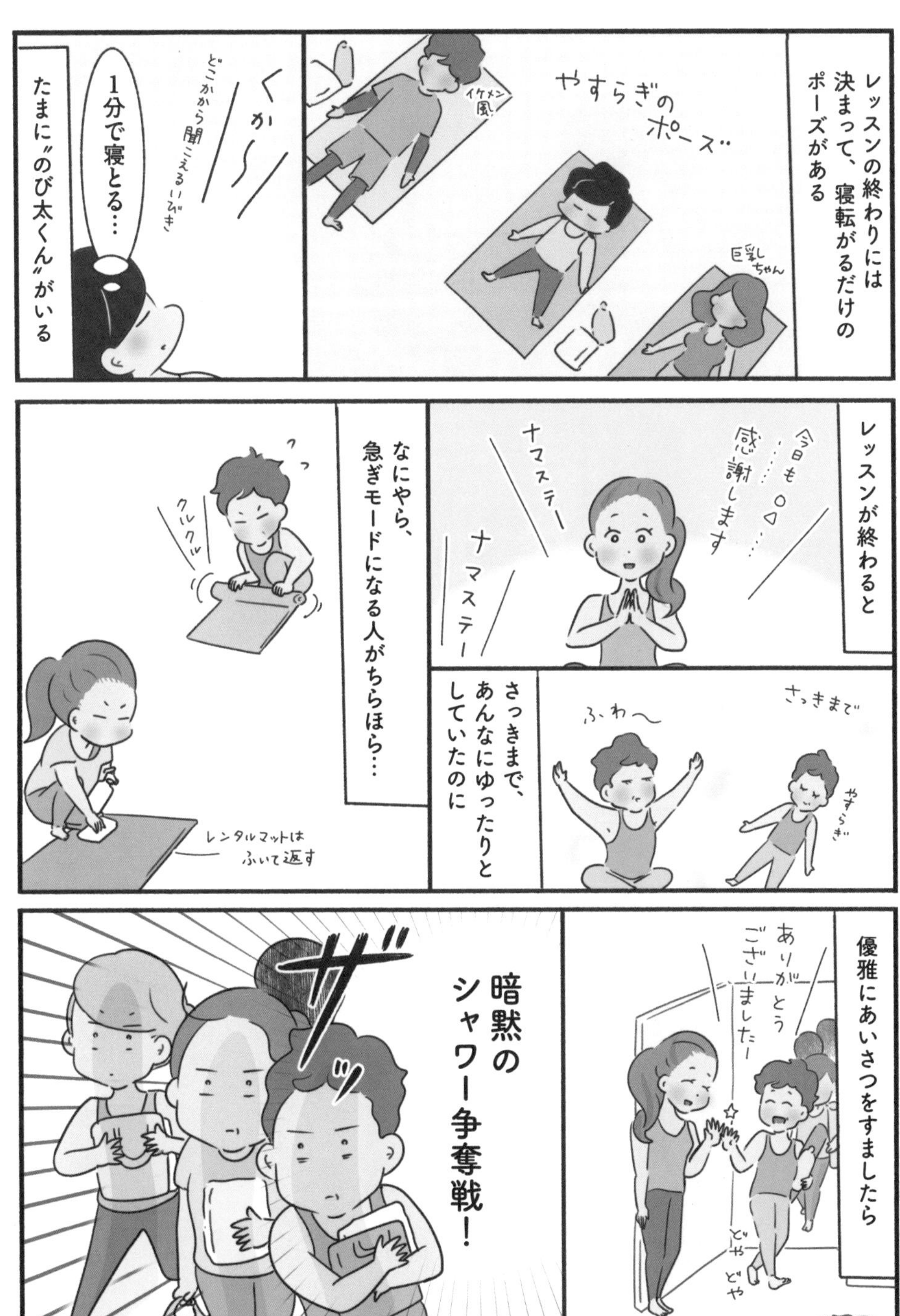
レッスンの終わりには決まって、寝転がるだけのポーズがある
やすらぎのポーズ‥
イケメン風
巨乳ちゃん
たまに〝のび太くん〟がいる
1分で寝とる…
どこかから聞こえるいびき
ぐか〜
レッスンが終わると
今日も……感謝します……
ナマステー
ナマステー
なにやら、急ぎモードになる人がちらほら…
クルクル
レンタルマットはふいて返す
さっきまで、あんなにゆったりとしていたのに
ふわ〜
さっきまで
やすらぎ
優雅にあいさつをすましたら
ありがとうございました！
どや
どや
暗黙のシャワー争奪戦！
ザザッ

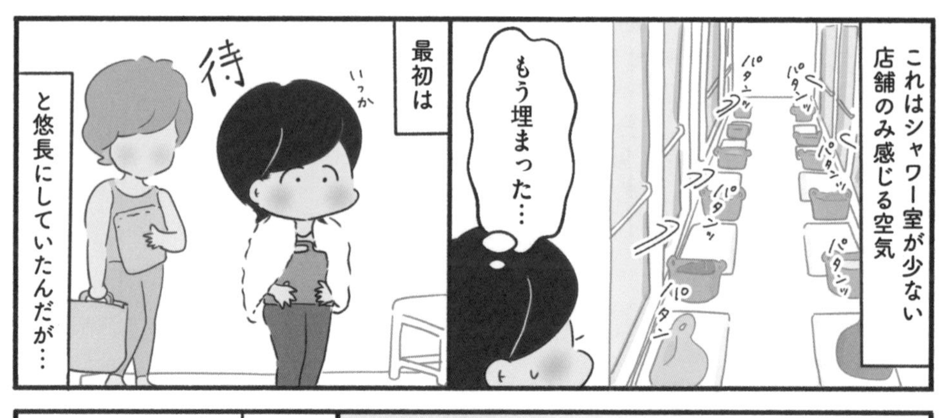
これはシャワー室が少ない
店舗のみ感じる空気
パタンッ
パタンッ
パタンッ
パタンッ
パタンッ
パタンッ
もう埋まった…
最初は
待
いっか
と悠長にしていたんだが…

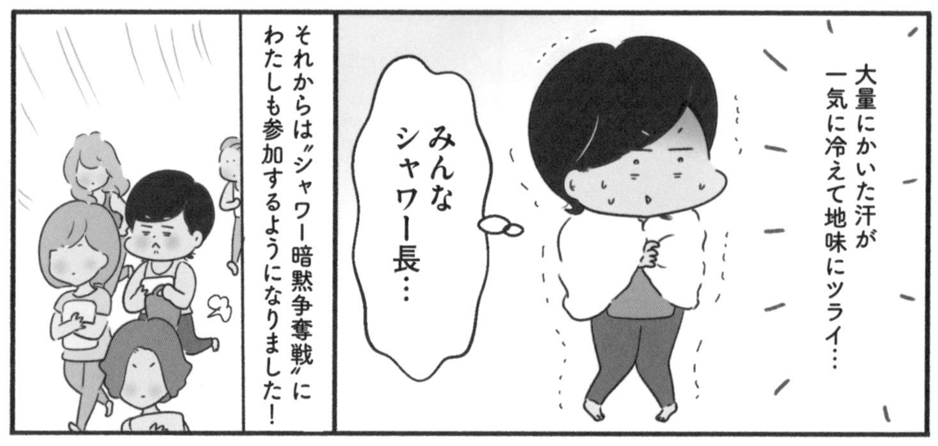
大量にかいた汗が
一気に冷えて地味にツライ…
みんな
シャワー長…
それからは〝シャワー暗黙争奪戦〟に
わたしも参加するようになりました！

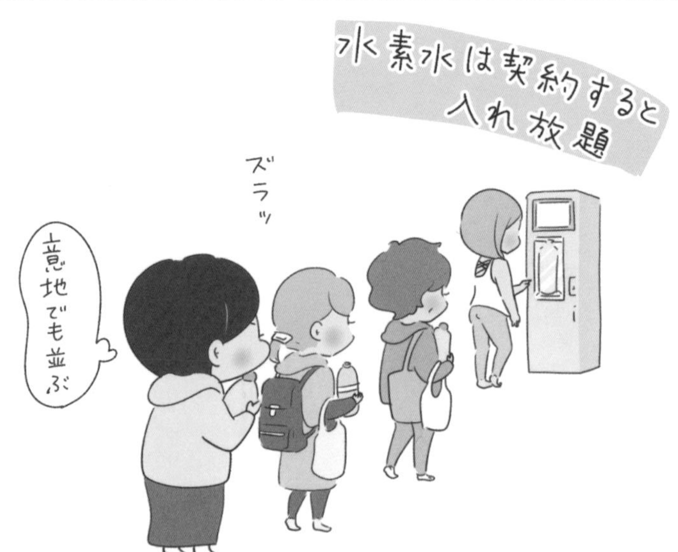
水素水は契約すると
入れ放題
ズラッ
意地でも並ぶ

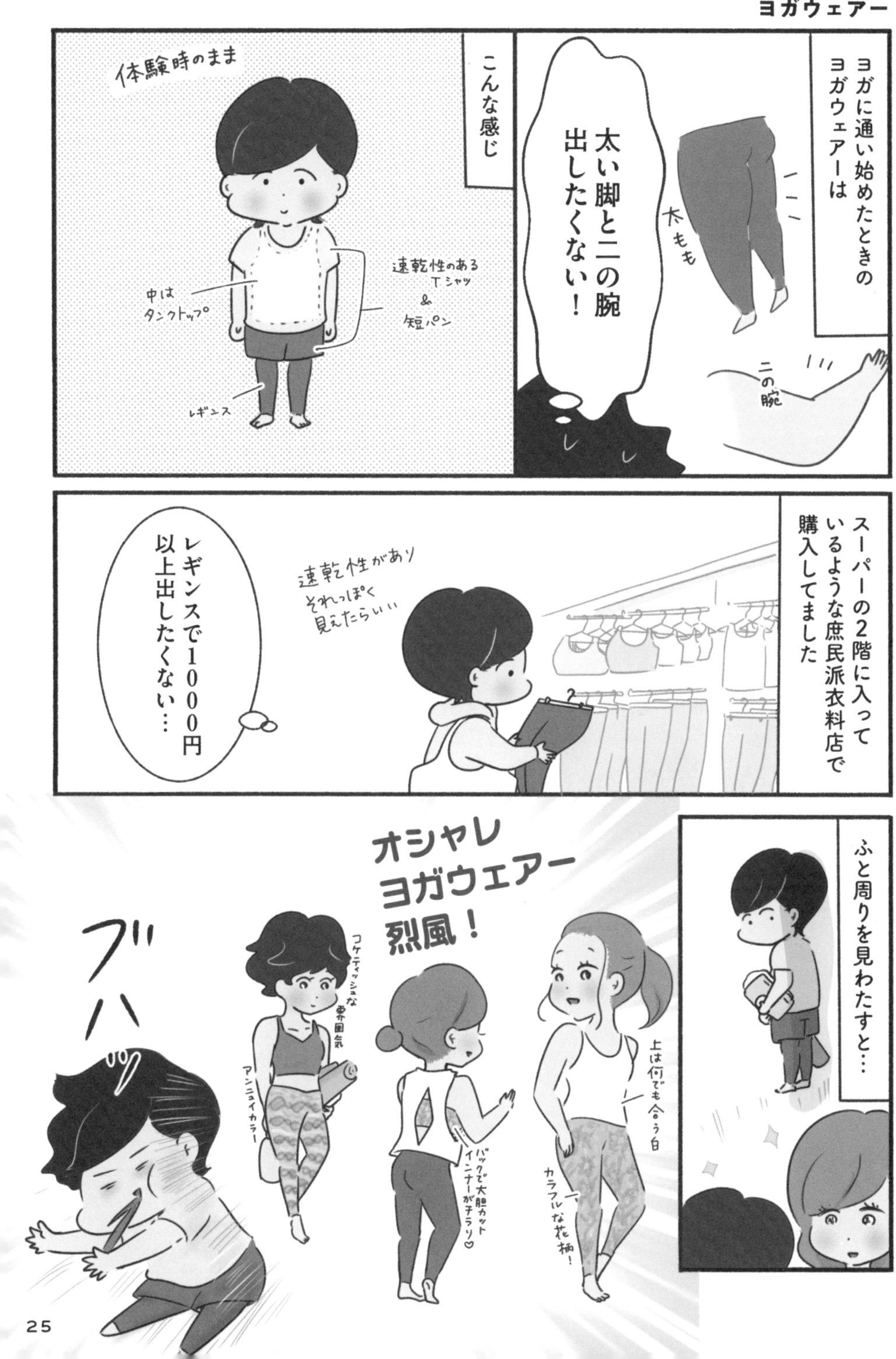

ヨガウェアー

ヨガに通い始めたときのヨガウェアーは
太もも
二の腕
太い脚と二の腕出したくない！
こんな感じ
体験時のまま
速乾性のあるTシャツ
&
短パン
中はタンクトップ
レギンス

スーパーの2階に入っているような庶民派衣料店で購入してました
速乾性がありそれっぽく見えたらいい
レギンスで1000円以上出したくない…

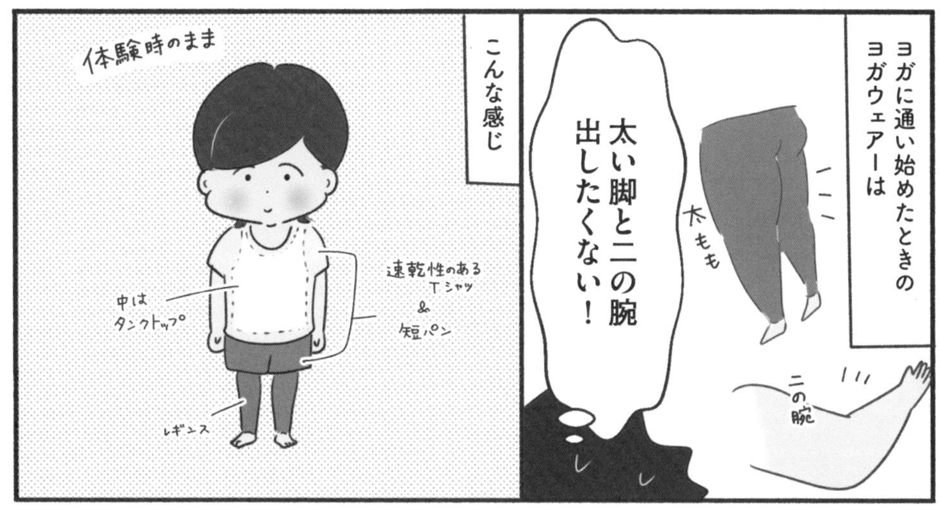

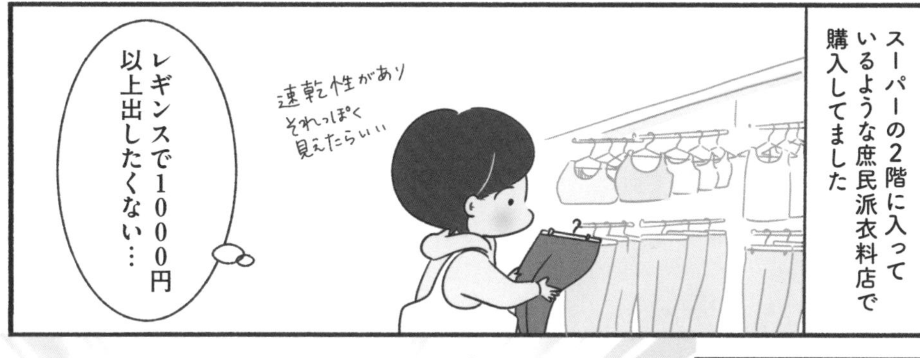

ふと周りを見わたすと…

オシャレヨガウェアー烈風！

上は何でも合う白

カラフルな花柄！

バックで大胆カットインナーがチラリ♡

コケティッシュな雰囲気

アンニュイカラー

ブハッ

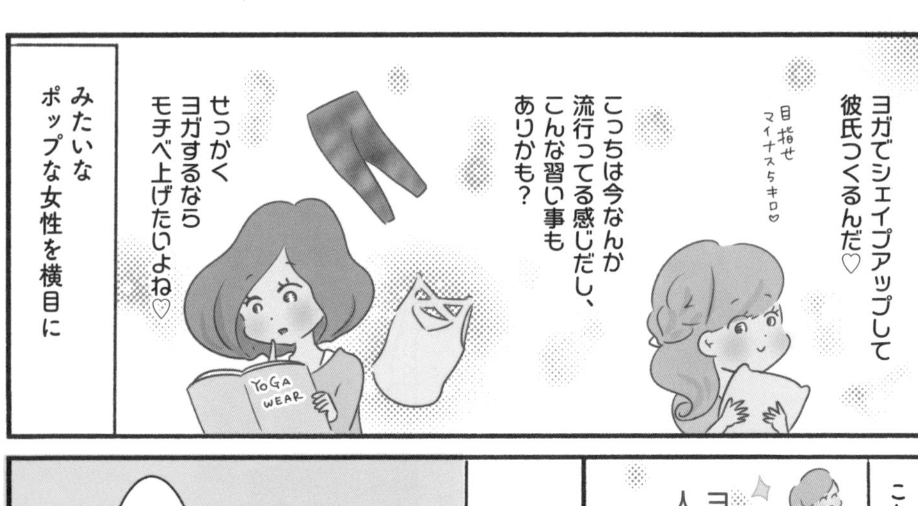
ヨガでシェイプアップして彼氏つくるんだ♡
目指せマイナス5キロ♡
こっちは今なんか流行ってる感じだし、こんな習い事もありかも？
YOGA WEAR
せっかくヨガするならモチベ上げたいよね♡
みたいなポップな女性を横目に
こちとら
ヨガで、人間に戻るんだぁ♥
土也上
ごりごりタマシイ止まってる系…
モノトーン&重ね着ウェアーでもまったく気にならず
絶対に脱がぬぞ

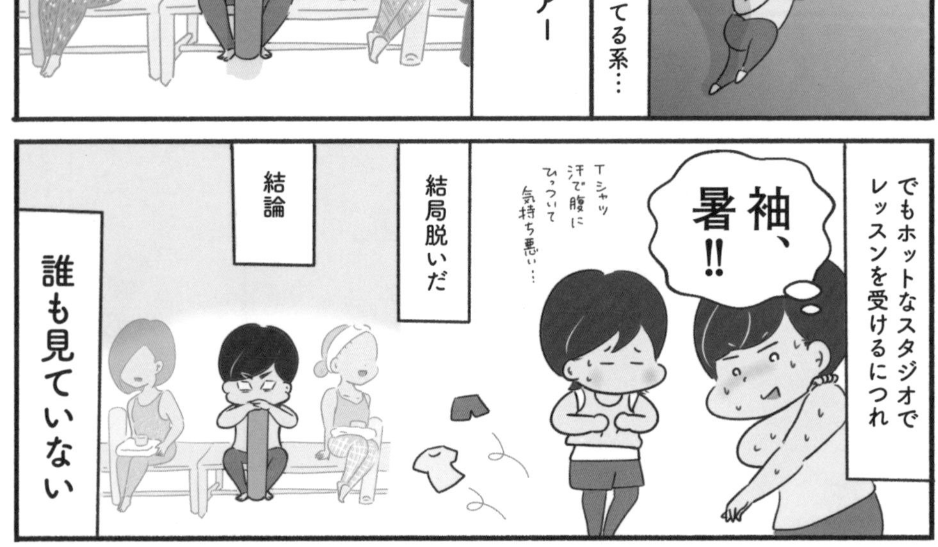
でもホットなスタジオでレッスンを受けるにつれ
袖、暑!!
Tシャツ汗で腹にひっついて気持ち悪い…
結局脱いだ
結論
誰も見ていない

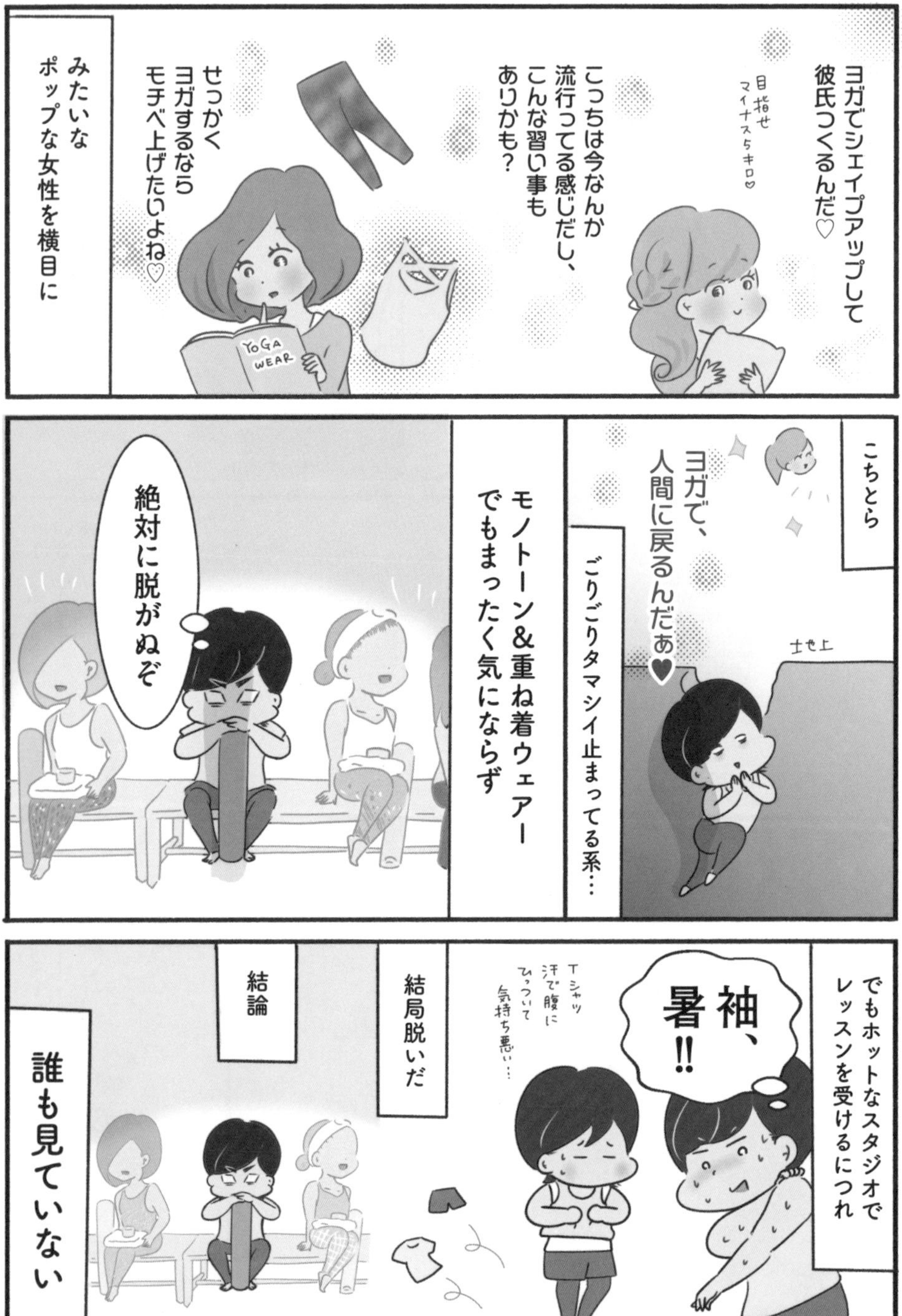

インストラクターさん

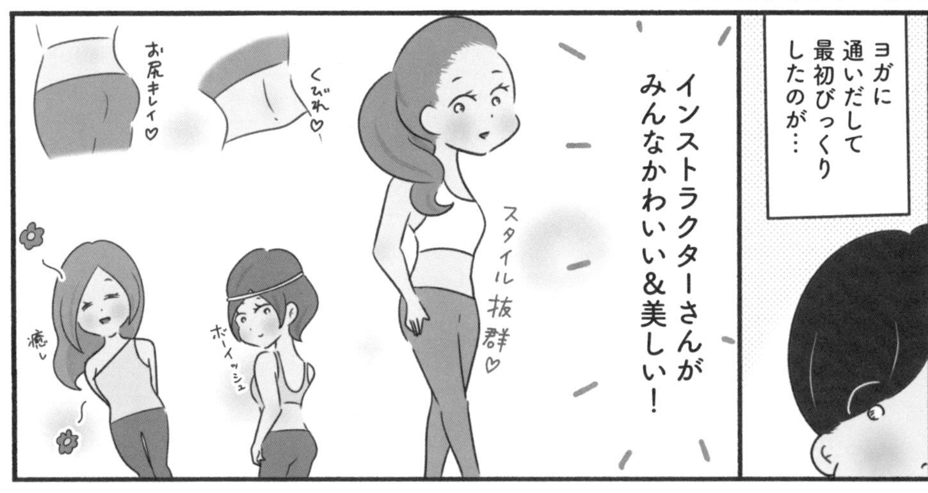
ヨガに
通いだして
最初びっくり
したのが…
インストラクターさんが
みんなかわいい&美しい！
スタイル抜群♡
お尻キレイ♡
くびれ♡
癒し
ボーイッシュ

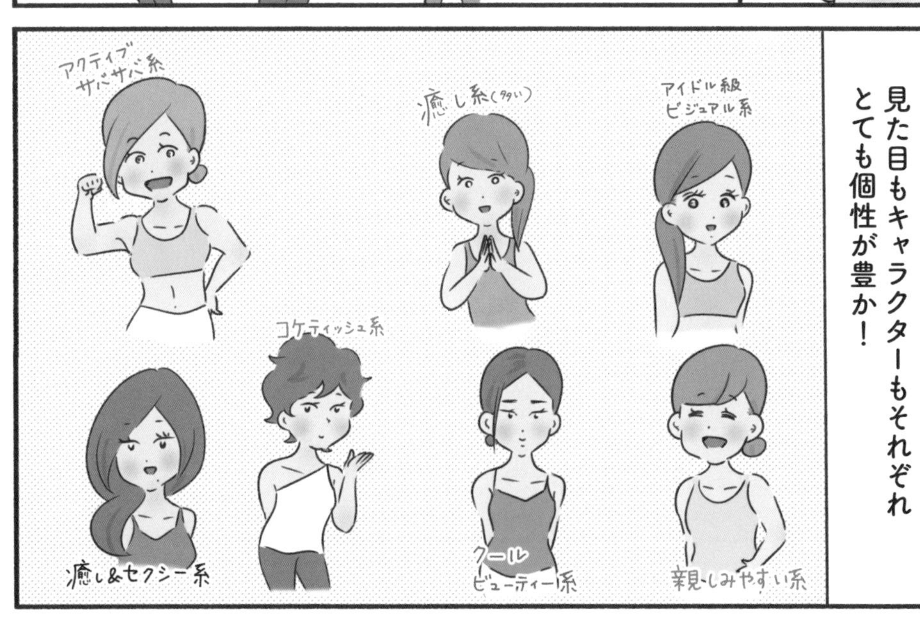
見た目もキャラクターもそれぞれ
とても個性が豊か！
アクティブ
サバサバ系
癒し系（多い）
アイドル級
ビジュアル系
コケティッシュ系
癒し&セクシー系
クール
ビューティー系
親しみやすい系

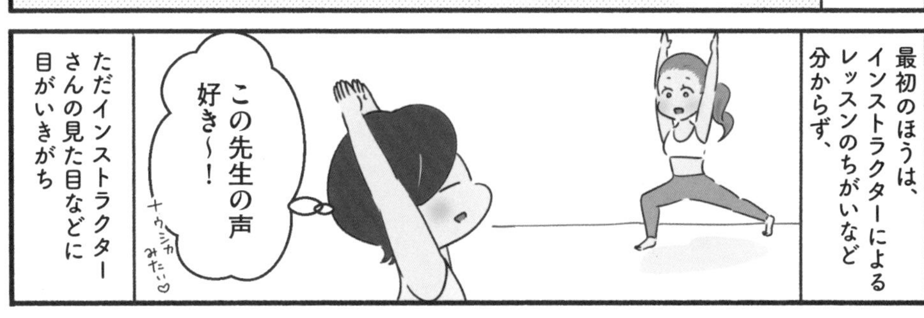
最初のほうは、
インストラクターによる
レッスンのちがいなど
分からず、
この先生の声
好き～！
ナウシカ
みたい♡
ただインストラクター
さんの見た目などに
目がいきがち

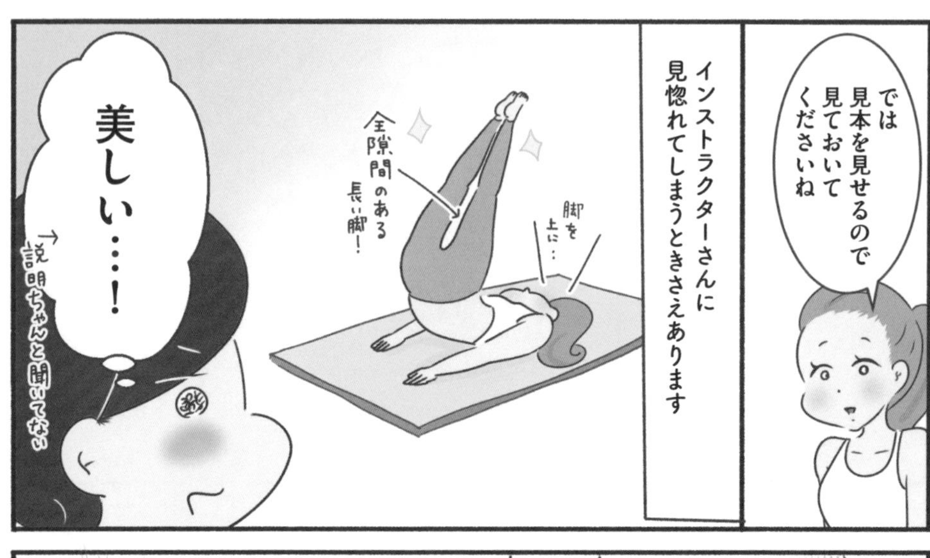
では
見本を見せるので
見ておいて
くださいいね
インストラクターさんに
見惚れてしまうときさえあります
全隙間のある長い脚！
脚を上に…
美しい…！
→説明ちゃんと聞いてない

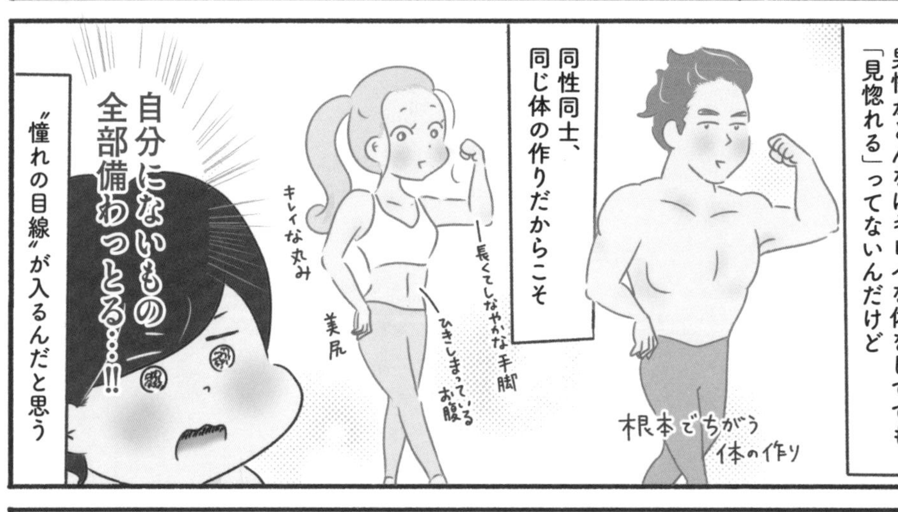
男性がどんなにキレイな体をしてても
「見惚れる」ってないんだけど
根本でちがう体の作り
同性同士、
同じ体の作りだからこそ
キレイな丸み
長くてしなやかな手脚
ひきしまっているお腹
美尻
自分にないもの
全部備わっとる…!!
〝憧れの目線〟が入るんだと思う

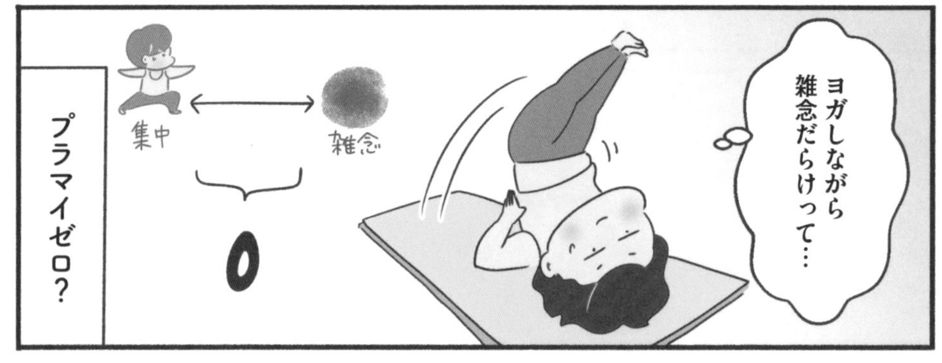
ヨガしながら
雑念だらけって…
集中
雑念
0
プラマイゼロ？

「それっぽくポーズをとる」を楽しむ

レッスン中は
インストラクターさんが
右の足先を鏡側に
左の足先を左壁のほうに
向けます
両手を広げ、
そのまま右に腰をスライド…
左右は"生徒から見た方向"で言ってくれる
言葉で誘導をしてくれます

最初は、どのポーズが体のどこに
効いているのかなど、まったく分からず
？
？
ひたすらインストラクターさんを
見よう見真似

誘導言葉だけでは理解できなかったり
右膝の下から
両手をまわし手首を
つかみます
？
？
そんなときは、お近くの
ベテランっぽい人を真似る
あ、こうか

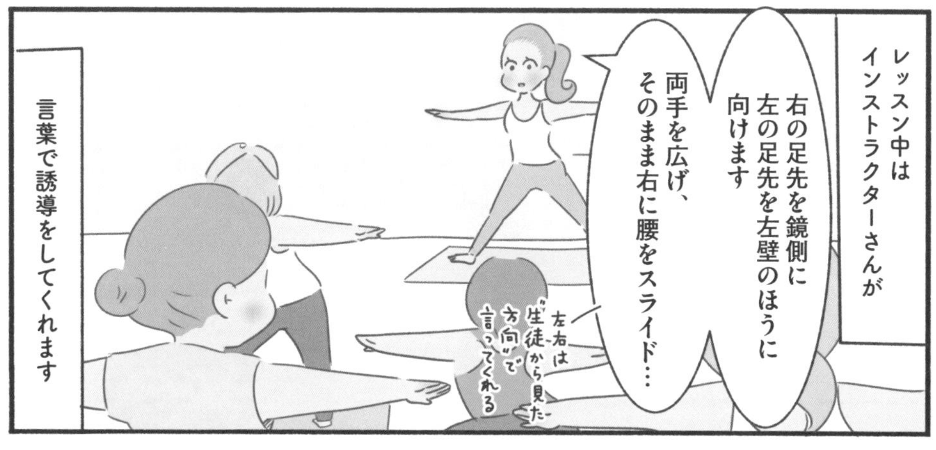

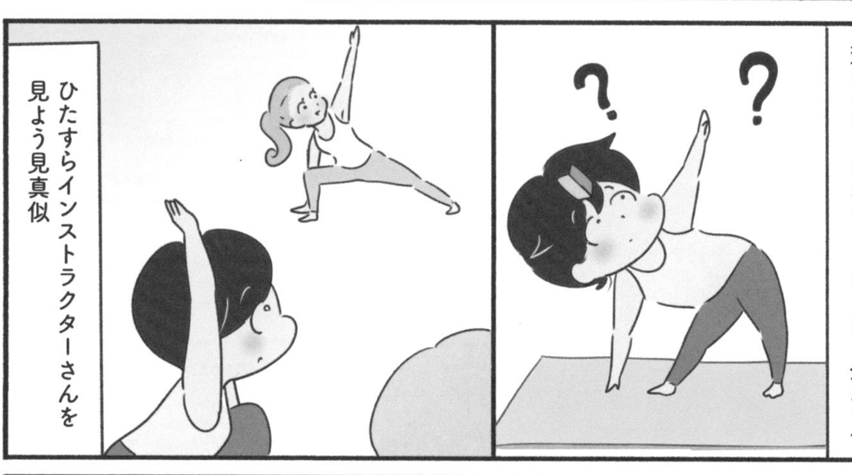

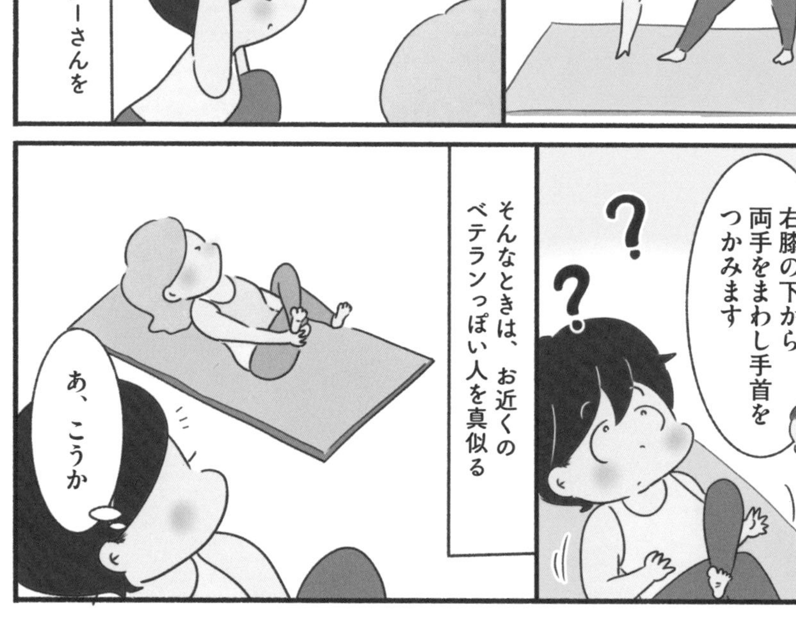

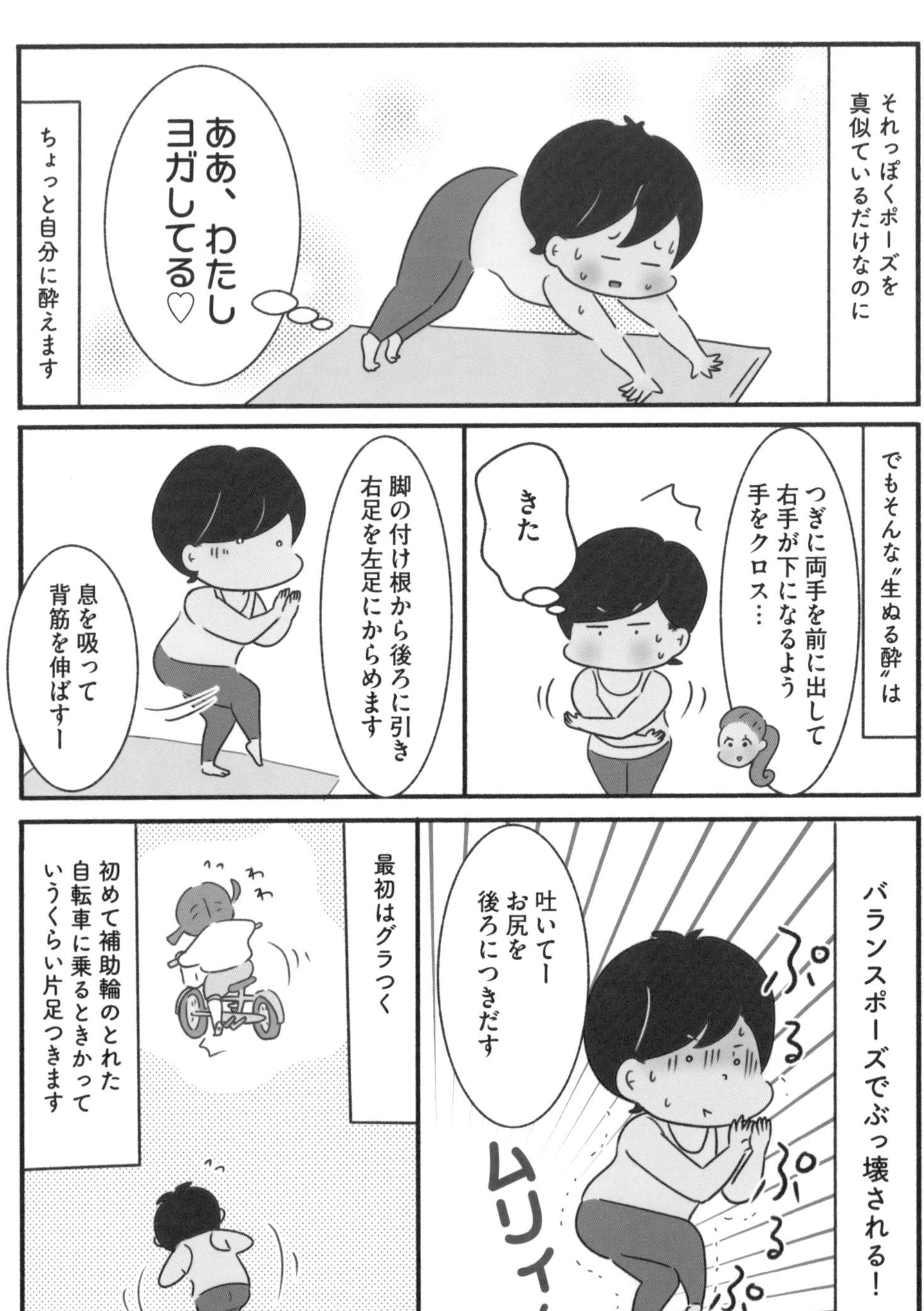

それっぽくポーズを
真似ているだけなのに
ああ、わたし
ヨガしてる♡
ちょっと自分に酔えます
でもそんな〝生ぬる酔〟は
つぎに両手を前に出して
右手が下になるよう
手をクロス…
きた
脚の付け根から後ろに引き
右足を左足にからめます
息を吸って
背筋を伸ばすー
バランスポーズでぶっ壊される!
吐いてー
お尻を
後ろにつきだす
ぷるぷるぷる
ムリィ〜〜!
最初はグラつく
わわ
初めて補助輪のとれた
自転車に乗るときかって
いうくらい片足つきます

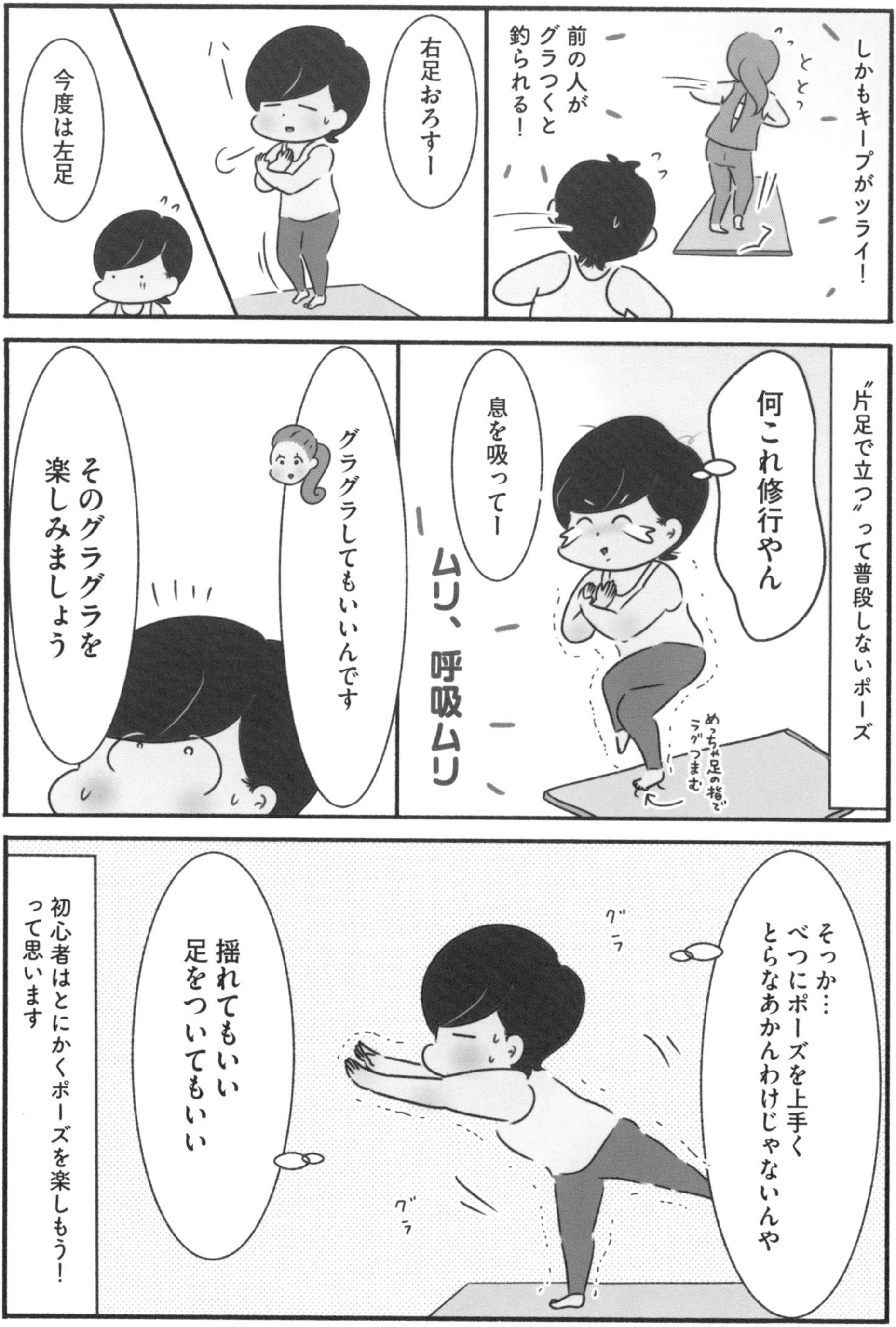

しかもキープがツライ！
とっとっ
前の人がグラつくと釣られる！
右足おろすー
今度は左足

"片足で立つ"って普段しないポーズ
何これ修行やん
息を吸ってー
ムリ、呼吸ムリ
めっちゃ足の指でラグつまむ
グラグラしてもいいんです
そのグラグラを楽しみましょう

そっか…
べつにポーズを上手くとらなあかんわけじゃないんや
グラ
揺れてもいい
足をついてもいい
グラ
初心者はとにかくポーズを楽しもう！
って思います

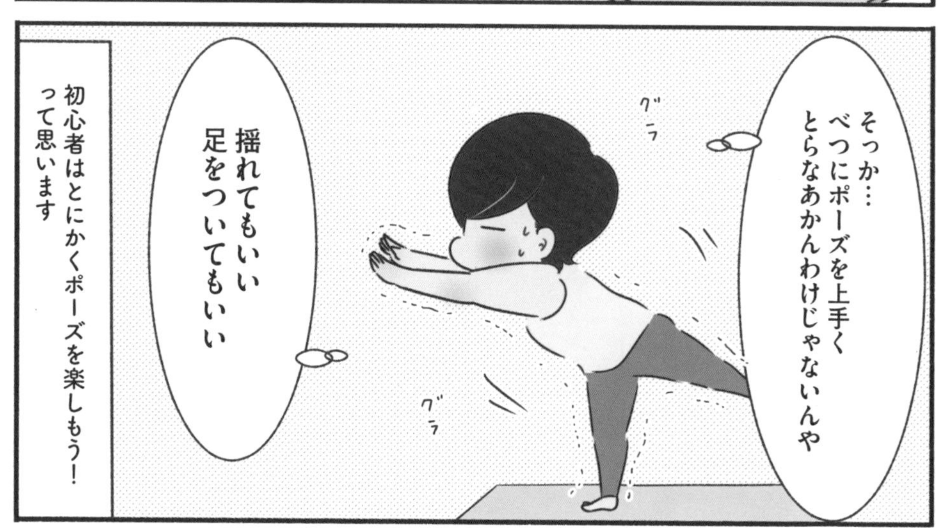

レッスン中ではよく
呼吸を意識しましょう
と言われる
今まで呼吸を意識したことってなかったな…
いつも無意識…

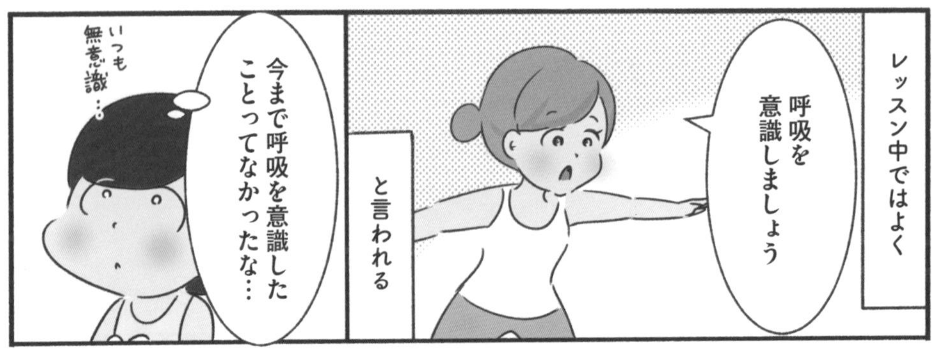

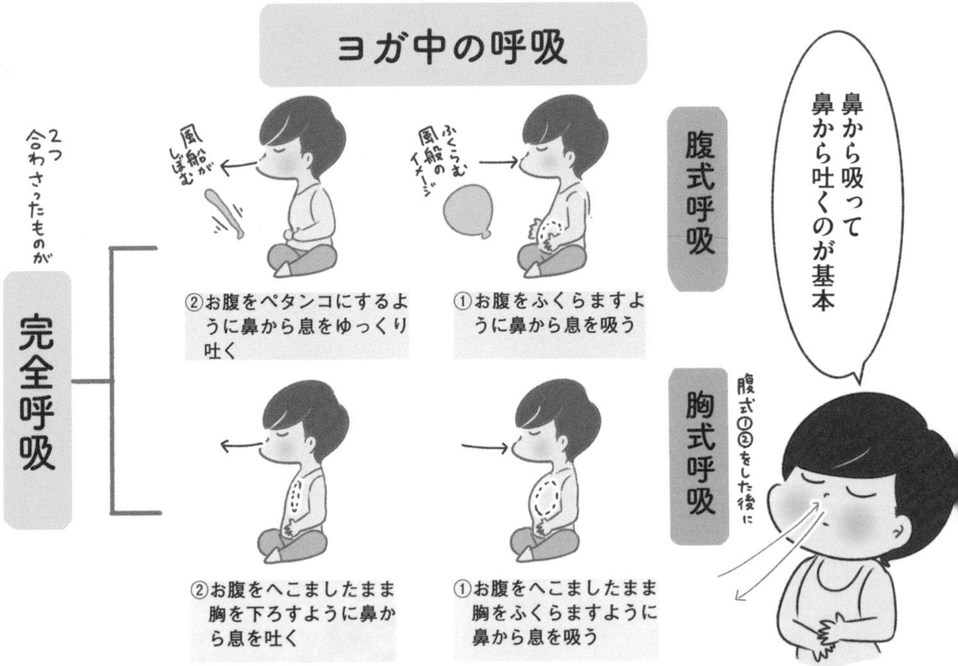

ヨガ中の呼吸

鼻から吸って鼻から吐くのが基本

腹式呼吸

ふくらむ風船のイメージ

①お腹をふくらますように鼻から息を吸う

風船がしぼむ

②お腹をペタンコにするように鼻から息をゆっくり吐く

胸式呼吸

腹式①②をした後に

①お腹をへこましたまま胸をふくらますように鼻から息を吸う

②お腹をへこましたまま胸を下ろすように鼻から息を吐く

完全呼吸

2つ合わさったものが

腹式呼吸は、レッスンの始めや終わりに多く
ウォーミングアップ時
クールダウン時
体を大きく動かすレッスン中盤は胸式呼吸が多い印象
お腹を背中に近付け
吐いて〜
右へ〜ねじる
↑呼吸とリズムが合うように誘導

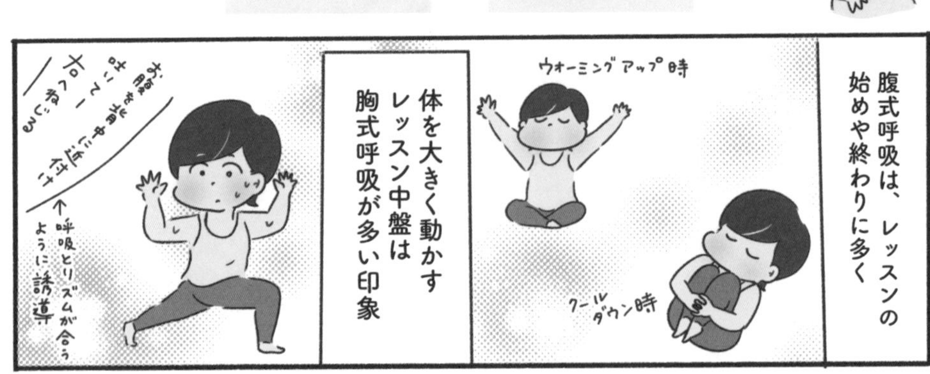

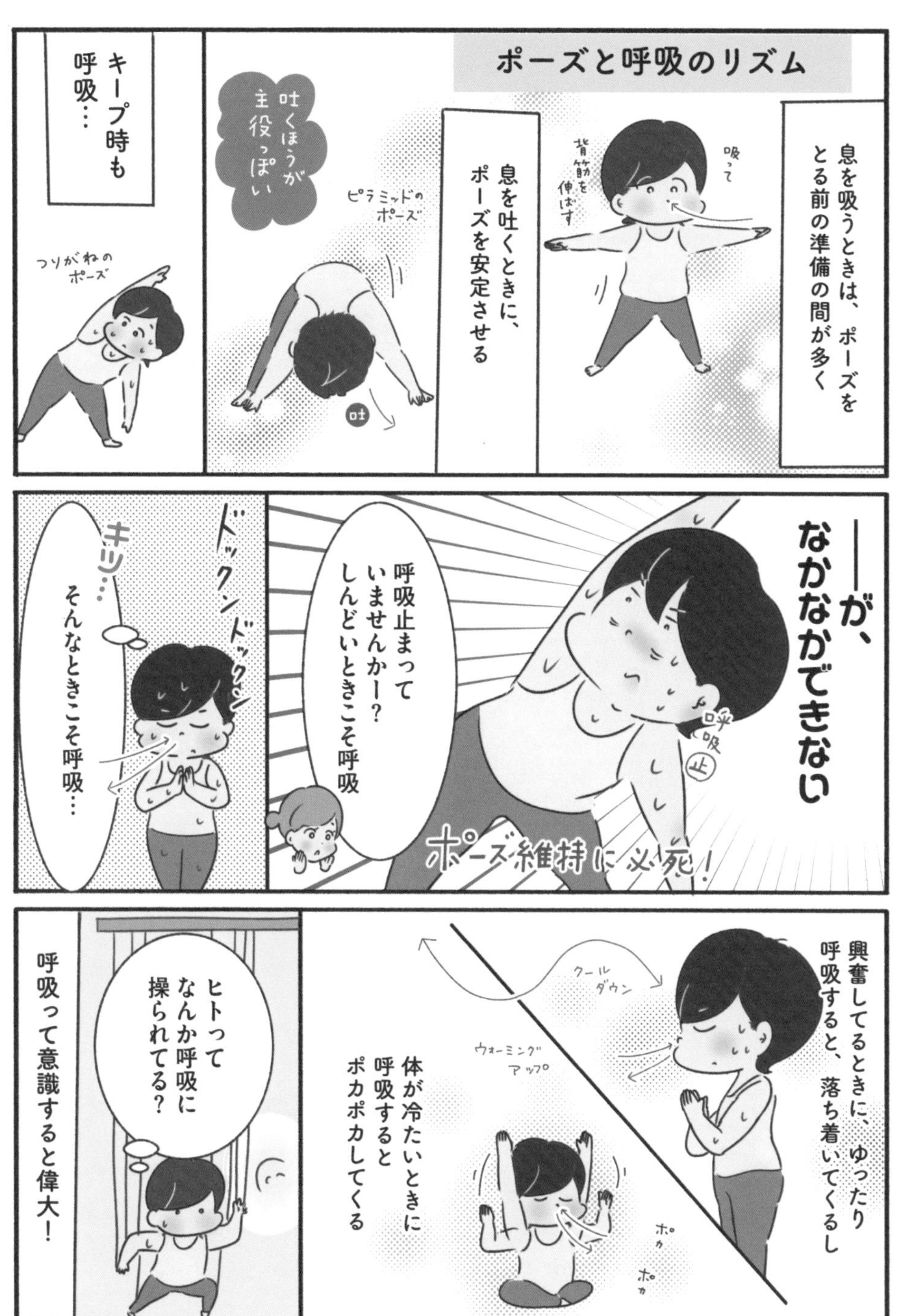
ポーズと呼吸のリズム
息を吸うときは、ポーズをとる前の準備の間が多く
吸って
背筋を伸ばす
息を吐くときに、ポーズを安定させる
ピラミッドのポーズ
吐
吐くほうが主役っぽい
キープ時も呼吸…
つりがねのポーズ
——が、なかなかできない
呼吸止
ポーズ維持に必死！
呼吸止まっていませんかー？しんどいときこそ呼吸
ドックンドックン
キッ…
そんなときこそ呼吸…
興奮してるときに、ゆったり呼吸すると、落ち着いてくるし
クールダウン
ウォーミングアップ
体が冷たいときに呼吸するとポカポカしてくる
ポカ
ポカ
ヒトってなんか呼吸に操られてる？
呼吸って意識すると偉大！

ヨガに通う前は、
実家にいると、たえず下から
「怒鳴りに来られるんじゃないか」と
ビクビクしてしまう日々
ドン
なぉ〜ん
イス使いって言ってるやん
クレームあり
ピシャン
窓のサッシに防音テープ貼る
テレビの音大きい
過緊張な心身

絶えず意識が散漫で
エネルギーが
すり減っている感じ
仕事場が家なのに
家にいるだけで
疲弊…
エネルギー不足

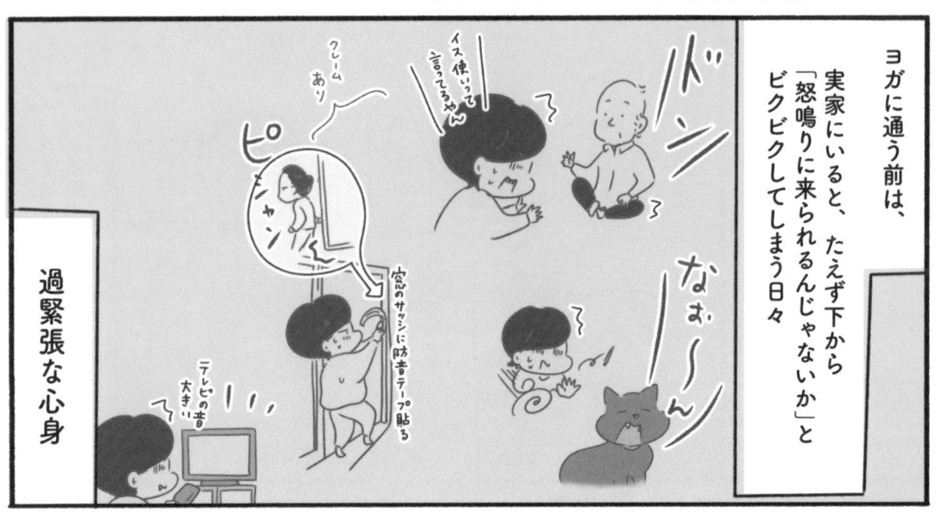

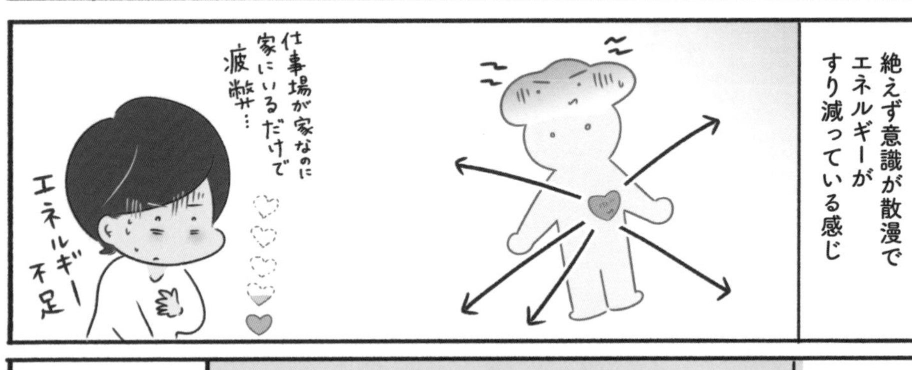

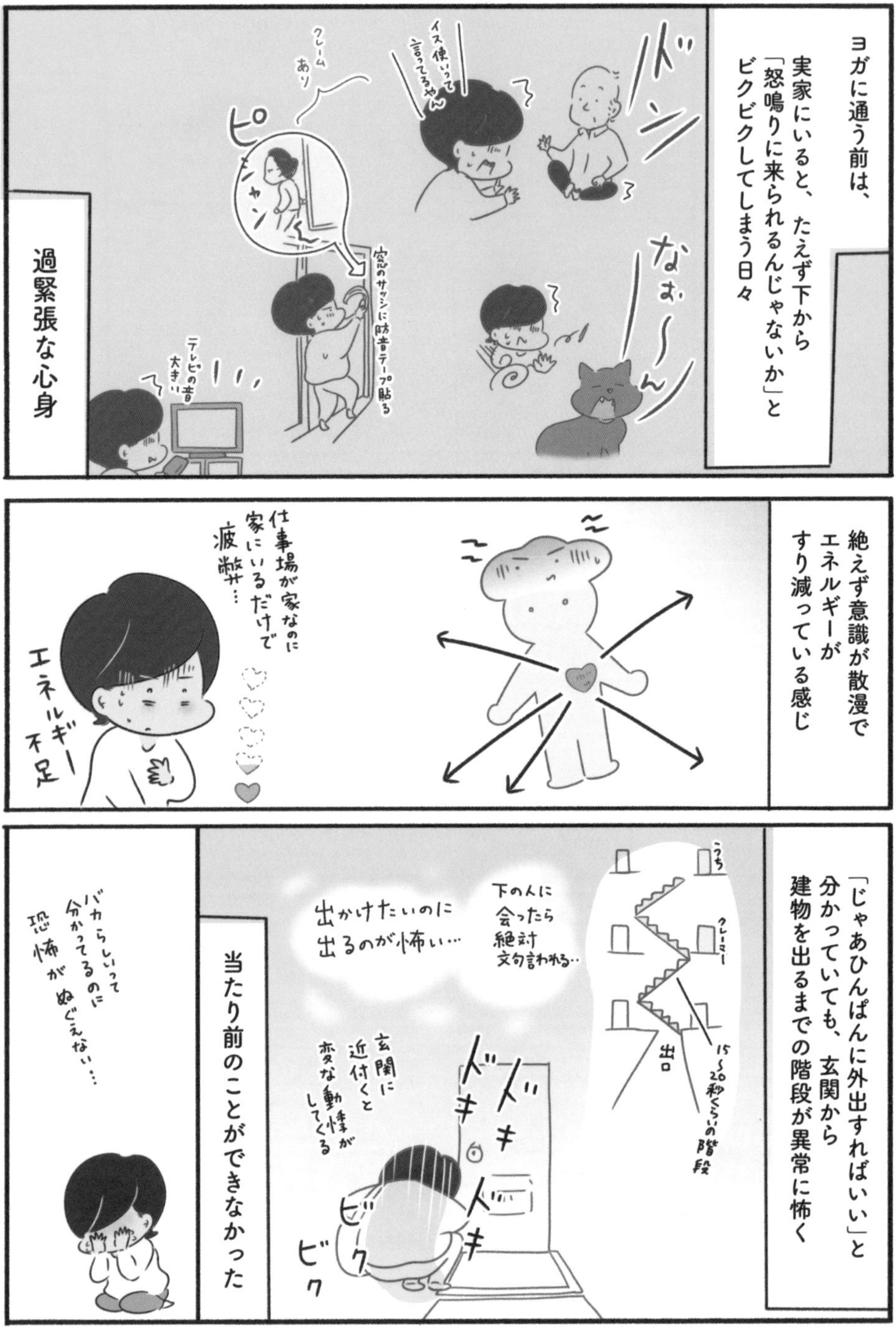

「じゃあひんぱんに外出すればいい」と
分かっていても、玄関から
建物を出るまでの階段が異常に怖く

うち
クレーマー
出口
15〜20秒くらいの階段

下の人に
会ったら
絶対
文句言われる‥

出かけたいのに
出るのが怖い…

玄関に
近付くと
変な動悸が
してくる

ドキドキ
ビクビク

当たり前のことができなかった

バカらしいって
分かってるのに
恐怖がぬぐえない…

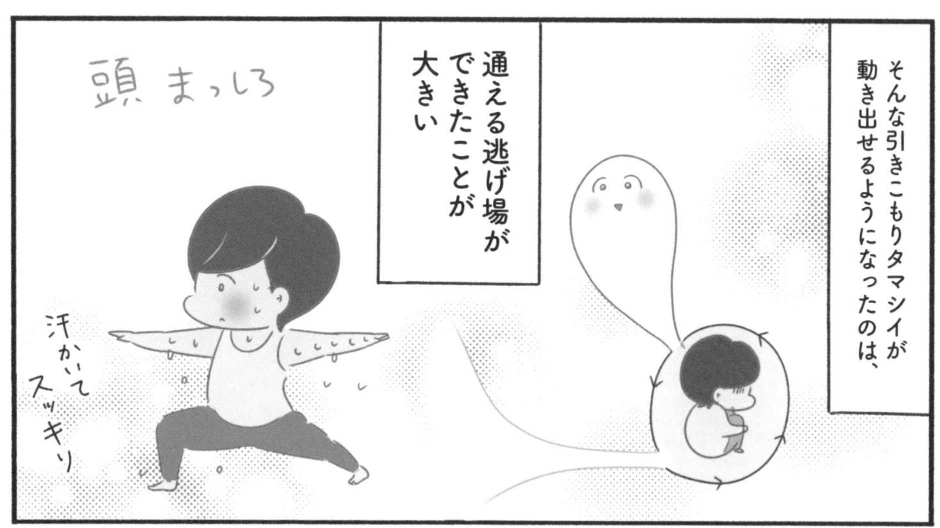
そんな引きこもりタマシイが動き出せるようになったのは、
通える逃げ場ができたことが大きい
頭まっしろ
汗かいてスッキリ

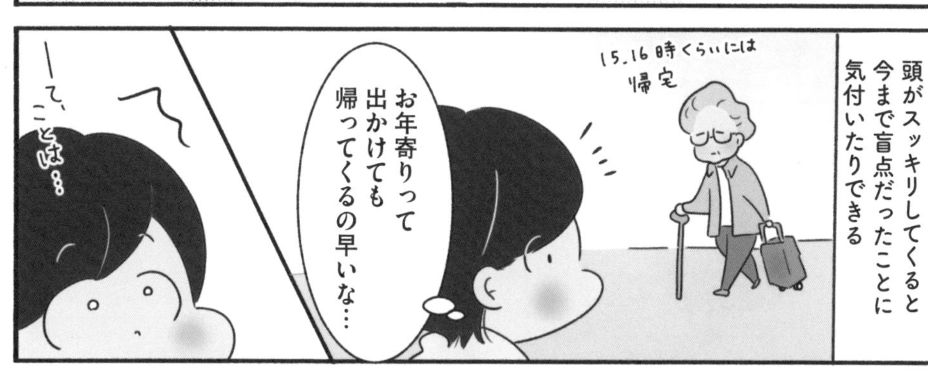
頭がスッキリしてくると今まで盲点だったことに気付いたりできる
15、16時くらいには帰宅
お年寄りって出かけても帰ってくるの早いな…
―て、ことは…

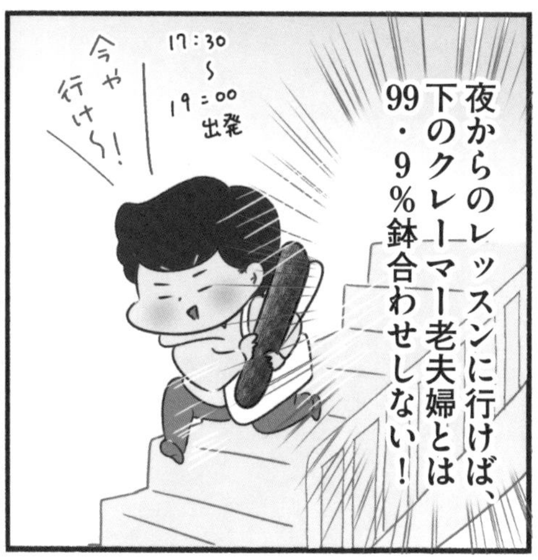
夜からのレッスンに行けば、下のクレーマー老夫婦とは99・9%鉢合わせしない！
17:30〜19:00出発
今や行け〜！

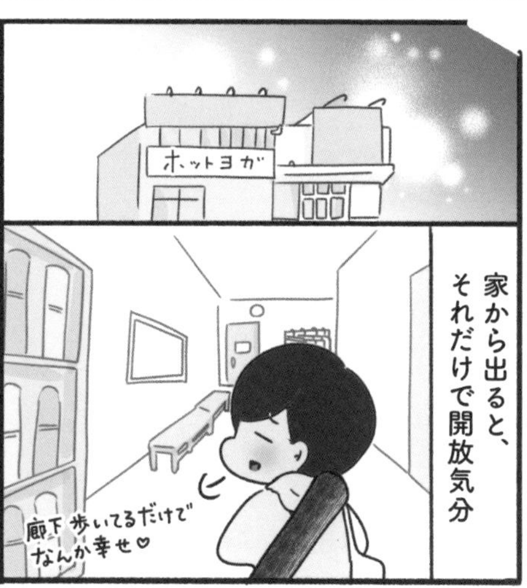
ホットヨガ
家から出ると、それだけで開放気分
廊下歩いてるだけでなんか幸せ♡

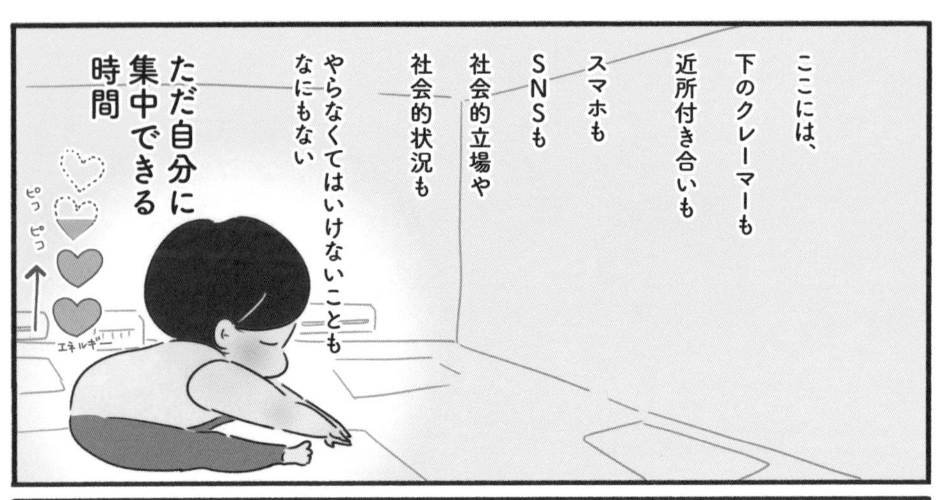
ここには、
下のクレーマーも
近所付き合いも
スマホも
SNSも
社会的立場や
社会的状況も
やらなくてはいけないことも
なにもない
ただ自分に
集中できる
時間
ピコ ピコ
エネルギー

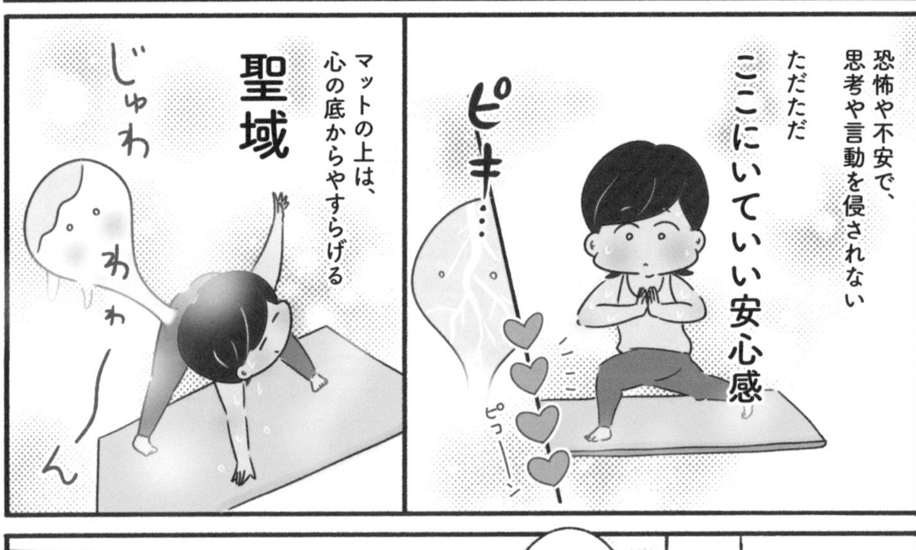
恐怖や不安で、
思考や言動を侵されない
ただただ
ここにいていい安心感
ピキ…
ピコーン
マットの上は、
心の底からやすらげる
聖域
じゅわ
わわ
ーん

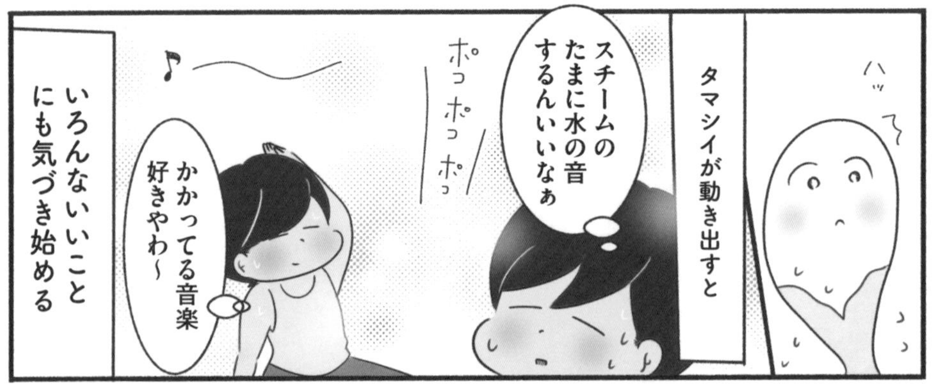
ハッ
タマシイが動き出すと
スチームの
たまに水の音
するんいいなぁ
ポコポコポコ
かかってる音楽
好きやわ〜
いろんないいこと
にも気づき始める

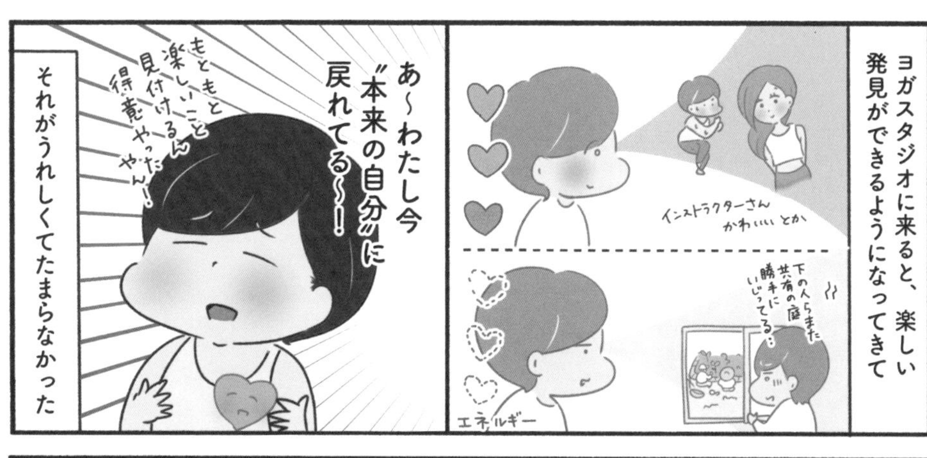
ヨガスタジオに来ると、楽しい発見ができるようになってきて
インストラクターさんかわいいとか
エネルギー
下の人らまた共有の庭勝手にいじってる…
あ～わたし今〝本来の自分〟に戻れてる～～！
もともと楽しいこと見付けるん得意やったやん！
それがうれしくてたまらなかった

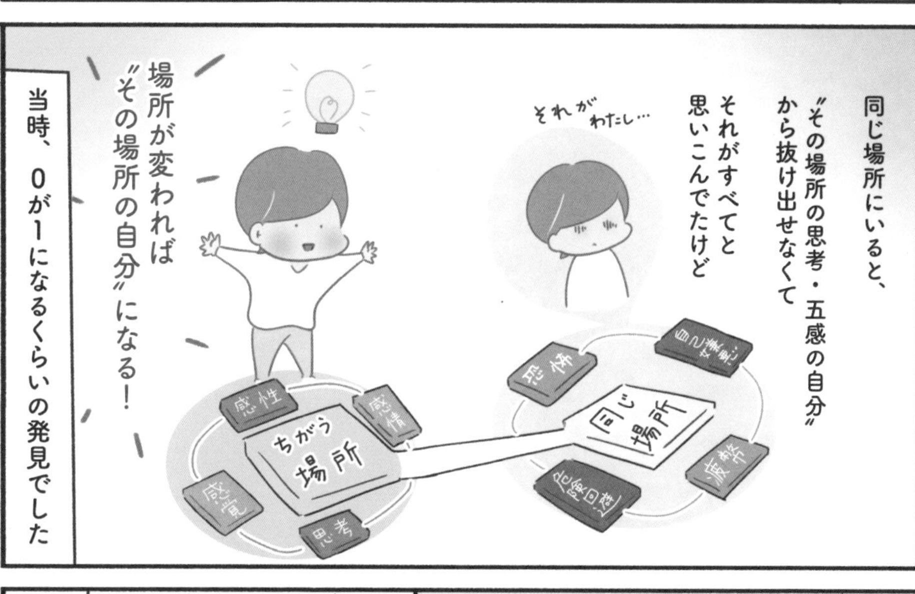
同じ場所にいると、〝その場所の思考・五感の自分〟から抜け出せなくて
それがすべてと思いこんでたけど
それがわたし…
同じ場所
恐怖
危険回避
場所が変われば〝その場所の自分〟になる！
ちがう場所
感性
感情
感覚
思考
当時、0が1になるくらいの発見でした

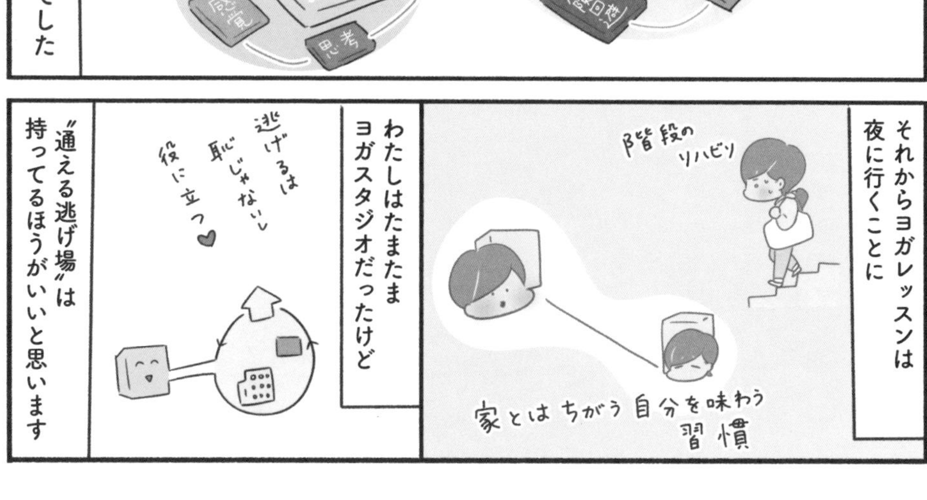
それからヨガレッスンは夜に行くことに
階段のリハビリ
家とはちがう自分を味わう習慣
わたしはたまたまヨガスタジオだったけど
逃げるは恥じゃないし役に立つ
〝通える逃げ場〟は持ってるほうがいいと思います

たまに
全身ピタピタの
男性がいる

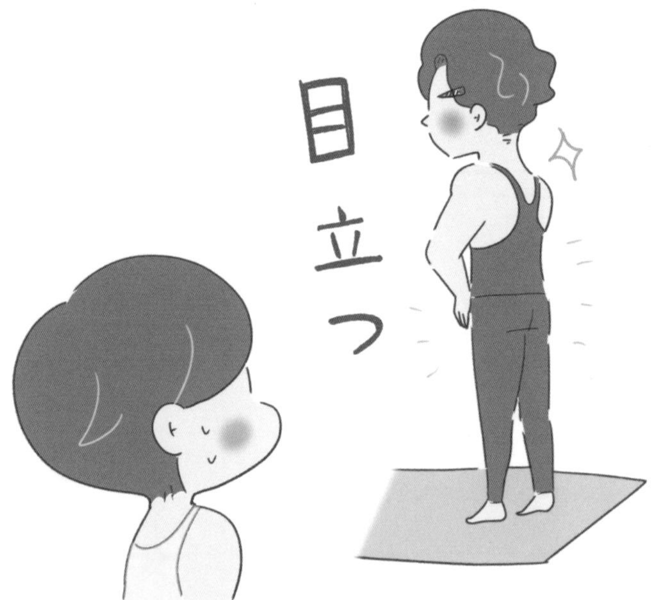

PART 2 少しずつヨガに慣れてきた！

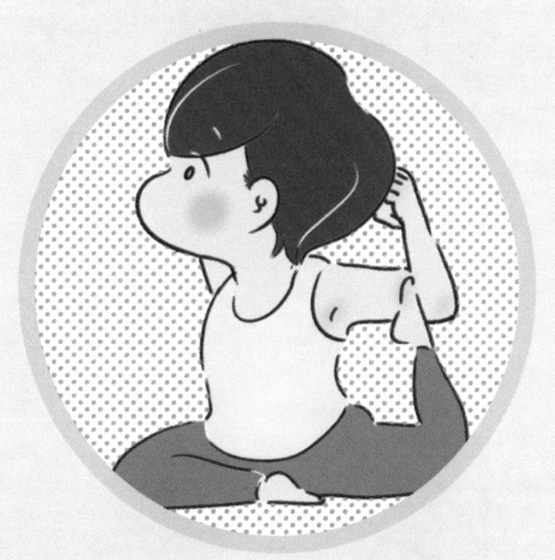

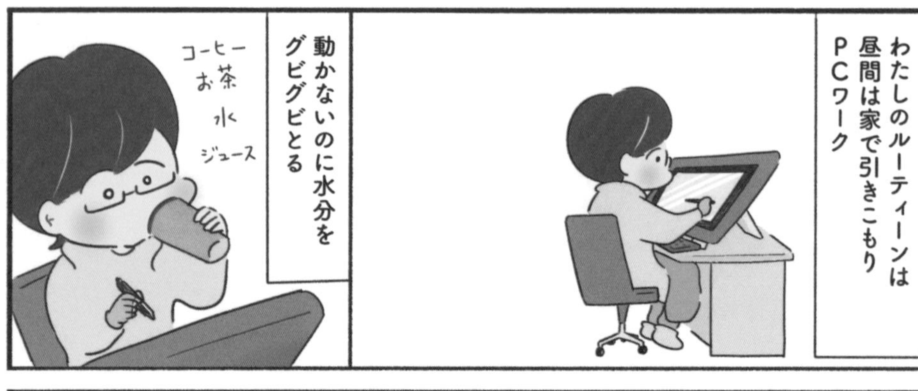
わたしのルーティーンは
昼間は家で引きこもり
PCワーク
動かないのに水分を
グビグビとる
コーヒー
お茶
水
ジュース

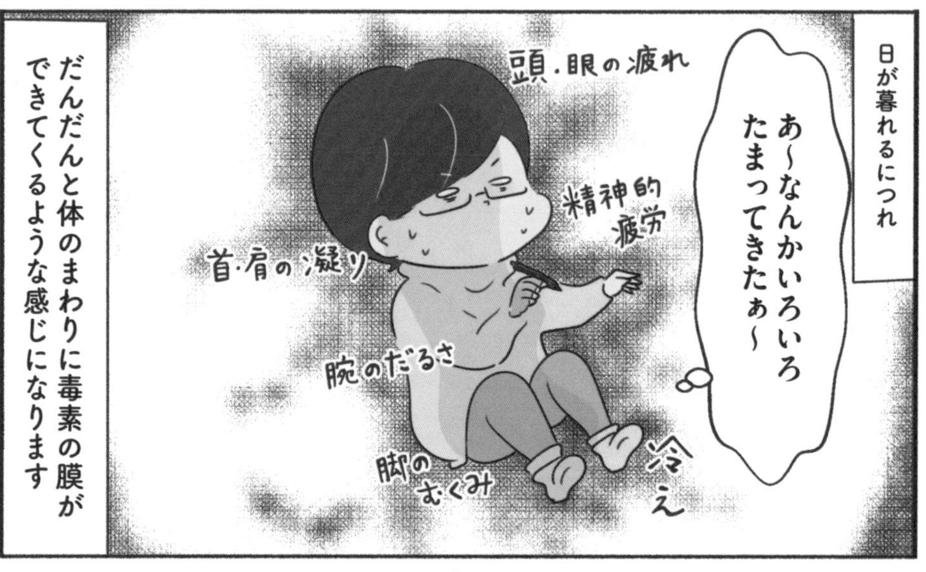
日が暮れるにつれ
あ〜なんかいろいろ
たまってきたぁ〜
頭・眼の疲れ
精神的
疲労
首・肩の凝り
腕のだるさ
脚の
むくみ
冷え
だんだんと体のまわりに毒素の膜が
できてくるような感じになります

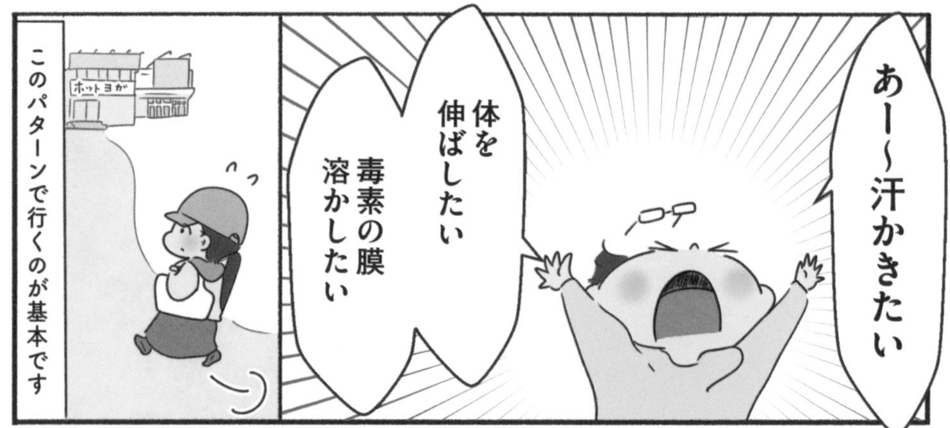
あー〜汗かきたい
体を
伸ばしたい
毒素の膜
溶かしたい
ホットヨガ
このパターンで行くのが基本です

他は、東京にイベント出展したときなど

お願いしまーす
ずっと話しっぱなし

慌ただしくハイテンションなとき

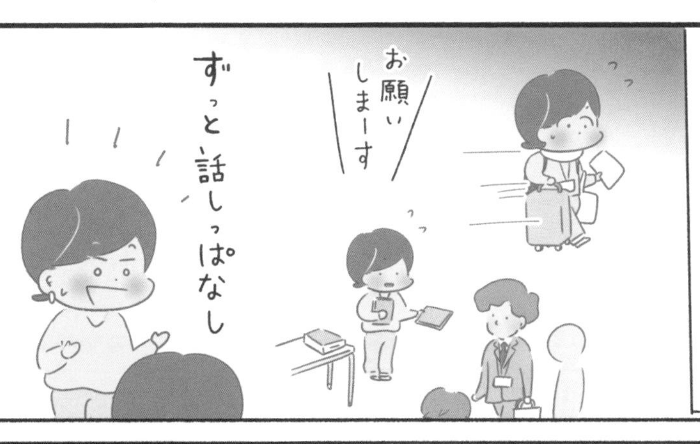

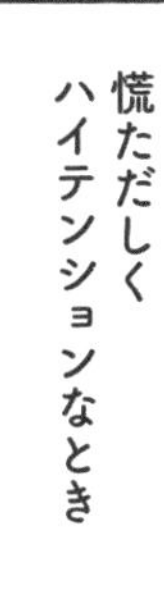

逆に、行った場所になじめず誰とも話さず

話さなすぎて口角のところ膜みたいなのができる
ハァー

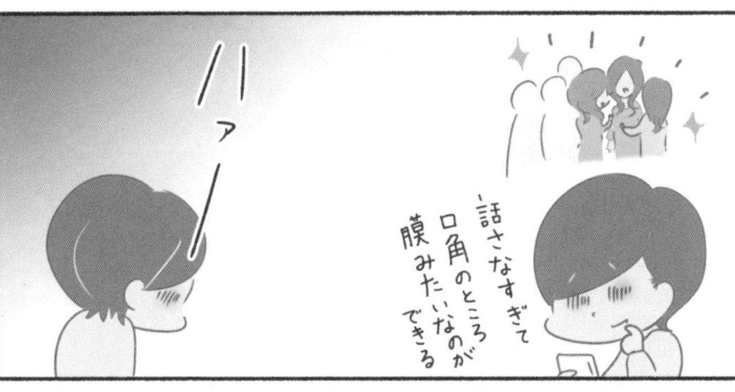

気分ドン底、倦怠感があるとき

不思議なもので、気分・感情や意欲などすごい高いときも低いときも同じ疲労感

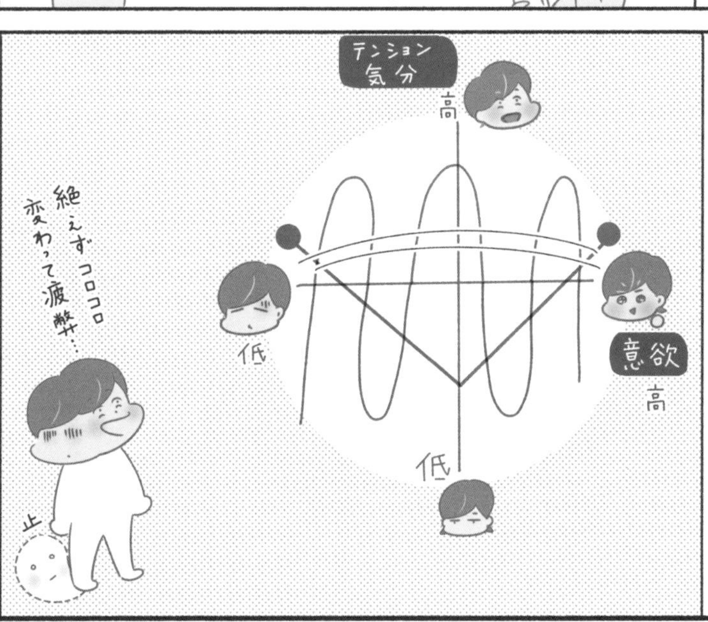

どちらも〝自分〟が乗っ取られている感じがします

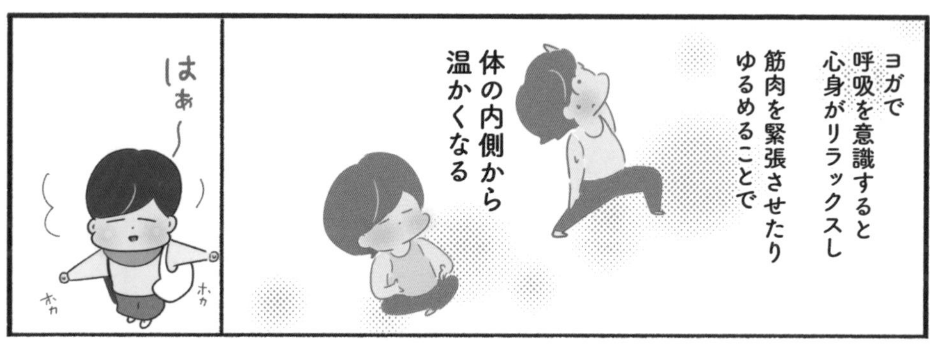
ヨガで
呼吸を意識すると
心身がリラックスし
筋肉を緊張させたり
ゆるめることで
体の内側から
温かくなる
はぁ〜
ホカ
ホカ

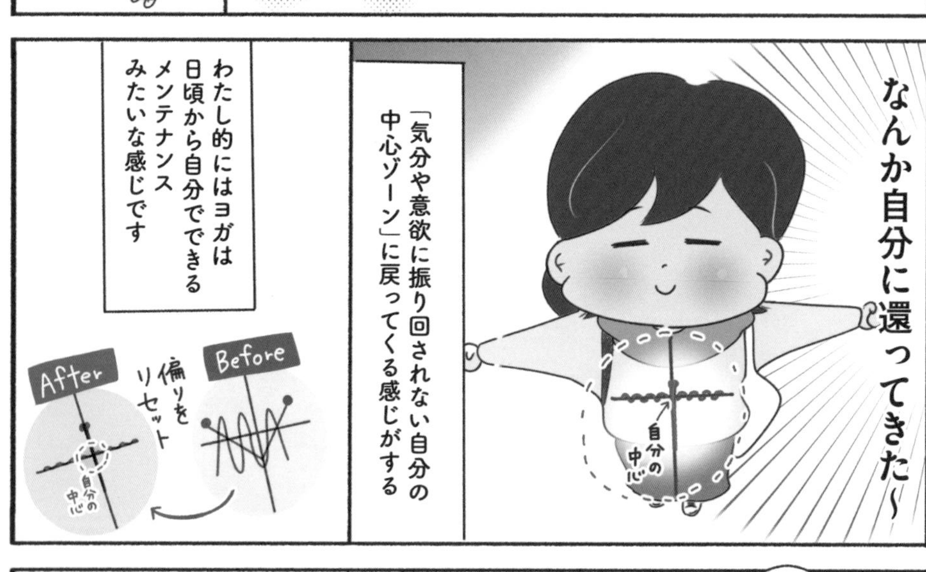
なんか自分に還ってきた〜
自分の中心
「気分や意欲に振り回されない自分の
中心ゾーン」に戻ってくる感じがする
わたし的にはヨガは
日頃から自分でできる
メンテナンス
みたいな感じです
Before
偏りをリセット
After
自分の中心

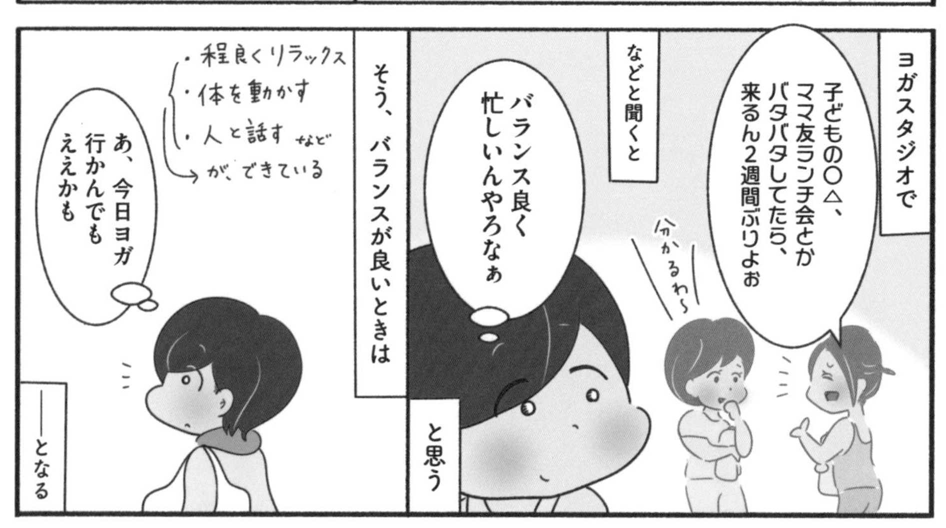
ヨガスタジオで
子どもの○△、
ママ友ランチ会とか
バタバタしてたら、
来るん2週間ぶりよぉ
分かるわ〜
などと聞くと
バランス良く
忙しいんやろなぁ
と思う
そう、バランスが良いときは
・程良くリラックス
・体を動かす
・人と話す など
が、できている
あ、今日ヨガ
行かんでも
ええかも
——となる

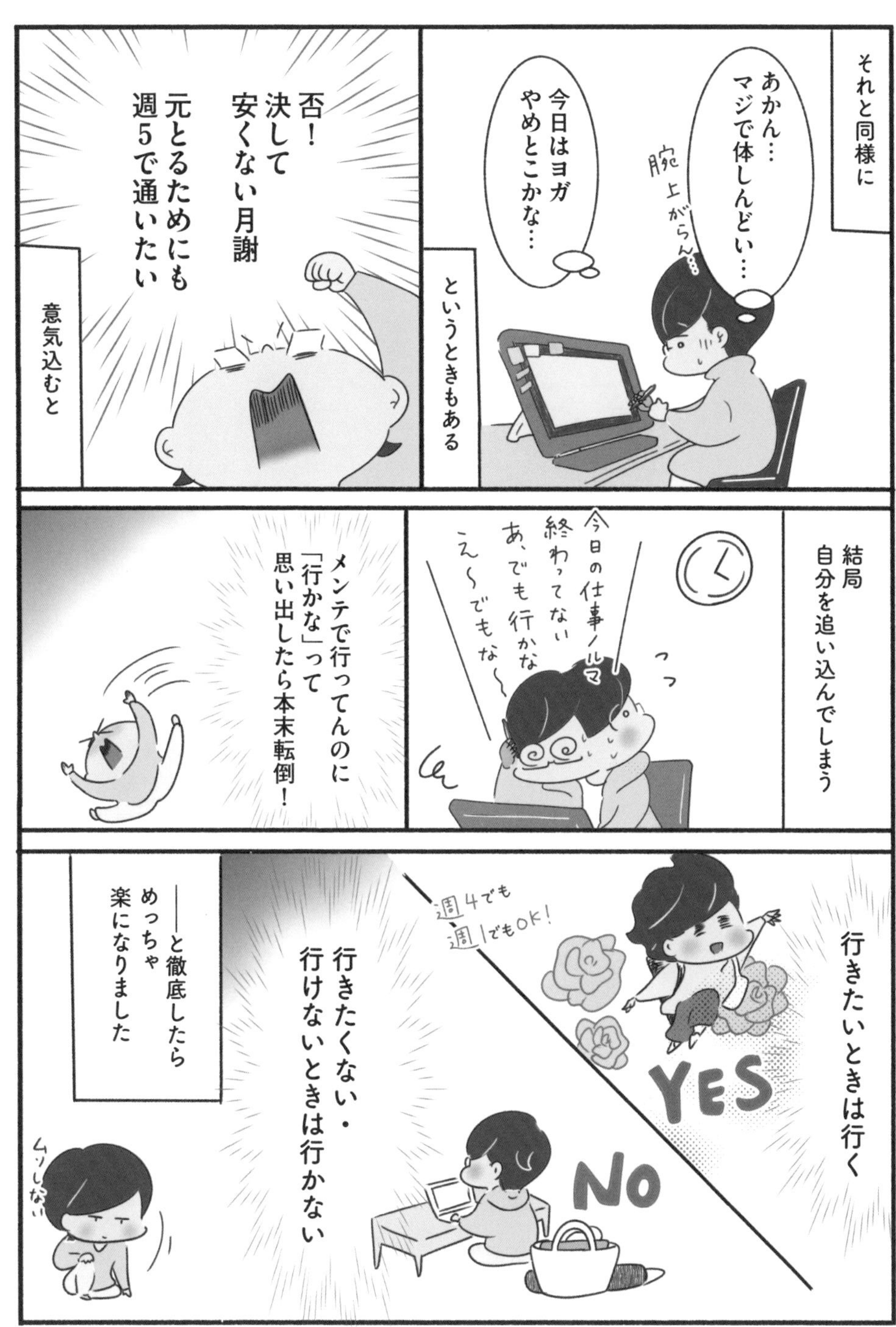
それと同様に
あかん…
マジで体しんどい…
腕上がらん…
今日はヨガ
やめとこかな…
というときもある
否！
決して
安くない月謝
元とるためにも
週5で通いたい
意気込むと
結局
自分を追い込んでしまう
今日の仕事ノルマ
終わってない
あ、でも行かな
え〜でもな〜
メンテで行ってんのに
「行かな」って
思い出したら本末転倒！
行きたいときは行く
週4でも
週1でもOK！
YES
NO
行きたくない・
行けないときは行かない
——と徹底したら
めっちゃ
楽になりました
ムリしない

わたしは末端冷え性なうえに座りっぱなしの仕事

サーモグラフィーで見ると
きっと こんな感じ…

とにかく脚がガチンガチンのぶよんぶよん!

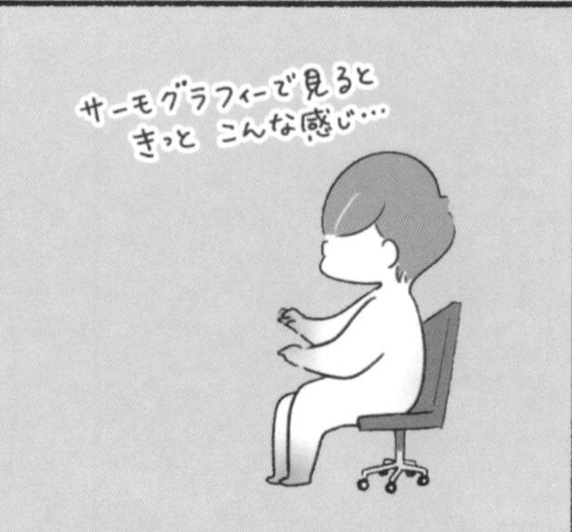

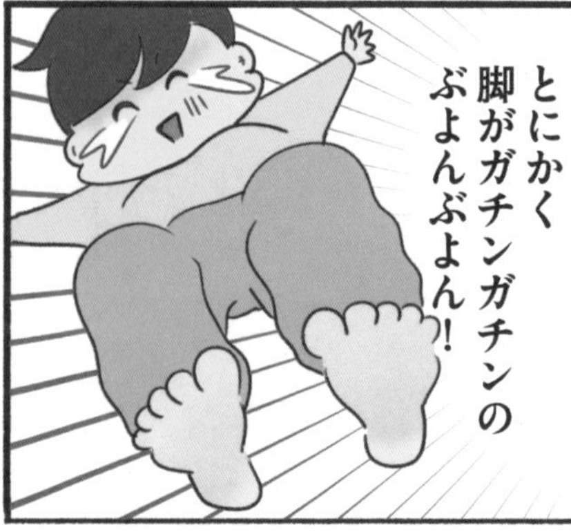

レッスンのときは早めに行ってスタジオが開くと同時に入ります

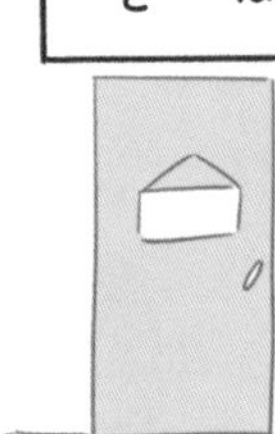

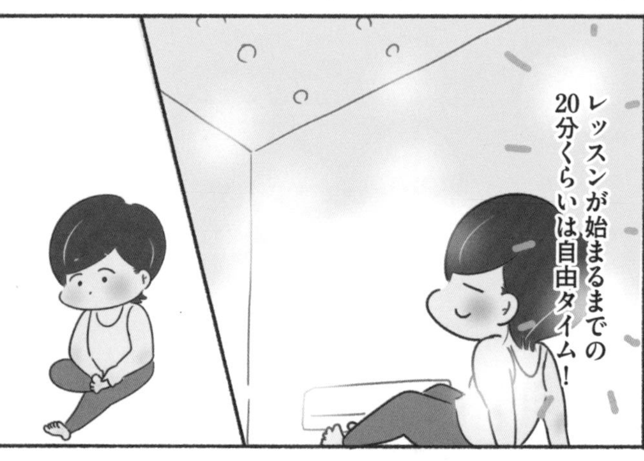

レッスンが始まるまでの20分くらいは自由タイム!

その間に足先を解凍させます

冷え性の方はぜひどうぞ

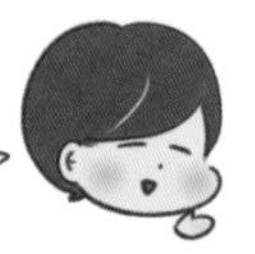

わたしのしている

脚冷えリセットストレッチ

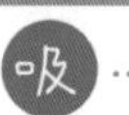

…鼻から息を吸う

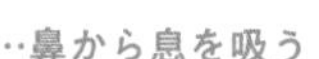

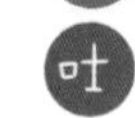

…鼻から息を吐く

まずは
体全体をほぐす

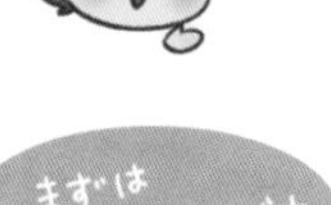

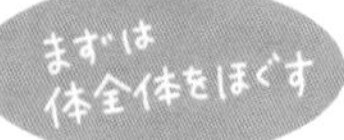

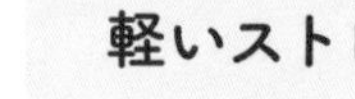

軽いストレッチ

①足の裏を合わせて座り手のひらで足の甲をあたためる

②指を組み、両手を上げて腰を上に伸ばす

吸

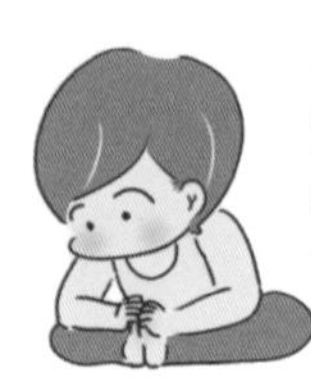

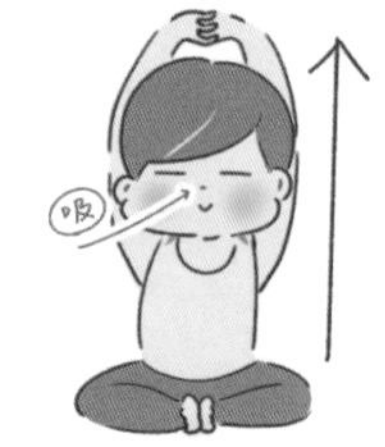

③背筋を伸ばしたまま上半身を前に倒す

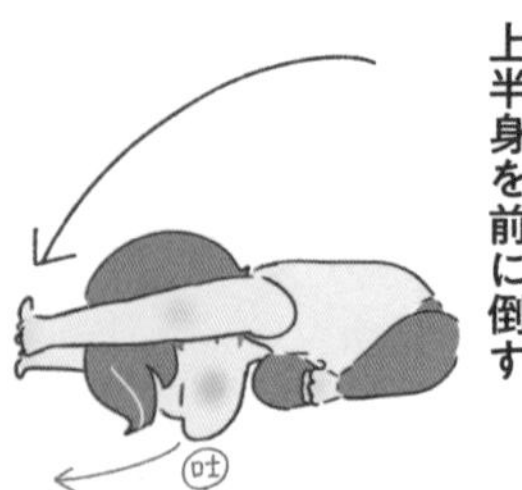

①右足を前に伸ばし左腕を上げ右へ傾ける

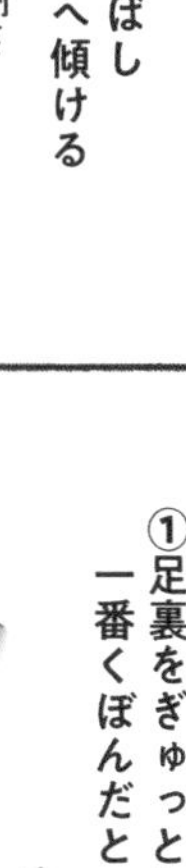

②左脚を右脚の外にかけ右手を左脚の外にかける

③左へねじる

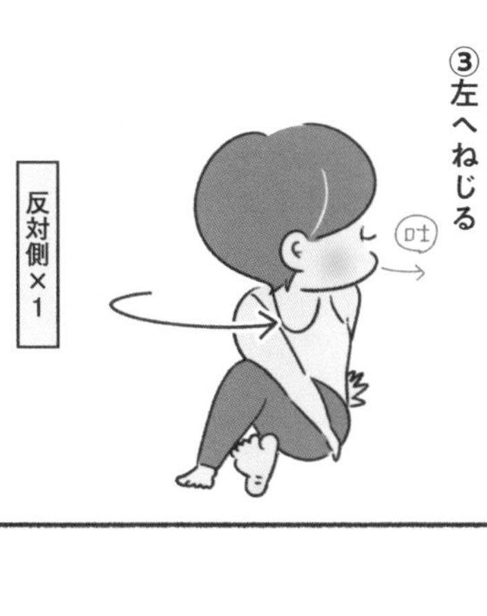

反対側×1

ここから

脚タイム

①足裏をぎゅっとして一番くぼんだところを親指で押す

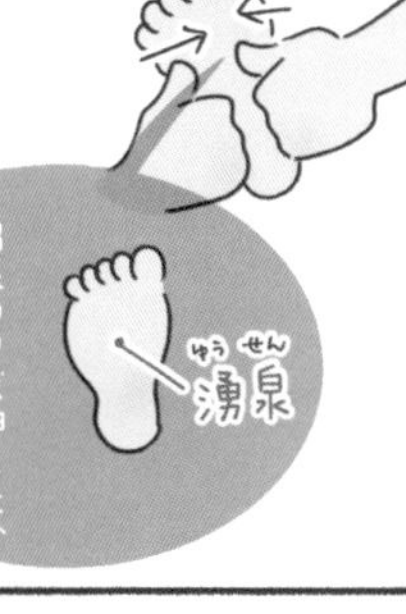

②手をグーにし第二関節のところで土踏まずや足の裏全体を内から外へ足の甲もぐりぐりする

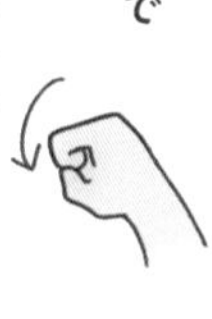

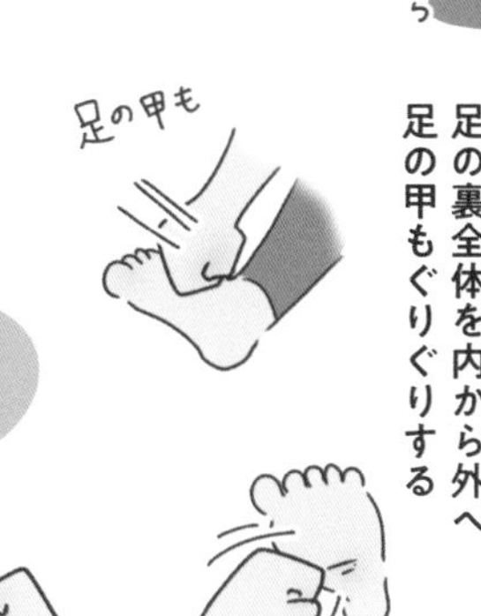

①足の指に手の指を絡め、足首から前・後ろとまわす

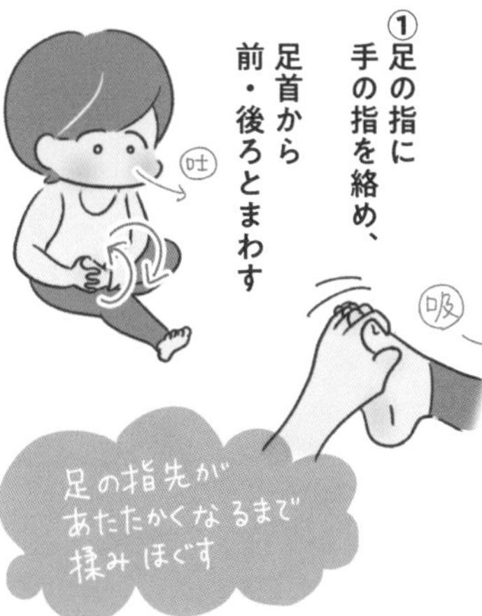

②左脚を曲げふくらはぎを後ろから下から上へ押す

親指で押す

③両手をグーにし、くるぶしをくるくる

次ページへ続く

④そのまま膝へとぎゅーっと
下から上へ押しあげていく

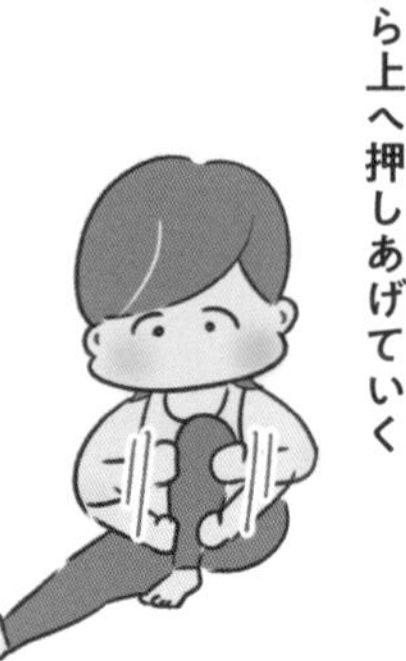

⑤両手を組んだ手根部で
太ももをつまみ

ぎゅっ

吸

吐

離す

⑥膝側からももの
付け根に向かって
繰り返す

同じく
横・後ろももにする

吸

吐

めっちゃ
ポカポカしてくる!

反対側の脚×1

①右脚を前に曲げ、
左脚は真後ろに伸ばす

吐

肩を広げる

座りっぱなしの
尻まわりの筋肉を
伸ばす

②腰を立て手を後ろで組み
下へ伸ばす(両脚交互に)

③両手脚を真上に上げ
ぶらぶらする

吐 吸

血流改善,むくみ解消の
効果◎

脚もふくめ体全体がだんだん
ぽかぽかしてきます
あ〜至福〜♡

至福がぶちこわされるとき…
スタジオ内
私語禁止
こないだ
○○に行ってな〜

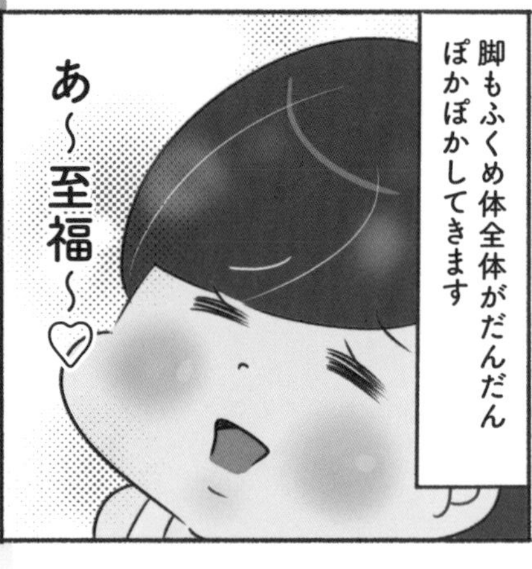

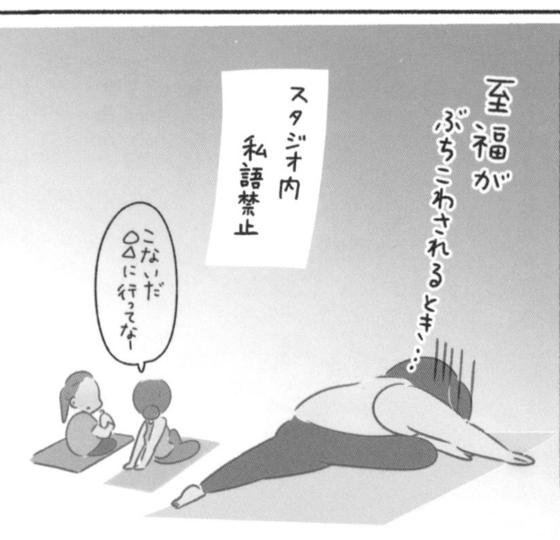

ポーズのアドバイスされたら凹んじゃう!?

今まで「それっぽくポーズをとる」だけだったので…
来る
来る

もう少し
後ろの足の付け根を
前に出して
腰の位置、
そろえましょう
ハイ
キター
そう、
すばらしい

インストラクターさんが
近づいてくると緊張する！
ポーズを
直されると
なんか
凹んじゃう！
別にポーズ極めたいわけちゃうし！
こちとらメンテで
来てるだけやし
マイペースにさせてくれ
とか思っちゃう！

そんなある日
ヨガのポーズの
本がある
正しいポーズを把握
しとけば、アドバイスに
ドギマギしなくて
すむかも…？

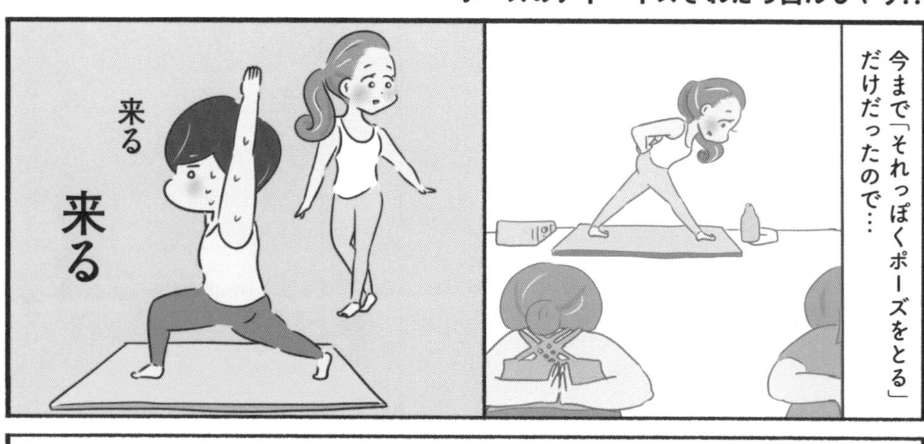

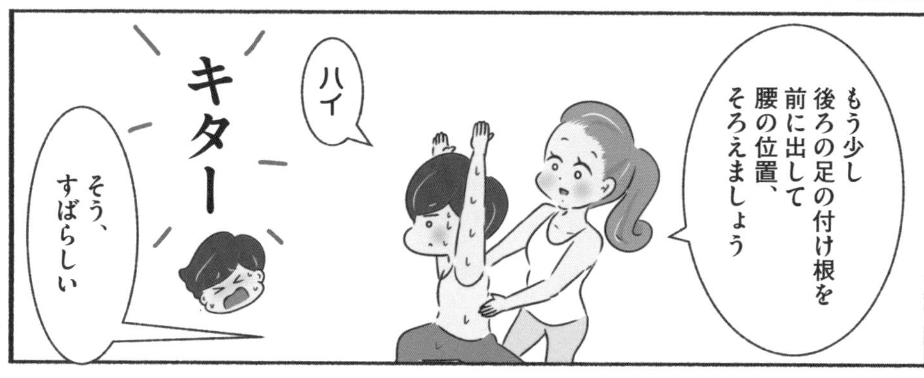

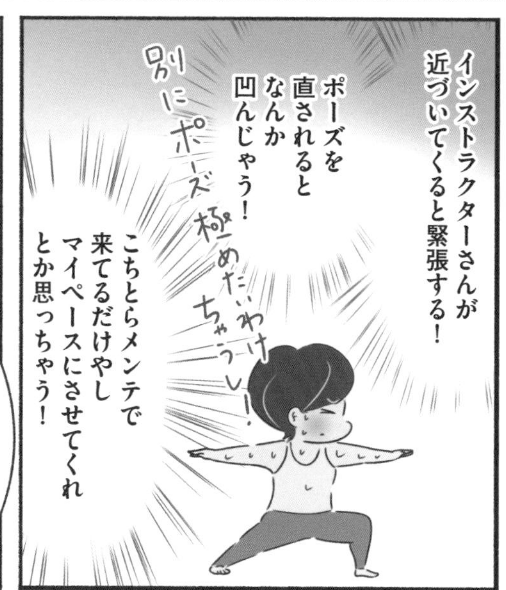

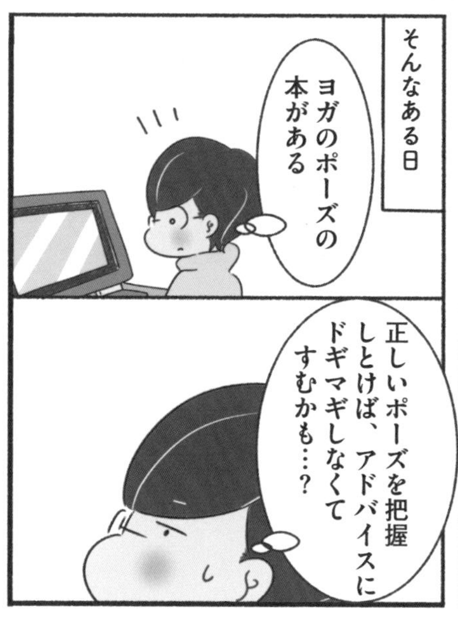

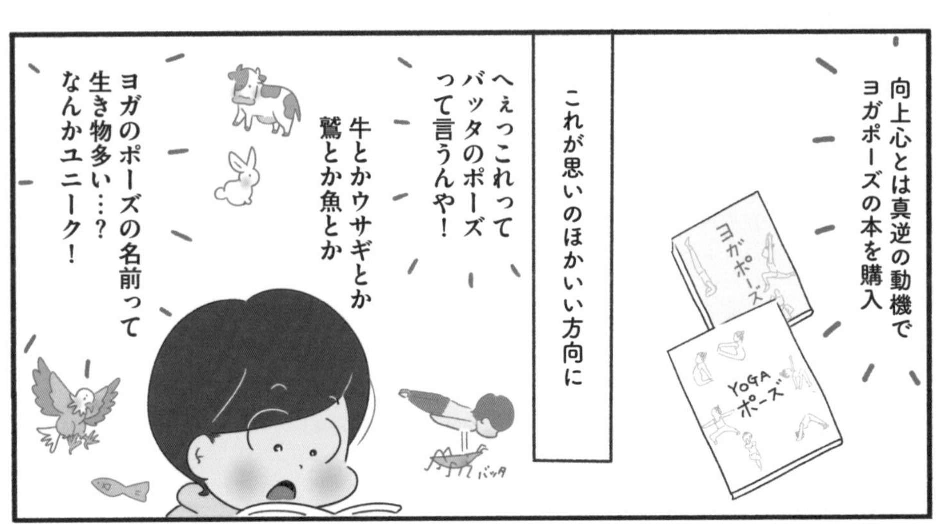
向上心とは真逆の動機で
ヨガポーズの本を購入
ヨガポーズ
YOGA
ポーズ
これが思いのほかいい方向に
へぇっこれって
バッタのポーズ
って言うんや！
バッタ
牛とかウサギとか
鷲とか魚とか
ヨガのポーズの名前って
生き物多い…？
なんかユニーク！

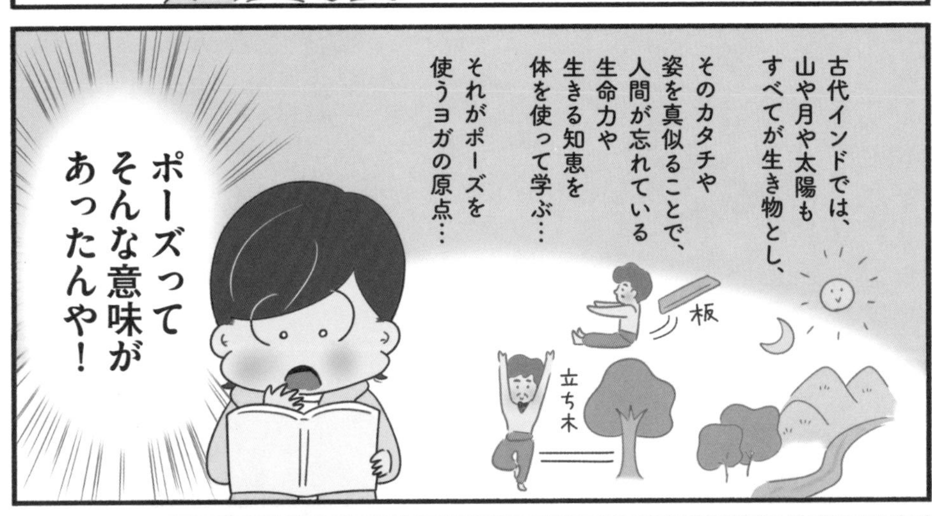
古代インドでは、
山や月や太陽も
すべてが生き物とし、
そのカタチや
姿を真似ることで、
人間が忘れている
生命力や
生きる知恵を
体を使って学ぶ…
それがポーズを
使うヨガの原点…
板
立ち木
ポーズって
そんな意味が
あったんや！

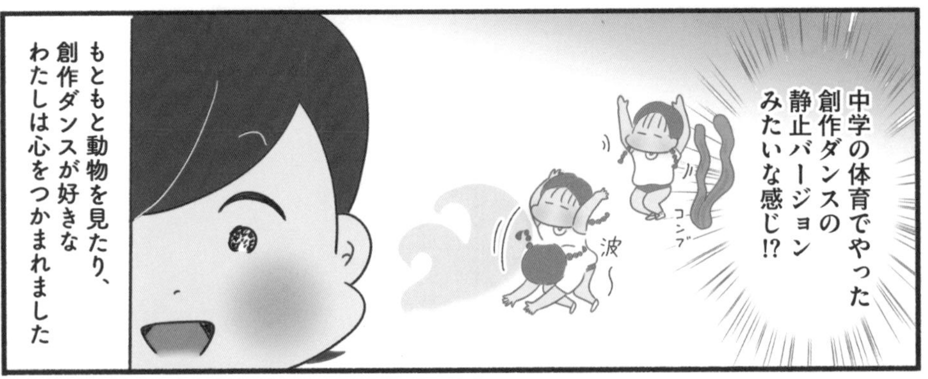
中学の体育でやった
創作ダンスの
静止バージョン
みたいな感じ!?
コンブ
波
もともと動物を見たり、
創作ダンスが好きな
わたしは心をつかまれました

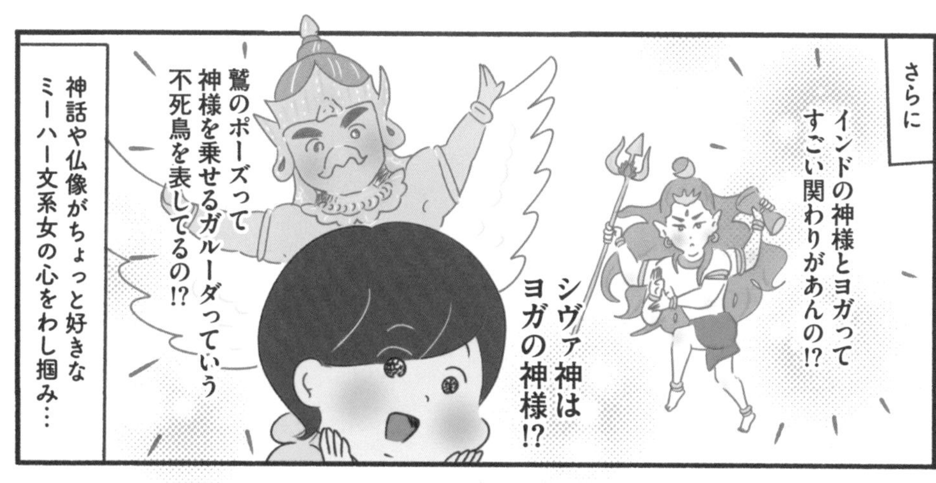
さらに
インドの神様とヨガって
すごい関わりがあんの⁉
シヴァ神は
ヨガの神様⁉
鷲のポーズって
神様を乗せるガルーダっていう
不死鳥を表してるの⁉
神話や仏像がちょっと好きな
ミーハー文系女の心をわし掴み…

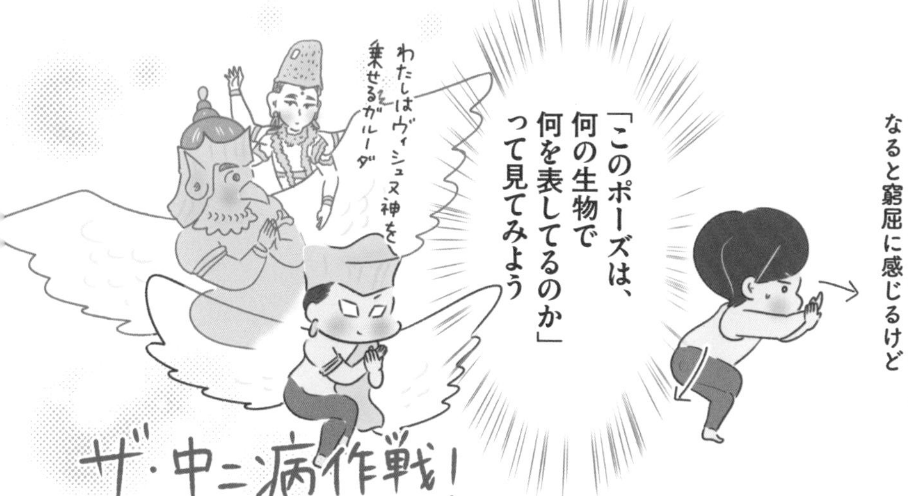
体育会系風に
「ちゃんとポーズをとる」って
なると窮屈に感じるけど
「このポーズは、
何の生物で
何を表してるのか」
って見てみよう
わたしはヴィシュヌ神を
乗せるガルーダ
ザ・中二病作戦！

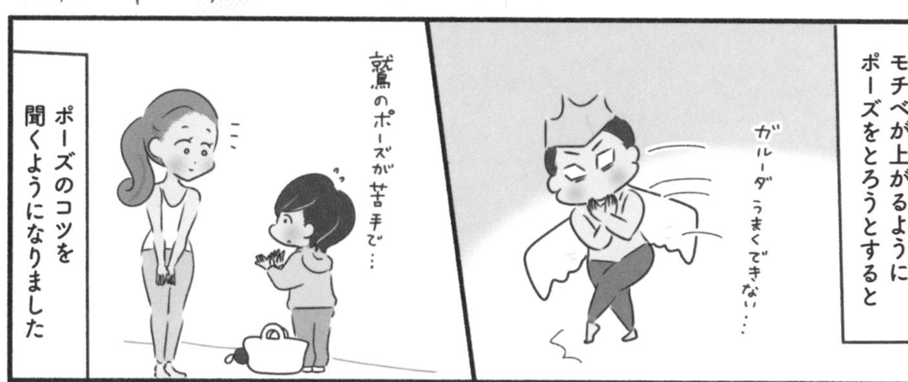
モチベが上がるように
ポーズをとろうとすると
ガルーダ
うまくできない…
鷲のポーズが苦手で…
ポーズのコツを
聞くようになりました

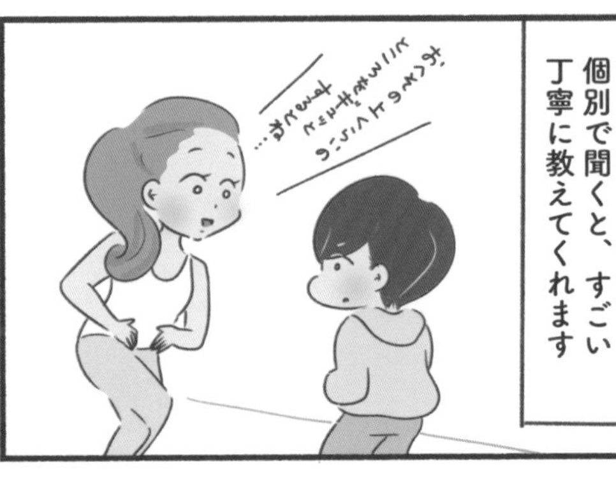
個別で聞くと、すごい
丁寧に教えてくれます

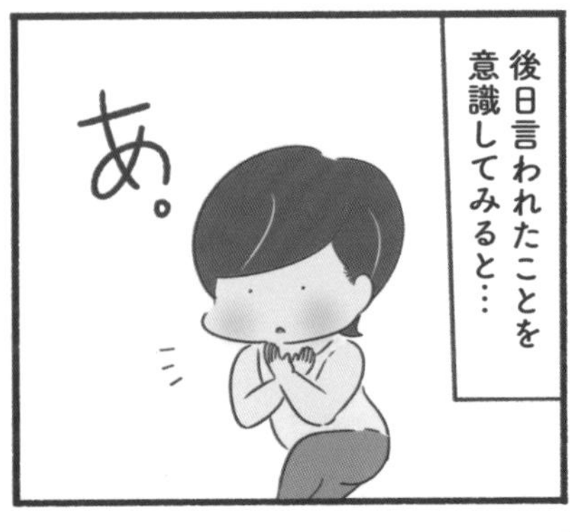
後日言われたことを
意識してみると…
あ。

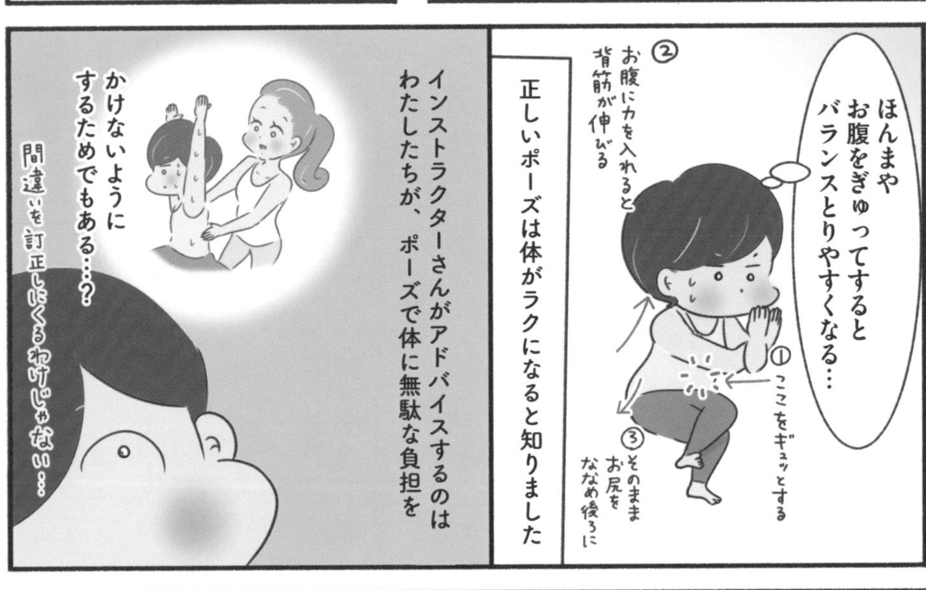
ほんまや
お腹をぎゅってすると
バランスとりやすくなる…
①ここをギュッとする
②お腹に力を入れると
背筋が伸びる
③そのまま
お尻を
なな め後ろに
正しいポーズは体がラクになると知りました
インストラクターさんがアドバイスするのは
わたしたちが、ポーズで体に無駄な負担を
かけないように
するためでもある…？
間違いを訂正しにくるわけじゃない…

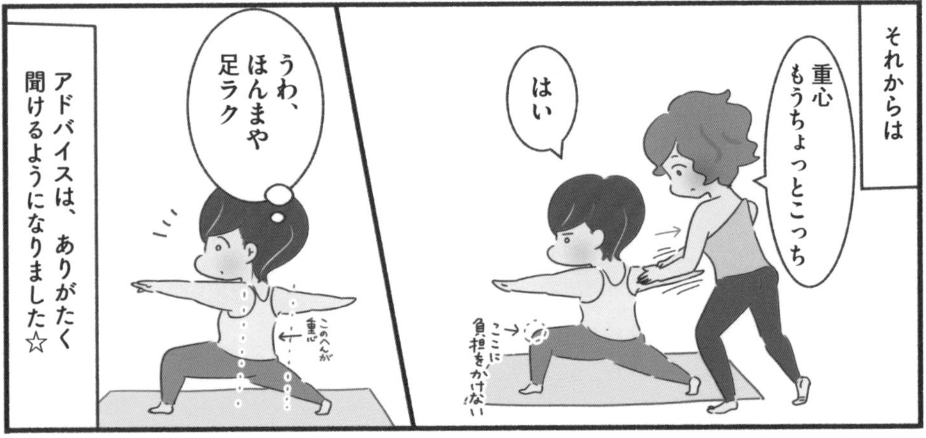
それからは
重心
もうちょっとこっち
はい
ここに
負担をかけない
うわ、
ほんまや
足ラク
このへんが
重心
アドバイスは、ありがたく
聞けるようになりました☆

ポーズと向かい合ってみる

正しくポーズをとりたいモードになったわたし
その場で立ち上がります
インストラクターさんの誘導をしっかり聞くようになりました
脚を腰幅に開いて、足の指を開き親指の付け根・小指の付け根・かかとの外側、内側の4点でしっかり踏みしめます
山のポーズ
目を閉じる

背筋をまっすぐ伸ばす頭の頂点を天井から糸で吊られているイメージ
ここは力を抜く
ここは力を入れる
丹田※を背中に近付けて、内ももよせてー肩はリラックス…
※おへそから5cm下のあたり
"ただ立ってるだけ"ムズカシ〜！

今まで足裏4点で均等に立つとか意識したことなかったな…
大地にしっかり根をおろし何があっても不動であり続ける…
私は山
目を開けます

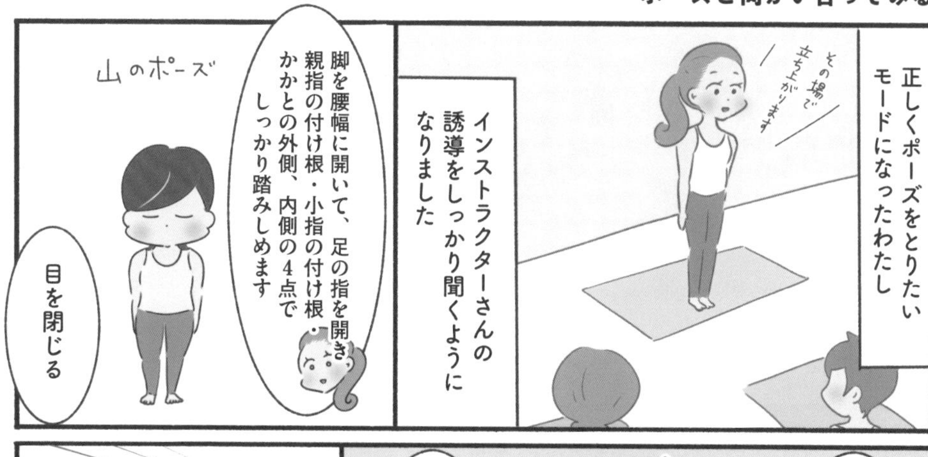

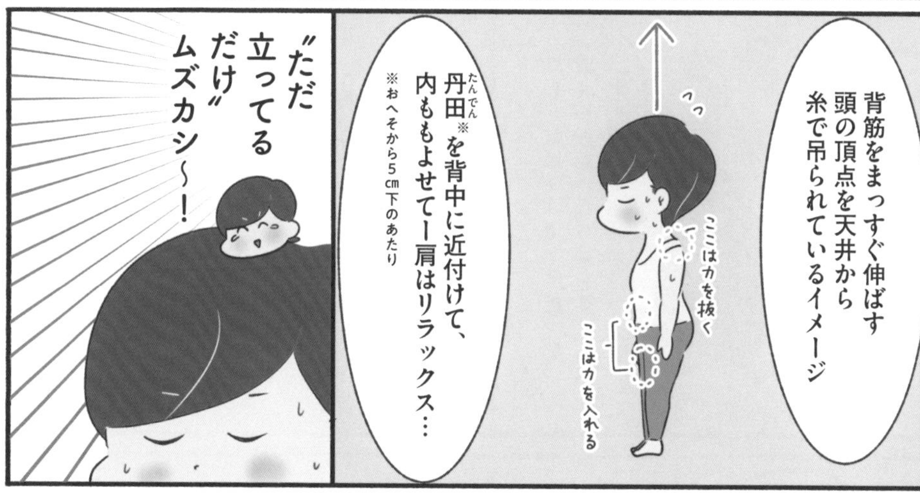

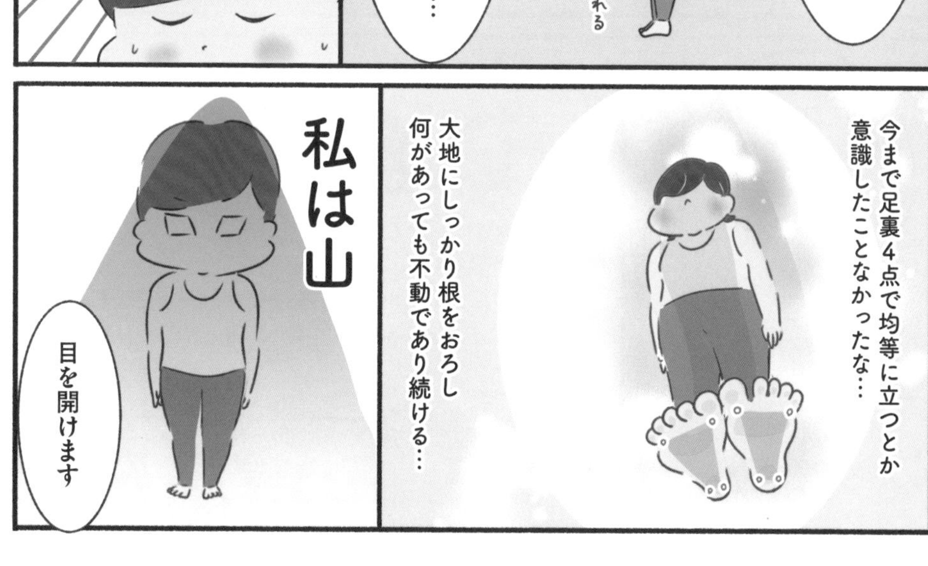

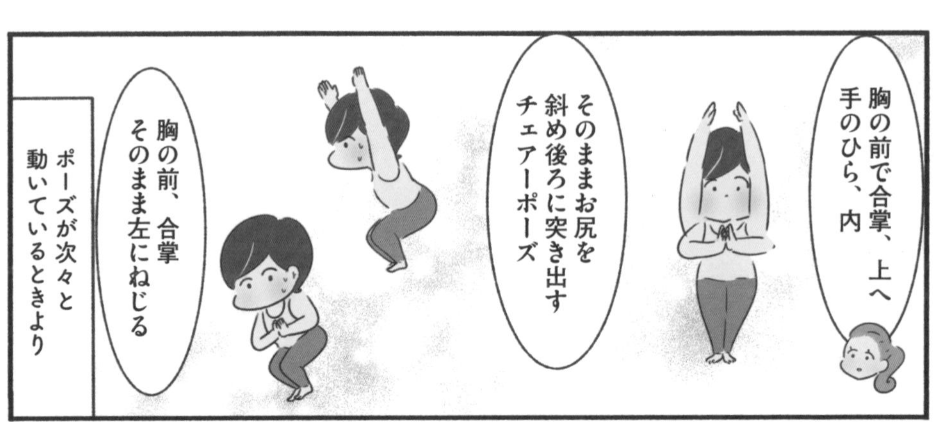
胸の前で合掌、上へ
手のひら、内
そのままお尻を
斜め後ろに突き出す
チェアーポーズ
胸の前、合掌
そのまま左にねじる
ポーズが次々と
動いているときより

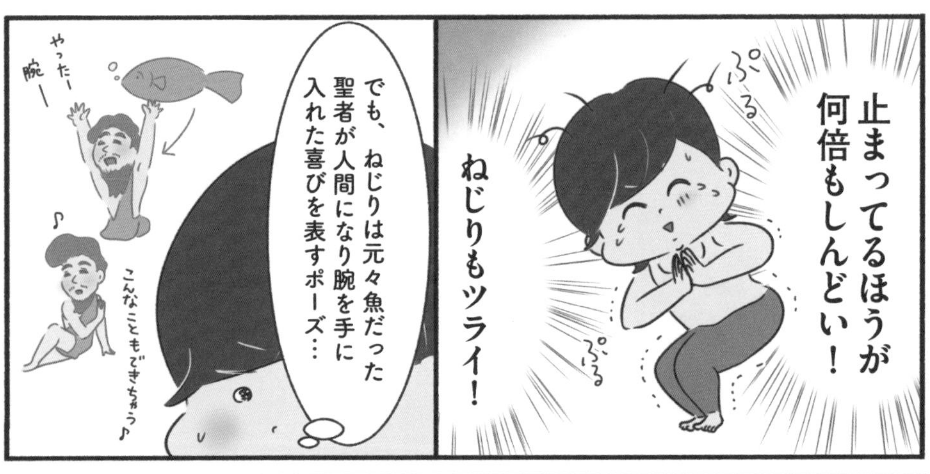
止まってるほうが
何倍もしんどい！
ぷる
ぷる
ねじりもツライ！
でも、ねじりは元々魚だった
聖者が人間になり腕を手に
入れた喜びを表すポーズ…
やった！
腕ー
♪
こんなこともできちゃう♪

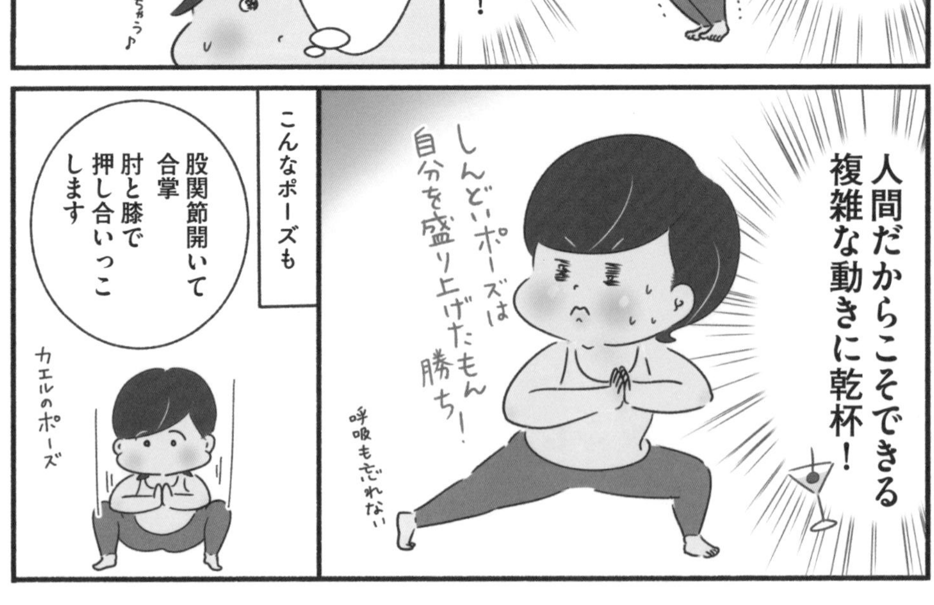
人間だからこそできる
複雑な動きに乾杯！
しんどいポーズは
自分を盛り上げたもん
勝ち！
呼吸も忘れない
こんなポーズも
股関節開いて
合掌
肘と膝で
押し合いっこ
します
カエルのポーズ

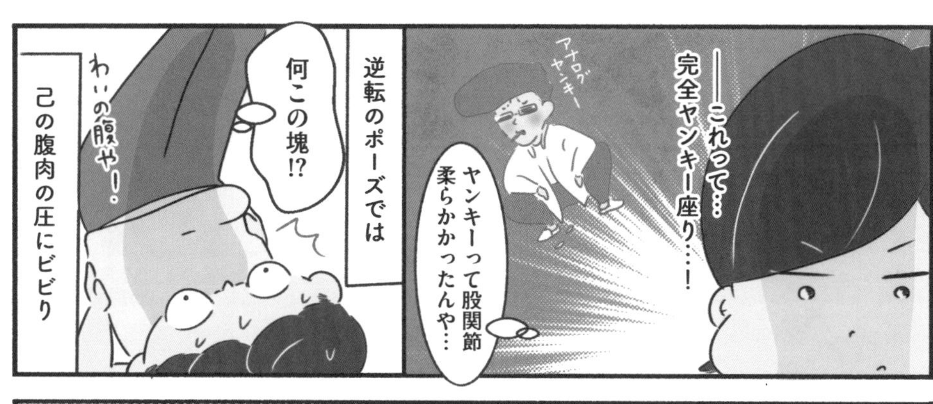
――これって…
完全ヤンキー座り…！
アナログヤンキー
ヤンキーって股関節
柔らかかったんや…
逆転のポーズでは
何この塊!?
わいの腹や－！
己の腹肉の圧にビビり

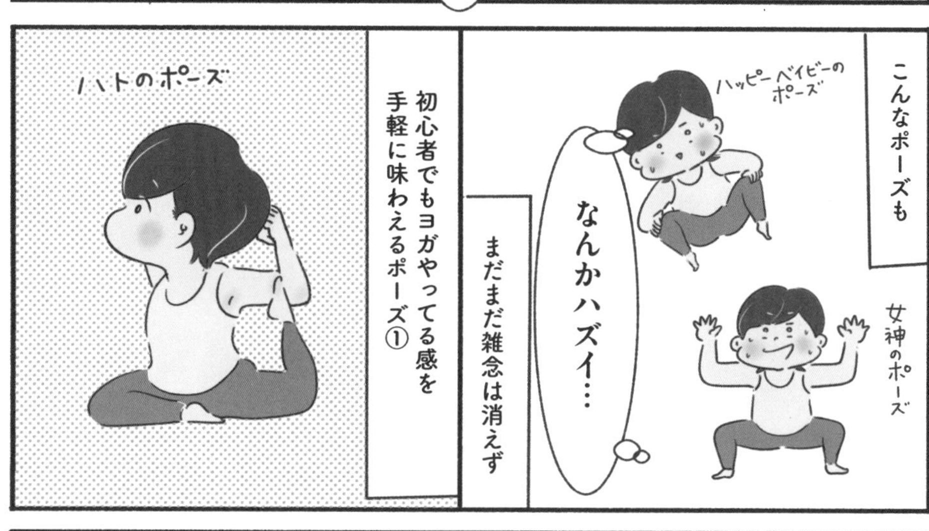
こんなポーズも
ハッピーベイビーのポーズ
なんかハズイ…
女神のポーズ
まだまだ雑念は消えず
初心者でもヨガやってる感を
手軽に味わえるポーズ①
ハトのポーズ

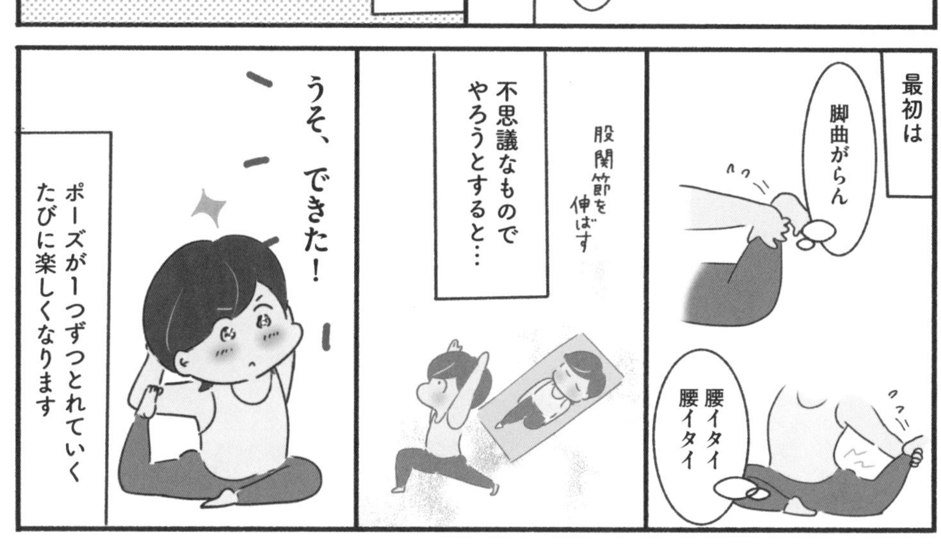
最初は
脚曲がらん
腰イタイ
腰イタイ
不思議なもので
やろうとすると…
股関節を伸ばす
うそ、できた！
ポーズが1つずつとれていく
たびに楽しくなります

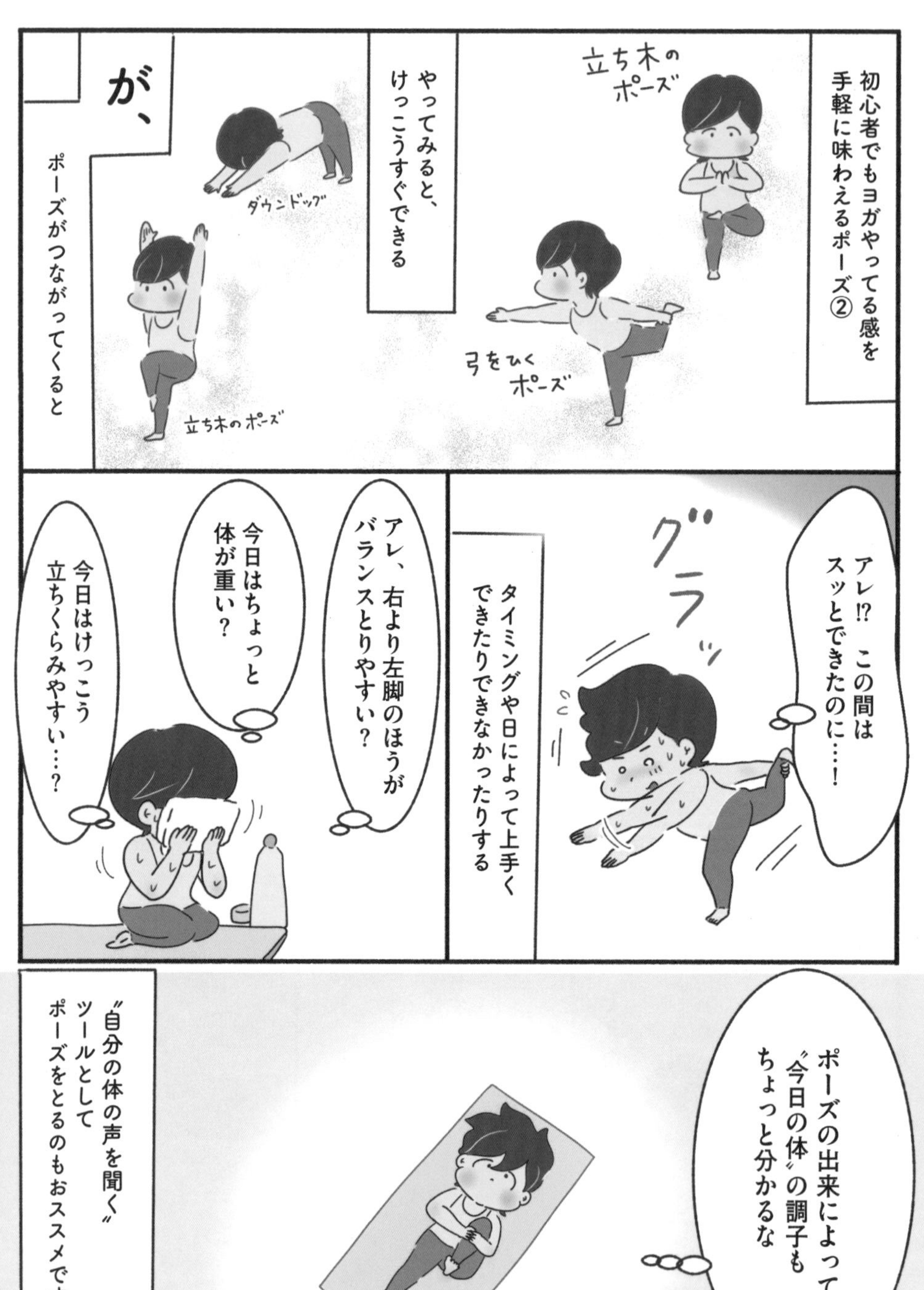

初心者でもヨガやってる感を手軽に味わえるポーズ②
立ち木のポーズ
弓をひくポーズ
やってみると、けっこうすぐできる
ダウンドッグ
立ち木のポーズ
が、
ポーズがつながってくると
アレ!? この間はスッとできたのに…!
グラッ
タイミングや日によって上手くできたりできなかったりする
アレ、右より左脚のほうがバランスとりやすい?
今日はちょっと体が重い?
今日はけっこう立ちくらみやすい…?
ポーズの出来によって、〝今日の体〟の調子もちょっと分かるな
〝自分の体の声を聞く〟ツールとしてポーズをとるのもおススメです

インストラクターさんのファンになる

レッスンを受けているうちに
手を垂直に立てて
コンドルのポーズ
誘導文句のマニュアルがなんとなく分かってくる
それを聞きとりやすい発音・速さ・声質でしっかり届けてくれる
ハイラ〜ンジ
それだけでも満足なのだが

この人めっちゃ良い！
来て良かったぁ〜！
——となるインストラクターさんもいる
個人的にそう思うインストラクターさんの特徴を紹介します

わたしが出会ったヨガインストラクターさん

言葉部門①
〝右足を横に出してから両手を前につき…〟
右の壁を向いて起き上がります
ポーズのつなぎ目
こうか！ここのところやっと分かった
誘導マニュアル＋分かりやすい言葉を付け加えてくれる
少し知識を盛りこんですべて自分の言葉でレッスンをする先生も！
マニュアル
一歩踏み込んだ
核
言葉
スコッ

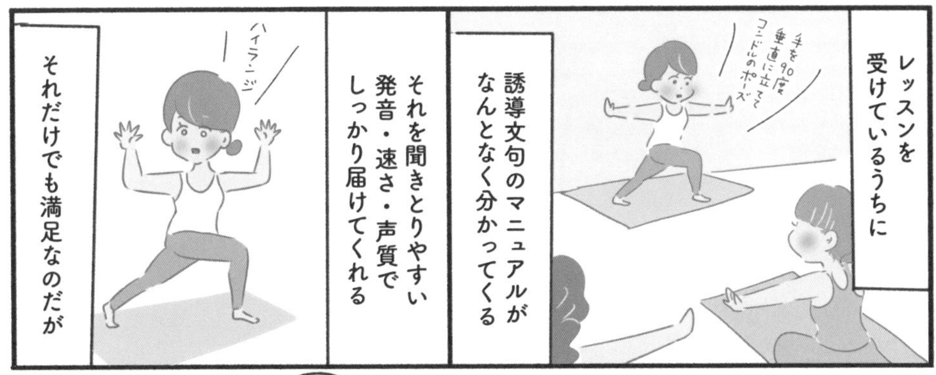

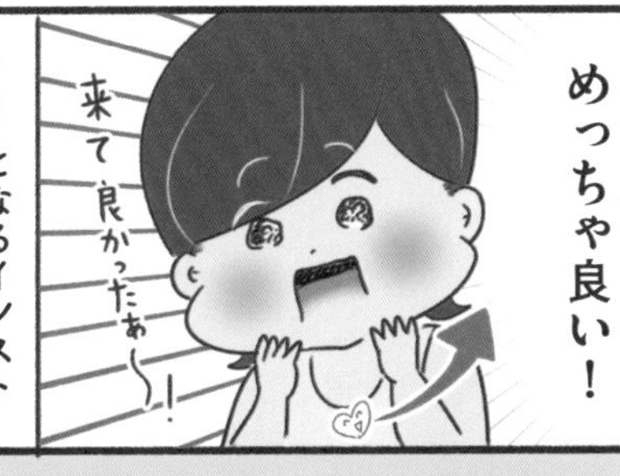

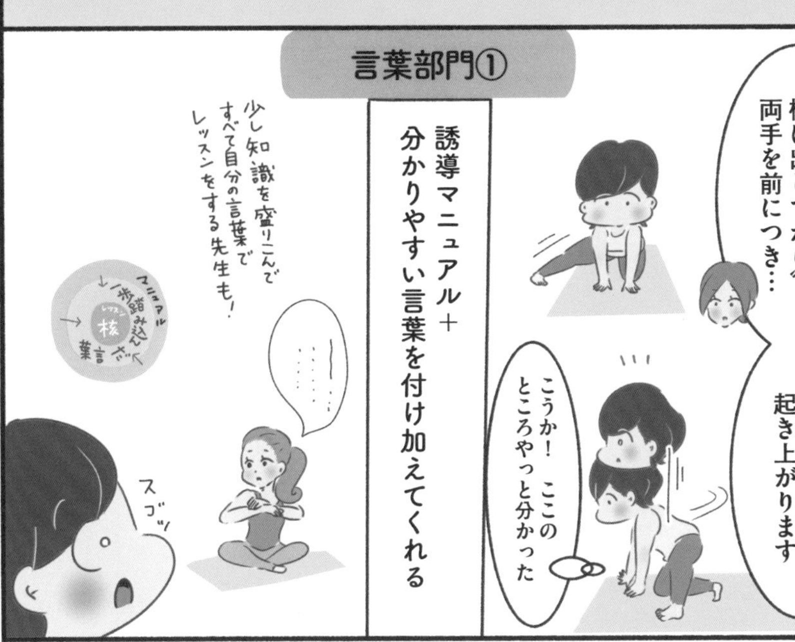

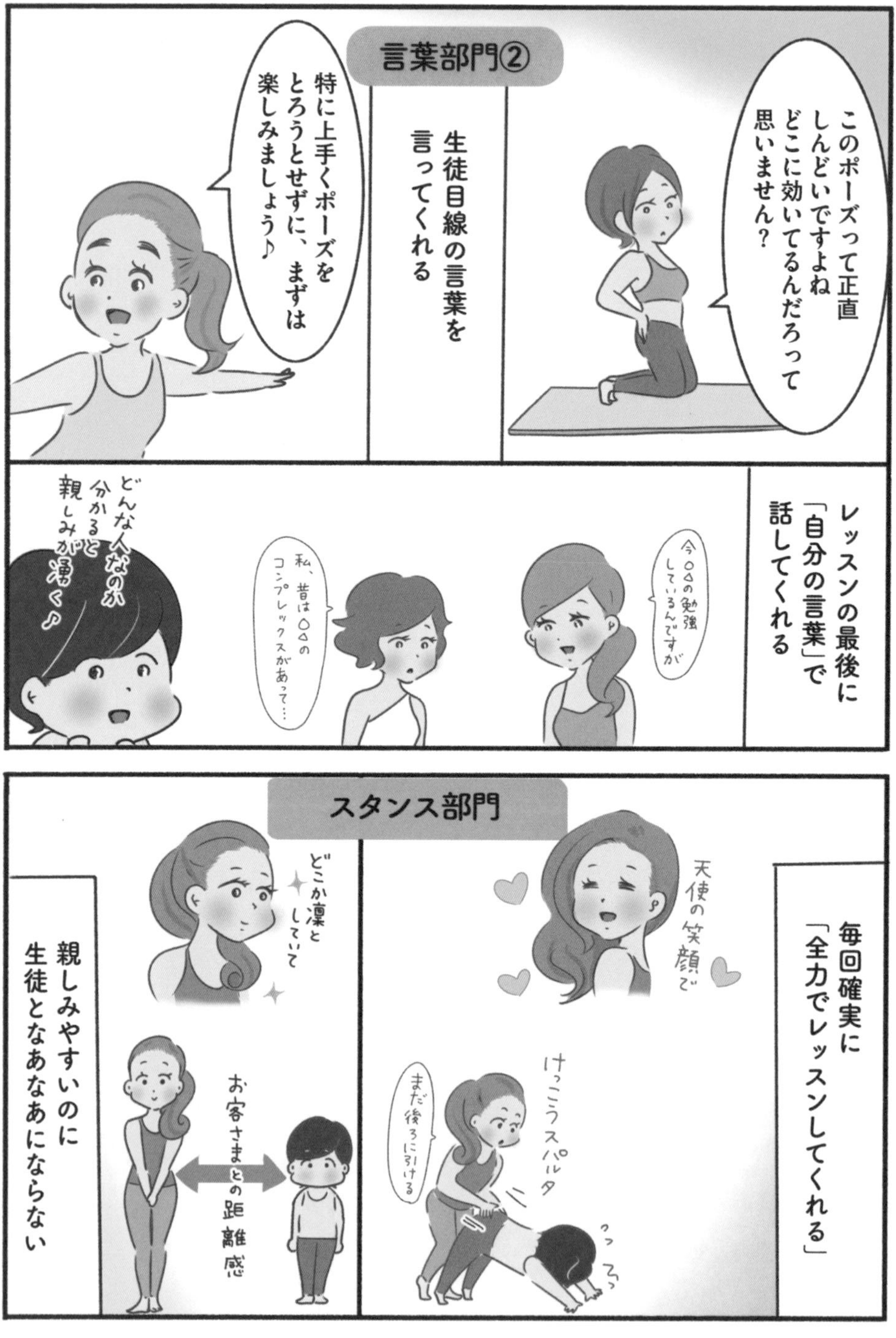

言葉部門②

このポーズって正直
しんどいですよね
どこに効いてるんだろって
思いません？

生徒目線の言葉を
言ってくれる

特に上手くポーズを
とろうとせずに、まずは
楽しみましょう♪

レッスンの最後に
「自分の言葉」で
話してくれる

今○△の勉強
しているんですが

私、昔は○△の
コンプレックスがあって…

どんな人なのか
分かると
親しみが湧く♪

スタンス部門
毎回確実に
「全力でレッスンしてくれる」
天使の笑顔で
けっこうスパルタ
まだ後ろに引ける
親しみやすいのに
生徒となあなあにならない
どこか凛としていて
お客さまとの距離感

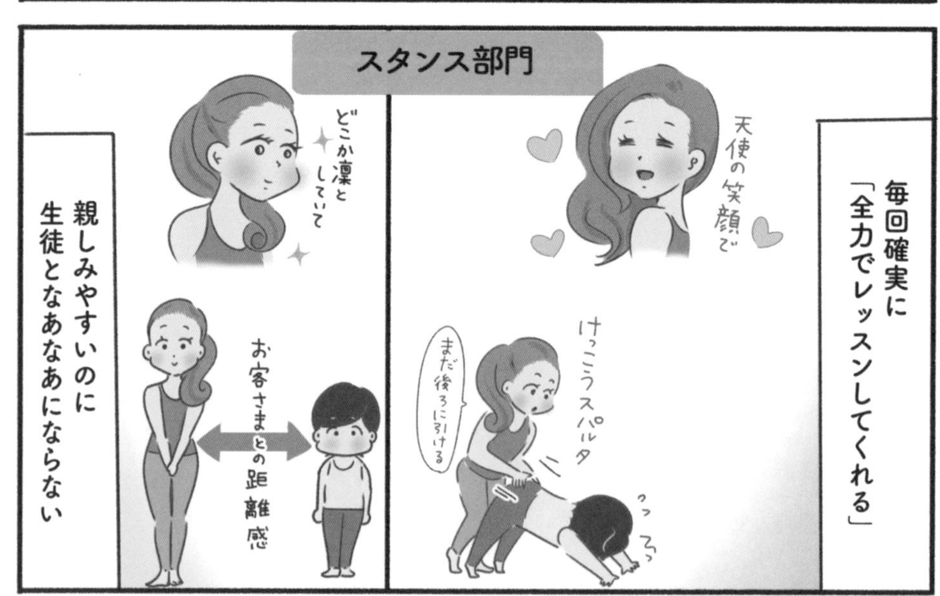

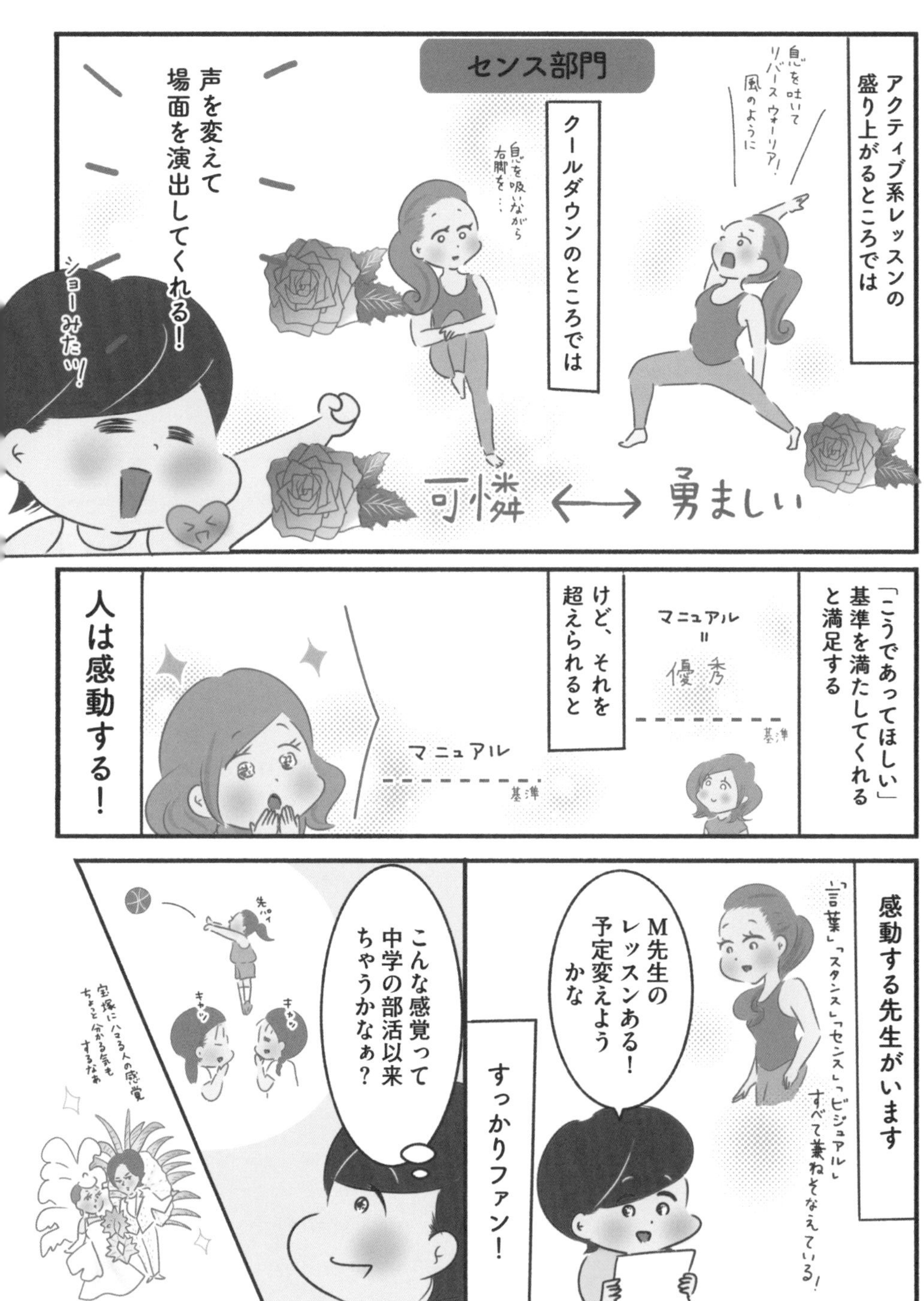
センス部門
アクティブ系レッスンの盛り上がるところでは
息を吐いてリバースウォーリア！風のように
クールダウンのところでは
息を吸いながら右脚を…
声を変えて場面を演出してくれる！
ショーみたいッ！
可憐 ⟷ 勇ましい
「こうであってほしい」基準を満たしてくれると満足する
マニュアル
＝
優秀
基準
けど、それを超えられると
マニュアル
基準
人は感動する！
感動する先生がいます
「言葉」「スタンス」「センス」「ビジュアル」すべて兼ねそなえている！
M先生のレッスンある！予定変えようかな
すっかりファン！
こんな感覚って中学の部活以来ちゃうかなぁ？
先パイ
キャッ
キャッ
宝塚にハマる人の感覚ちょっと分かる気もするなぁ

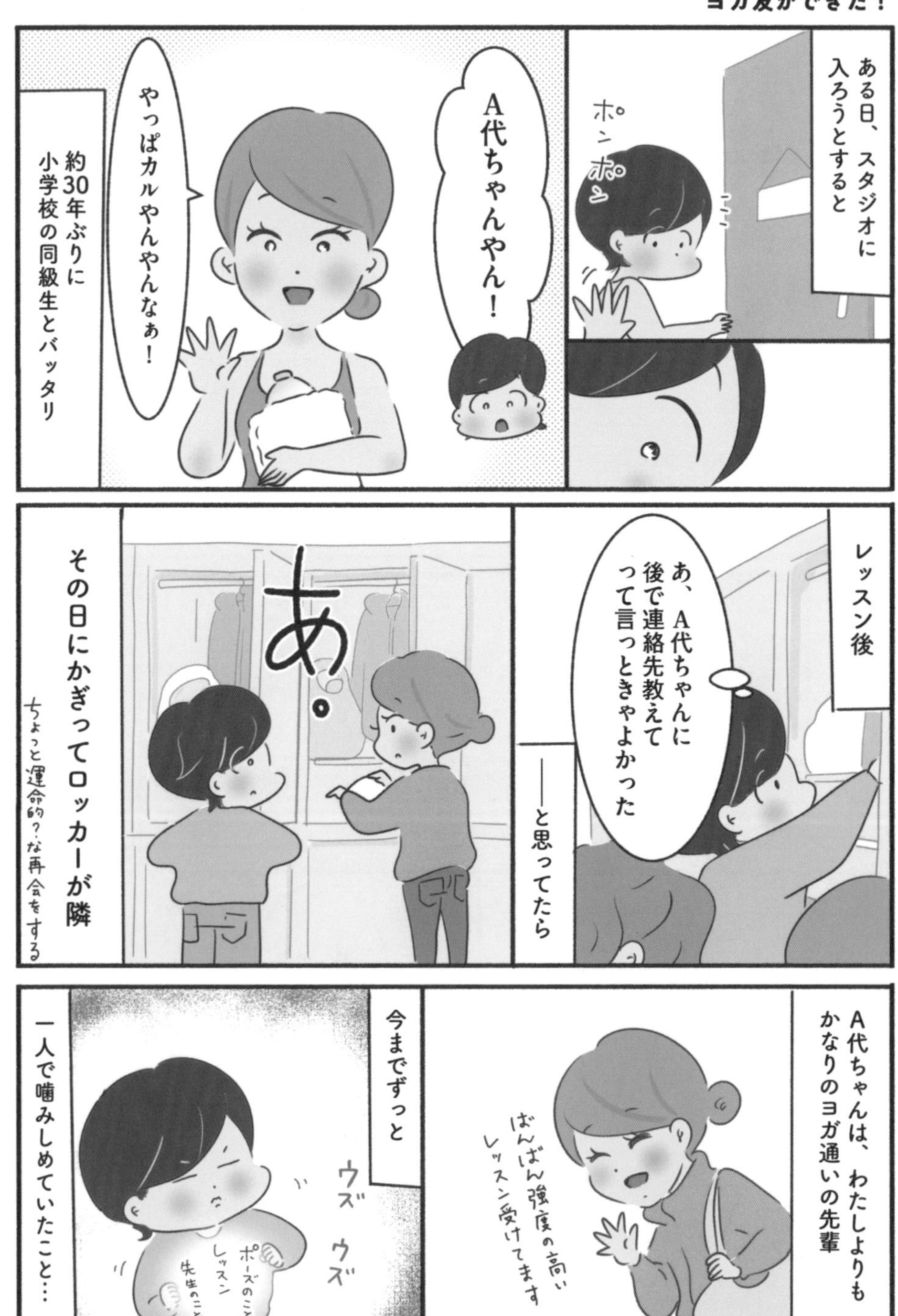

ある日、スタジオに入ろうとすると
ポンポン
A代ちゃんやん！
やっぱカルやんやんなぁ！
約30年ぶりに小学校の同級生とバッタリ
レッスン後
あ、A代ちゃんに後で連絡先教えてって言っときゃよかった
——と思ってたら
あ。
その日にかぎってロッカーが隣
ちょっと運命的？な再会をする
A代ちゃんは、わたしよりもかなりのヨガ通いの先輩
ばんばん強度の高いレッスン受けてます
今までずっと
ウズ
ウズ
ポーズのこと
レッスン
先生のこと
一人で噛みしめていたこと…

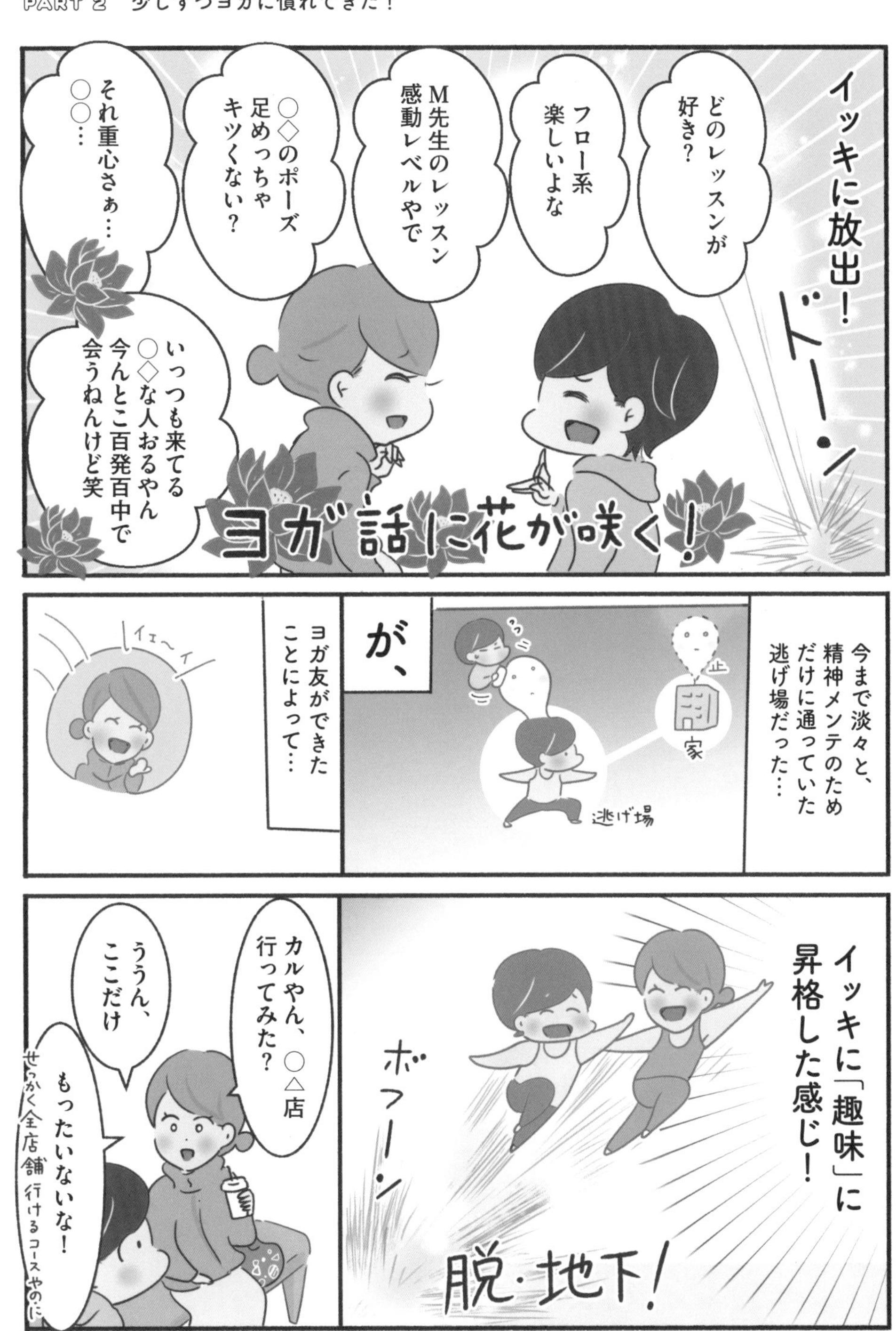
イッキに放出！
ドーン
どのレッスンが好き？
フロー系楽しいよな
M先生のレッスン感動レベルやで
○◇のポーズ足めっちゃキツくない？
それ重心さぁ…○○…
いっつも来てる○◇な人おるやん今んとこ百発百中で会うねんけど笑
ヨガ話に花が咲く！
今まで淡々と、精神メンテのためだけに通っていた逃げ場だった…
家
逃げ場
が、
ヨガ友ができたことによって…
イェ～イ
イッキに「趣味」に昇格した感じ！
ボフーン
脱・地下！
カルやん、○△店行ってみた？
ううん、ここだけ
もったいないな！
せっかく全店舗行けるコースやのに

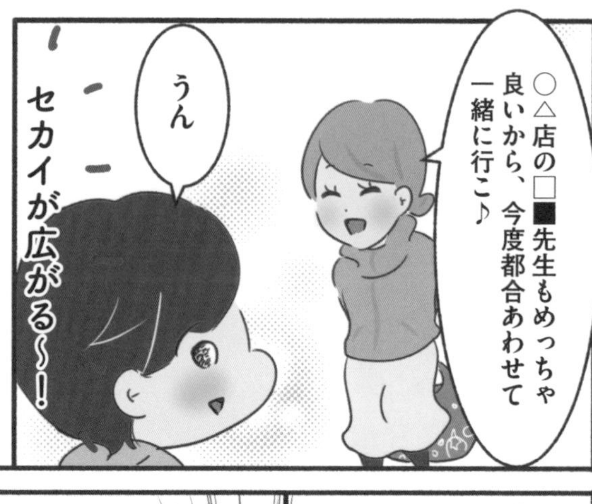
○△店の□■先生もめっちゃ良いから、今度都合あわせて一緒に行こ♪
うん
セカイが広がる〜！

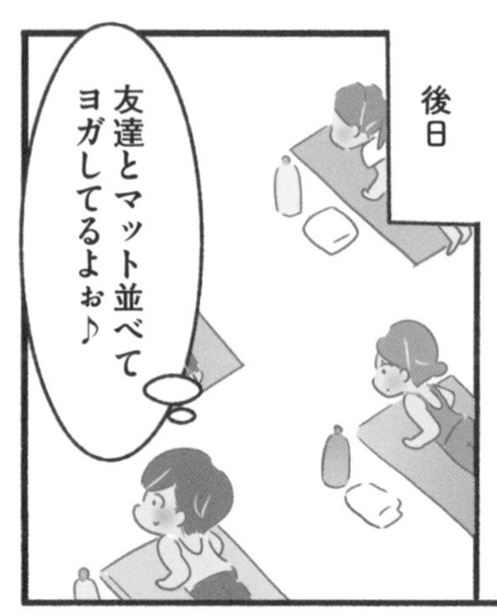
後日
友達とマット並べてヨガしてるよぉ♪

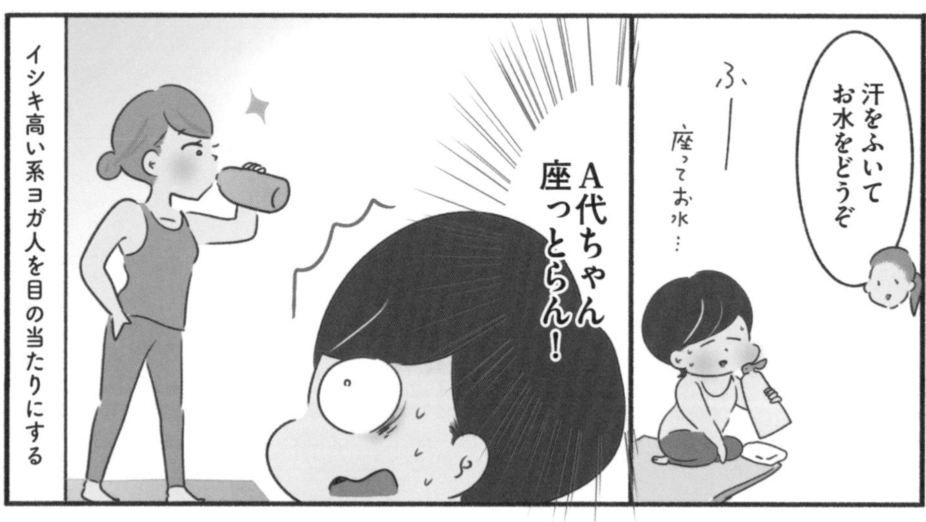
汗をふいてお水をどうぞ
ふー
座ってお水…
A代ちゃん座っとらん！
イシキ高い系ヨガ人を目の当たりにする

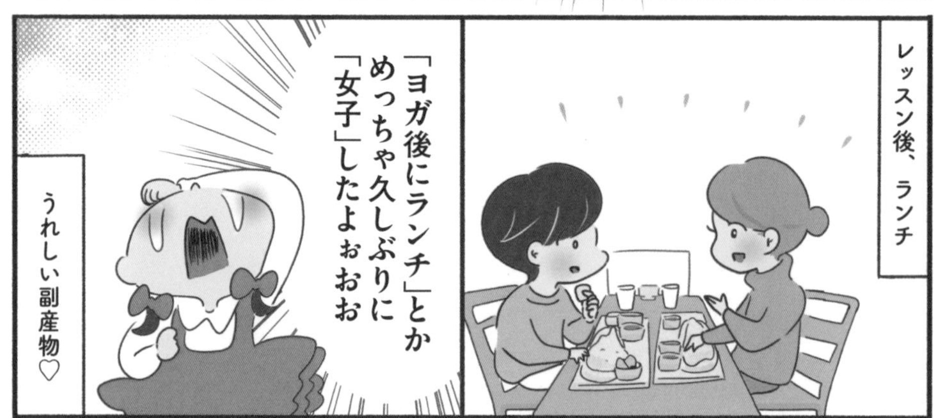
レッスン後、ランチ
「ヨガ後にランチ」とかめっちゃ久しぶりに「女子」したよぉおお
うれしい副産物♡

かわいいヨガウェアーを欲してくる

今までは、自分の殻の中で通っていたヨガだった…
地中
淡々
だからクソ地味なヨガウェアーでも気にならなかった…
が、ヨガ友ができて地上に出た
どーーんっ
あ、まぶしい…

するとどうでしょうとたんに…
キラ
キラ
オラもめんこいヨガウェアーさ欲しい
特にあこがれていたスポブラとタンクの重ね着♡
この心境の変化ったら
——…オシャレなヨガウェアーって、どこで売ってんねやろ…？

オシャレなヨガウェアーを売っているところ
①ヨガスタジオ受付横
②スポーツ専門店
③スポーツ系サイトの通販など
キャミソール ¥8,800～
レギンス ¥10,000～
ぶはっ
どれも高っけ！

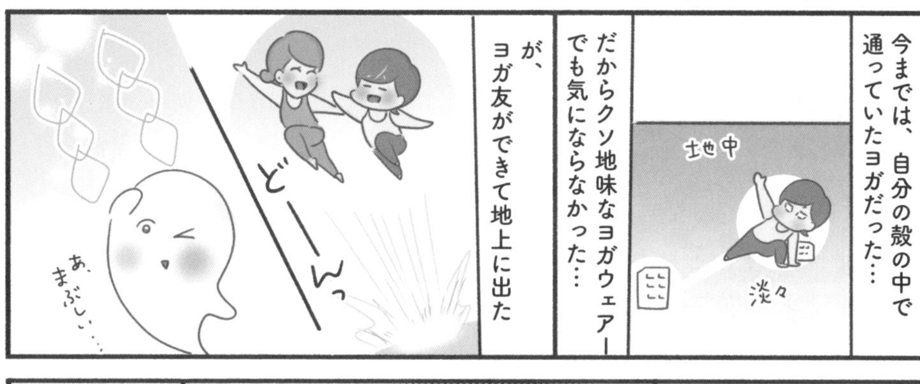

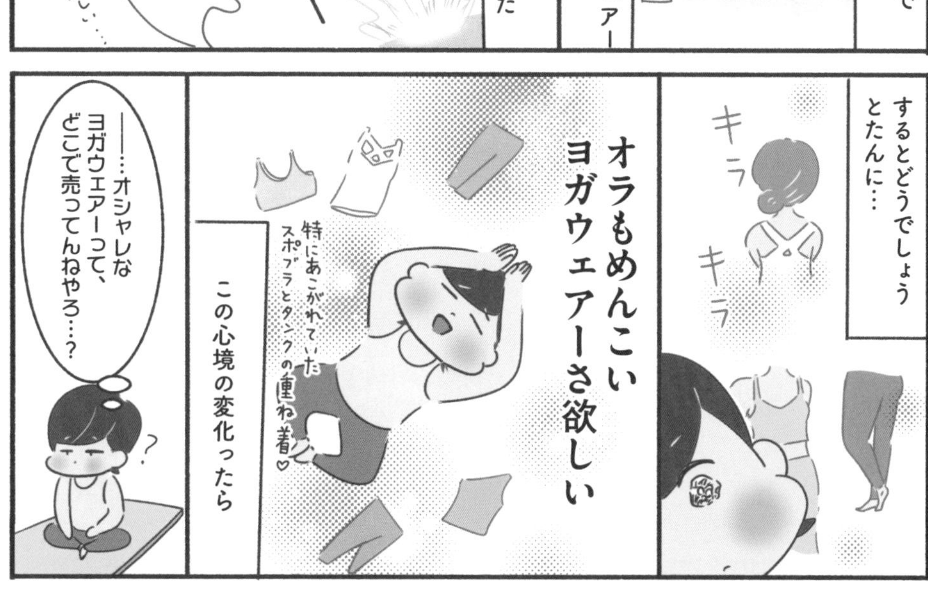

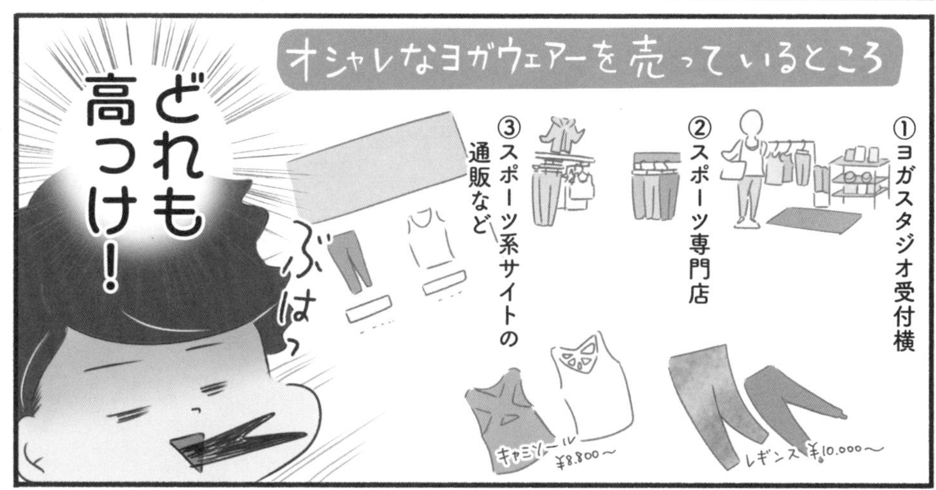

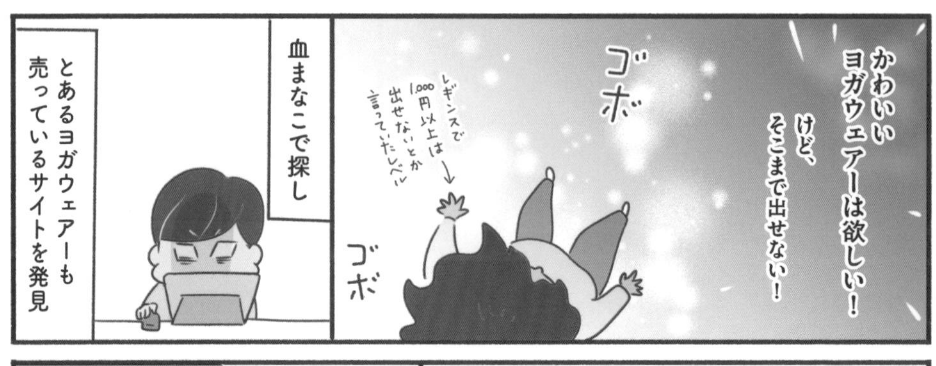
かわいいヨガウェアーは欲しい！
けど、そこまで出せない！
ゴボ
ゴボ
レギンスで1,000円以上は出せないとか言っていたレベル
血まなこで探し
とあるヨガウェアーも売っているサイトを発見

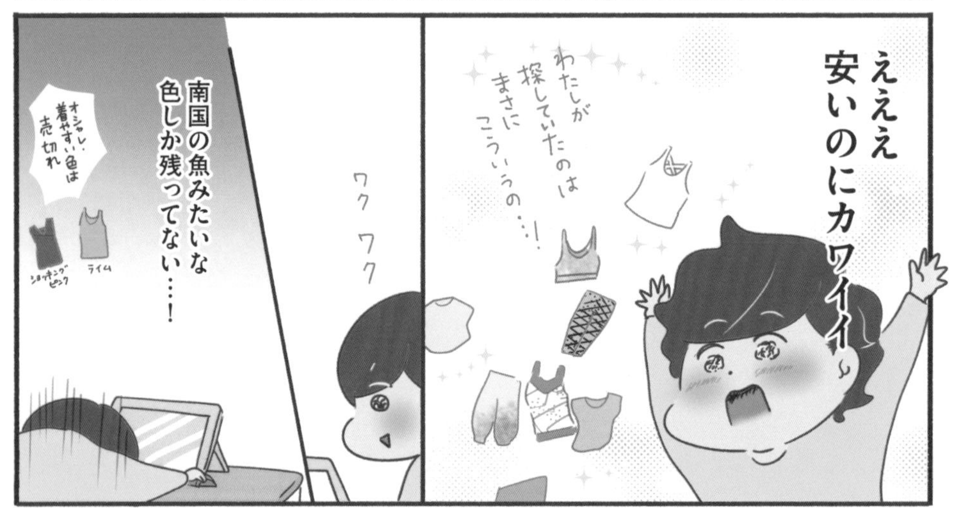
えええ安いのにカワイイ
わたしが探していたのはまさにこういうの…！
ワクワク
南国の魚みたいな色しか残ってない…！
オシャレ・着やすい色は売切れ
ショッキングピンク
ライム

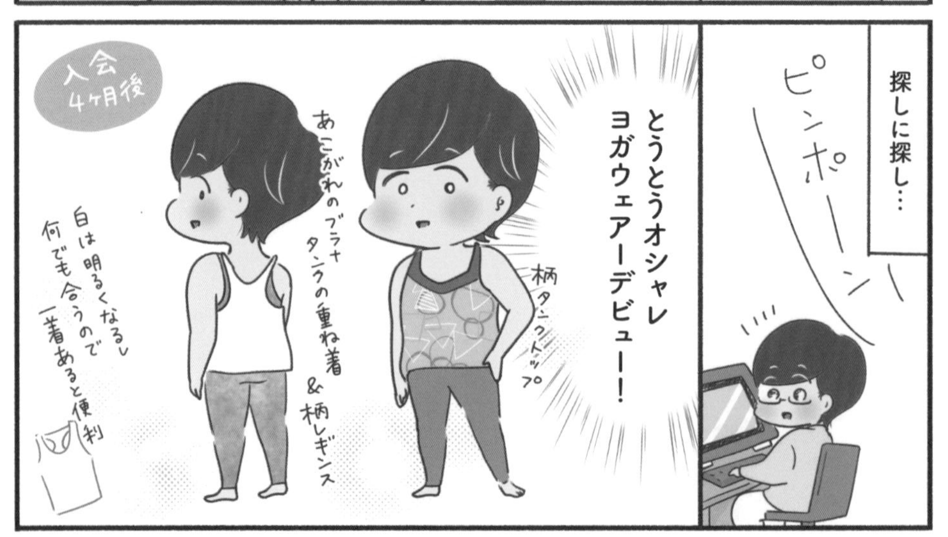
探しに探し…
ピンポーン
とうとうオシャレヨガウェアーデビュー！
柄タンクトップ
あこがれのブラ＋タンクの重ね着＆柄レギンス
白は明るくなるし何でも合うので一着あると便利
入会4ヶ月後

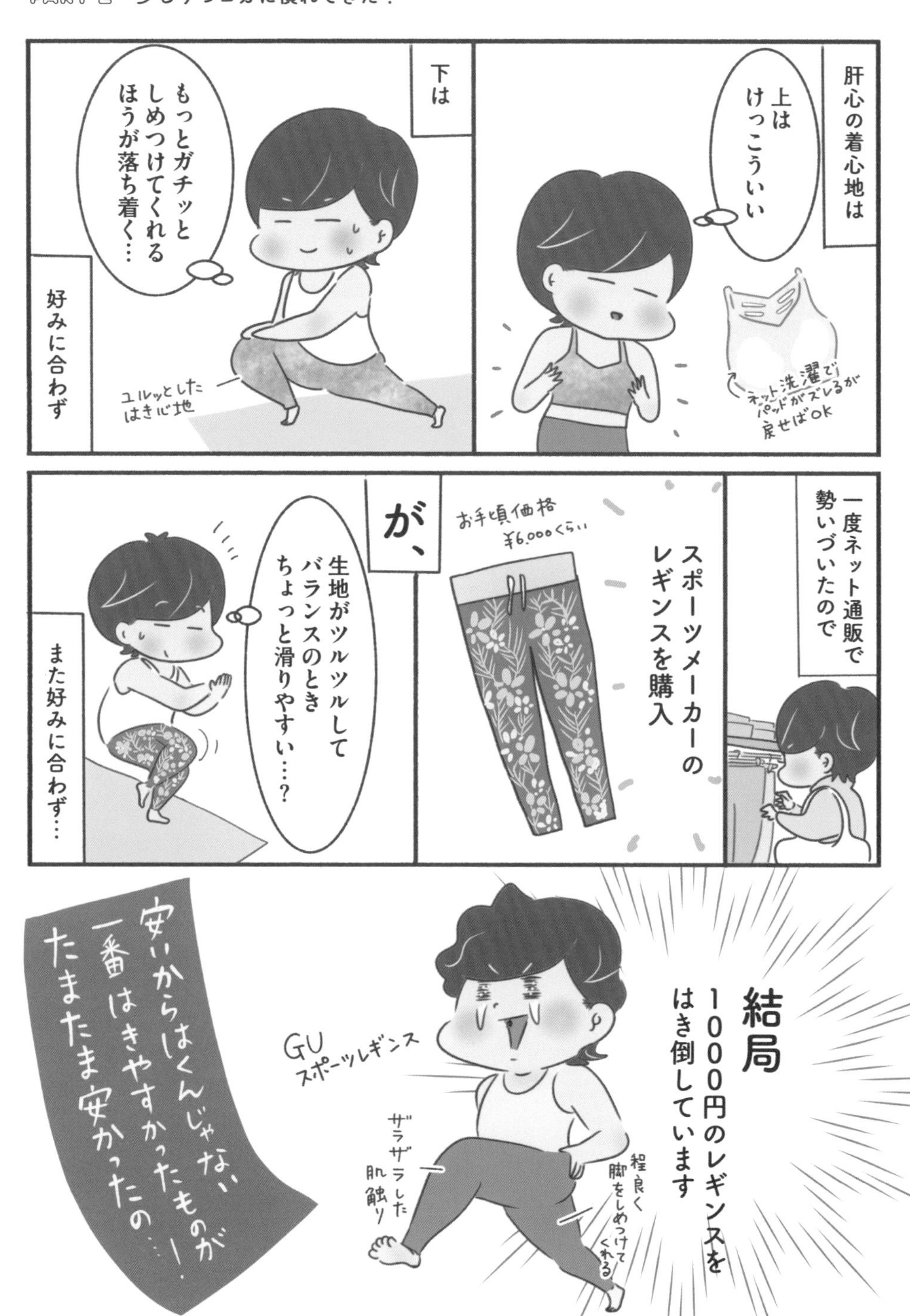
肝心の着心地は
上は
けっこういい
ネット洗濯で
パッドがズレるが
戻せばOK
下は
もっとガチッと
しめつけてくれる
ほうが落ち着く…
ユルッとした
はき心地
好みに合わず
一度ネット通販で
勢いづいたので
スポーツメーカーの
レギンスを購入
お手頃価格
¥6,000くらい
が、
生地がツルツルして
バランスのとき
ちょっと滑りやすい…？
また好みに合わず…
結局
1000円のレギンスを
はき倒しています
GU
スポーツレギンス
ザラザラした
肌触り
程良く
脚をしめつけて
くれる
安いからはくんじゃない、
一番はきやすかったものが
たまたま安かったの…！

花柄レギンスを試着したとき

小花柄で淡い色は
脚がよけい太く見える!

まぁいいでしょう!
脚がお悩みの人は
大花柄で暗めの色のほうが
まだスッキリ見える!

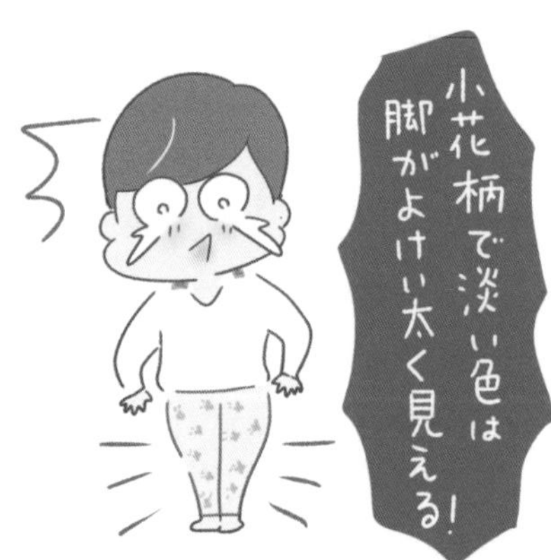

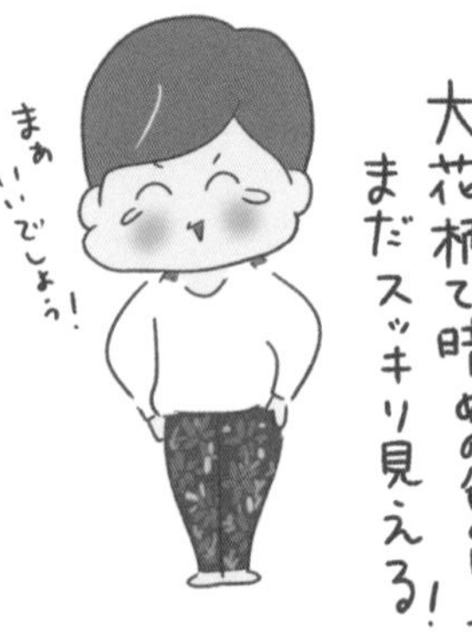

PART

3

ありのままの自分を受け入れる

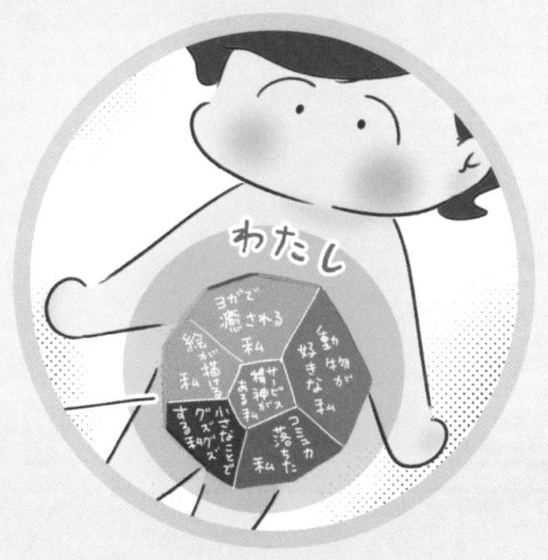

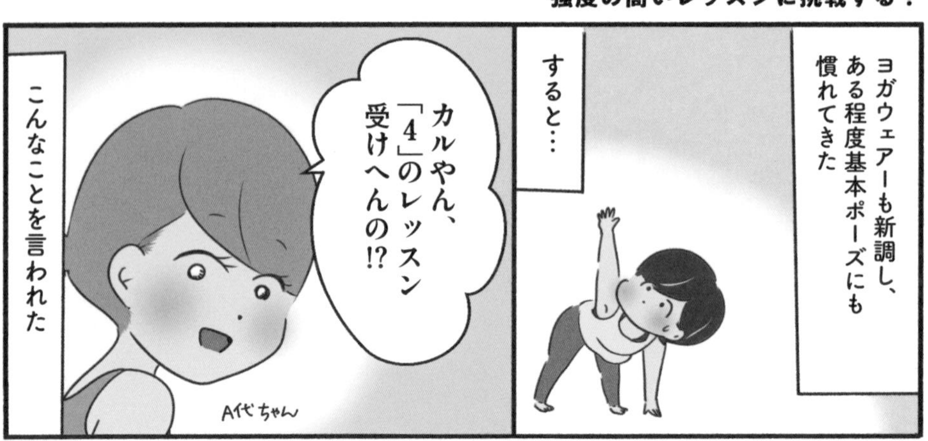
ヨガウェアーも新調し、ある程度基本ポーズにも慣れてきた
すると…
カルやん、「4」のレッスン受けへんの!?
A代ちゃん
こんなことを言われた

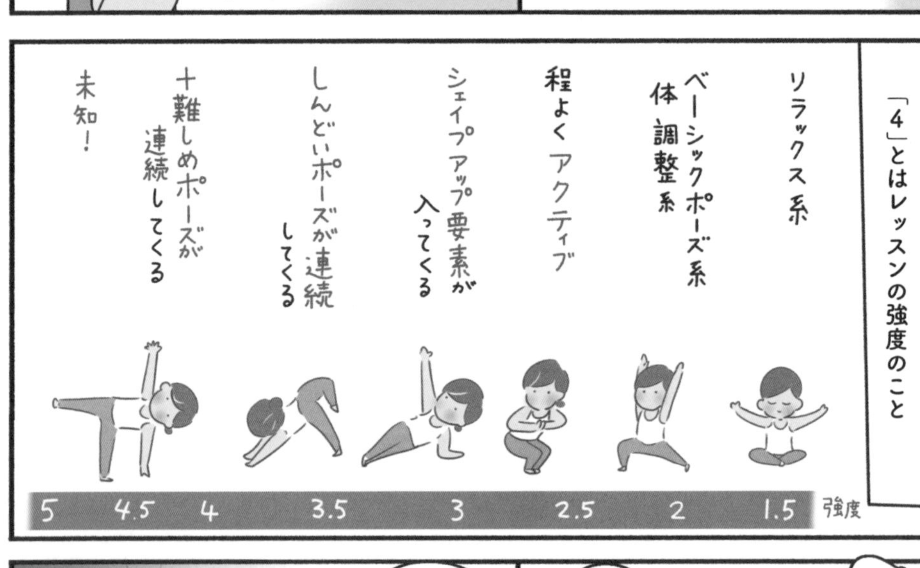
「4」とはレッスンの強度のこと
リラックス系
ベーシックポーズ系
体調整系
程よくアクティブ
シェイプアップ要素が入ってくる
しんどいポーズが連続してくる
難しめポーズが連続してくる
未知！
5
4.5
4
3.5
3
2.5
2
1.5
強度

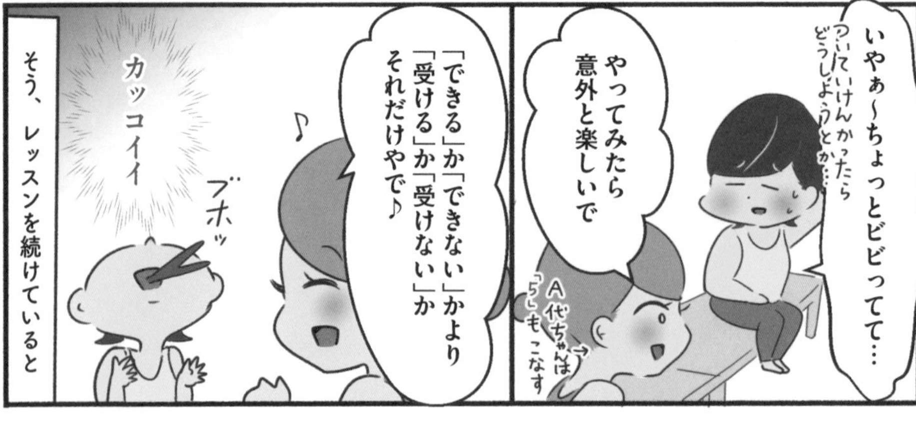
いやぁ～ちょっとビビってて…
ついていけんかったらどうしようとか…
やってみたら意外と楽しいで
A代ちゃんは「5」もこなす
「できる」か「できない」かより「受ける」か「受けない」かそれだけやで♪
♪
そう、レッスンを続けていると
カッコイイ
ブホッ

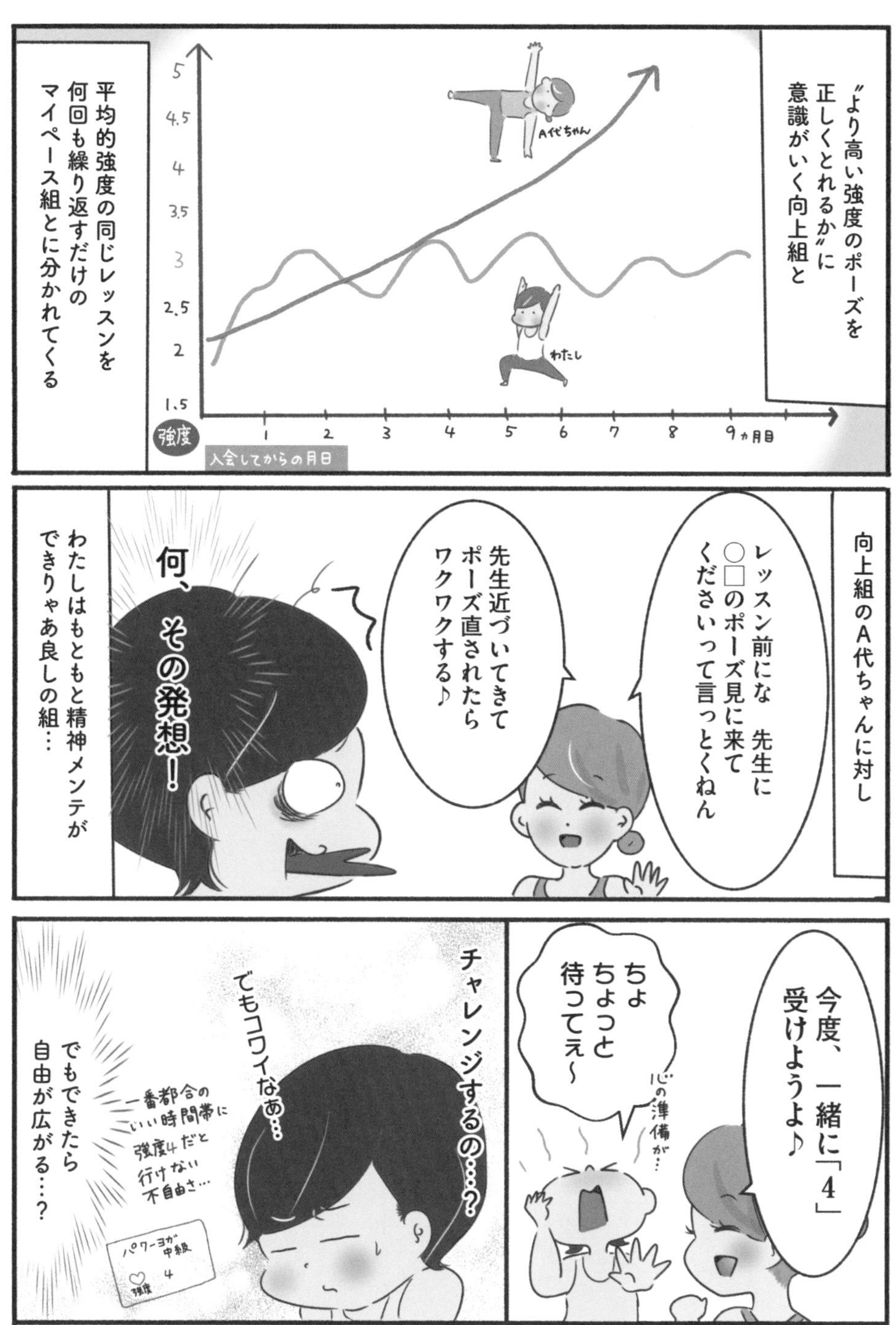
"より高い強度のポーズを正しくとれるか"に意識がいく向上組と
平均的強度の同じレッスンを何回も繰り返すだけのマイペース組とに分かれてくる
5
4.5
4
3.5
3
2.5
2
1.5
強度
1
2
3
4
5
6
7
8
9ヵ月目
入会してからの月日
A代ちゃん
わたし
向上組のA代ちゃんに対し
レッスン前にな　先生に○□のポーズ見に来てくださいって言っとくねん
先生近づいてきてポーズ直されたらワクワクする♪
何、その発想！
わたしはもともと精神メンテができりゃあ良しの組…
今度、一緒に「4」受けようよ♪
ちょちょっと待ってぇ〜
心の準備が…
チャレンジするの…？
でもコワイなぁ…
でもできたら自由が広がる…？
一番都合のいい時間帯に強度4だと行けない不自由さ…
パワーヨガ中級
強度 4

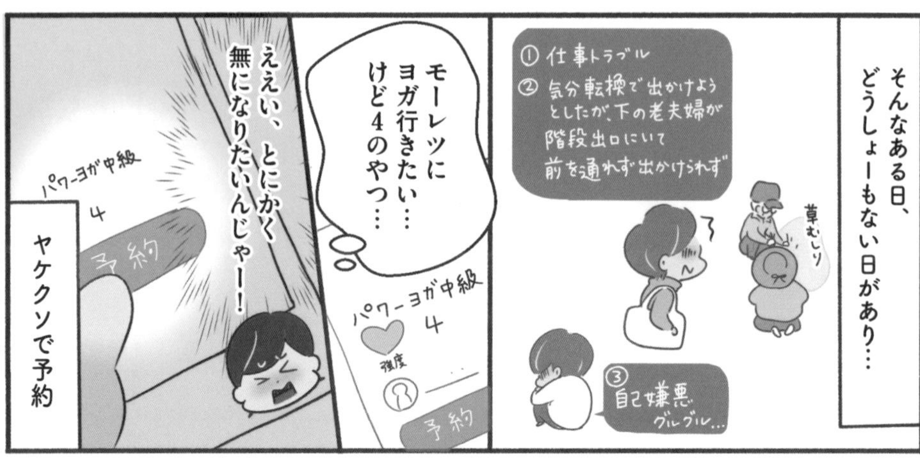
そんなある日、どうしょーもない日があり…
①仕事トラブル
②気分転換で出かけようとしたが、下の老夫婦が階段出口にいて前を通れず出かけられず
草むしり
③自己嫌悪 グルグル…
モーレツにヨガ行きたい…けど4のやつ…
パワーヨガ中級 4
強度
予約
ええい、とにかく無になりたいんじゃー！
パワーヨガ中級 4
予約
ヤケクソで予約

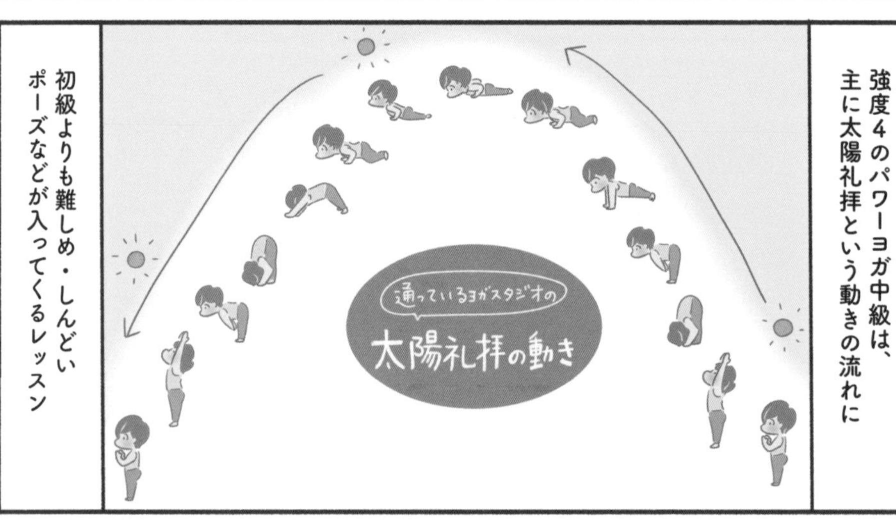
強度4のパワーヨガ中級は、主に太陽礼拝という動きの流れに
通っているヨガスタジオの
太陽礼拝の動き
初級よりも難しめ・しんどいポーズなどが入ってくるレッスン

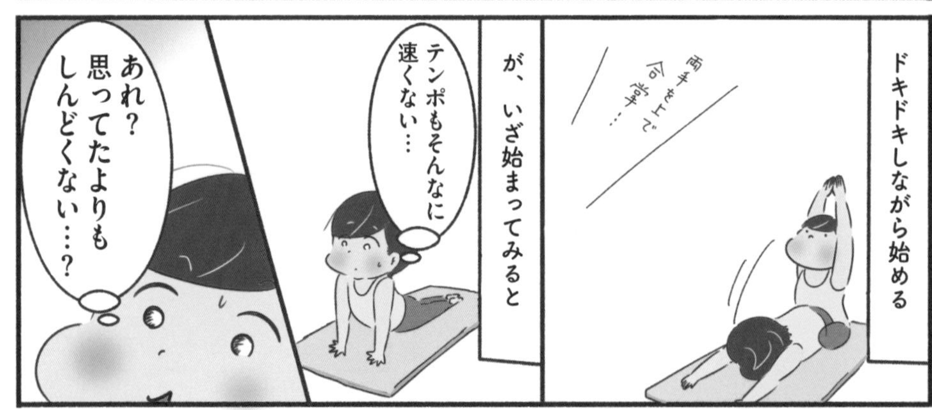
ドキドキしながら始める
両手を上で合掌…
が、いざ始まってみると
テンポもそんなに速くない…
あれ？思ってたよりもしんどくない…？

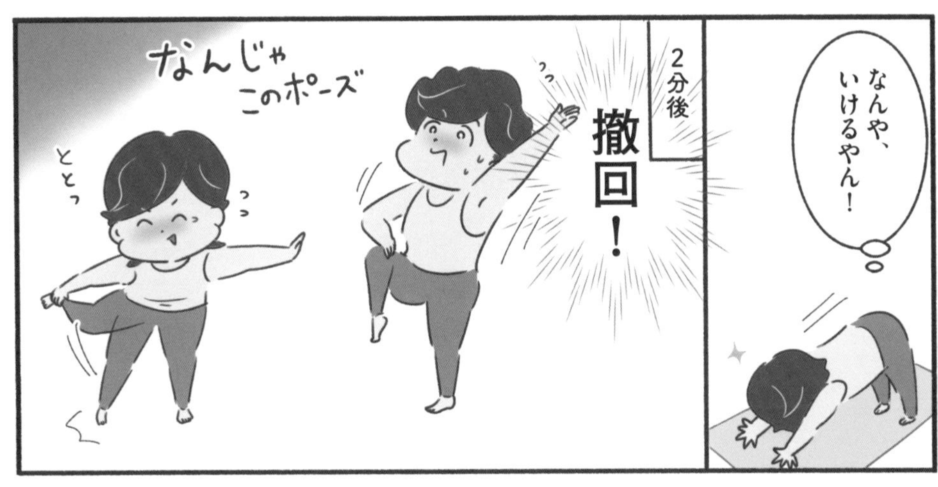
なんや、
いけるやん！
2分後
撤回！
なんじゃ
このポーズ
ととっ

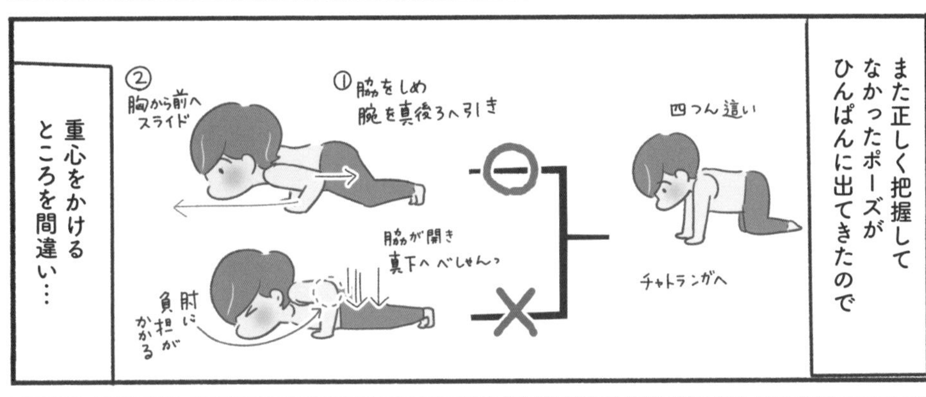
また正しく把握して
なかったポーズが
ひんぱんに出てきたので
四つん這い
チャトランガへ
①脇をしめ
腕を真後ろへ引き
②
胸から前へ
スライド
脇が開き
真下へべしゃんっ
肘に
負担が
かかる
重心をかける
ところを間違い…

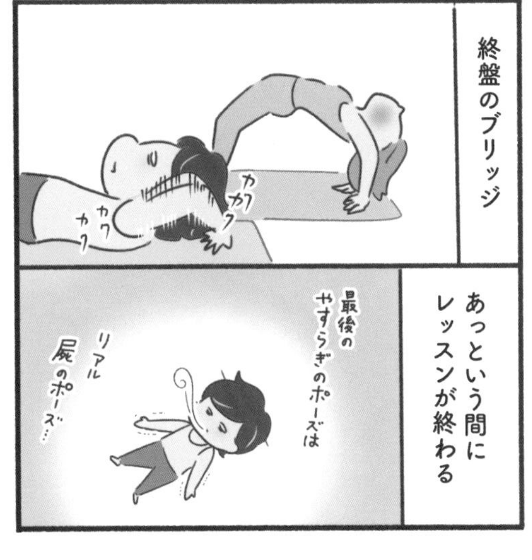
終盤のブリッジ
カクカク
カクカク
あっという間に
レッスンが終わる
最後の
やすらぎのポーズは
リアル
屍のポーズ…

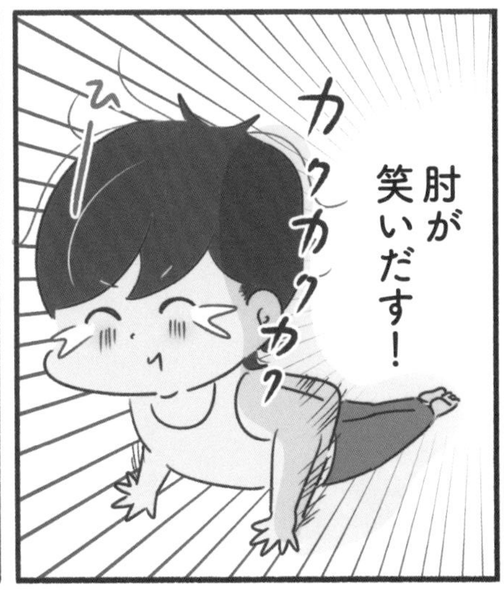
肘が
笑いだす！
カクカクカクカク
ひー

でも、いざ終わってみると…
肘が笑いだして…
とっぷり…
達・成・感…♡
生まれて初めて
自分で自分のことを
褒めたいです♡

アレ？ 今日
なんで凹んでたん
やったっけ？
すっきりリセット♡
A代ちゃんの言う通り、
ほんま「受ける」か
「受けない」かだけやった
かも…

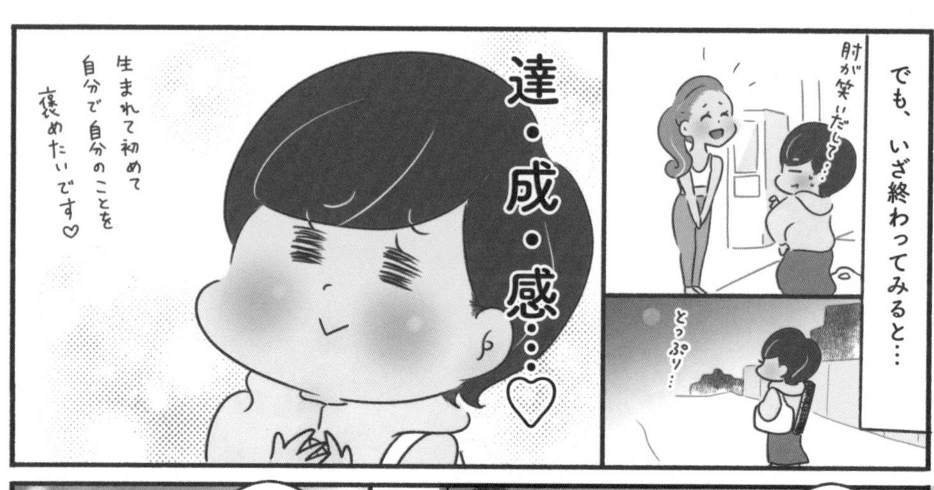

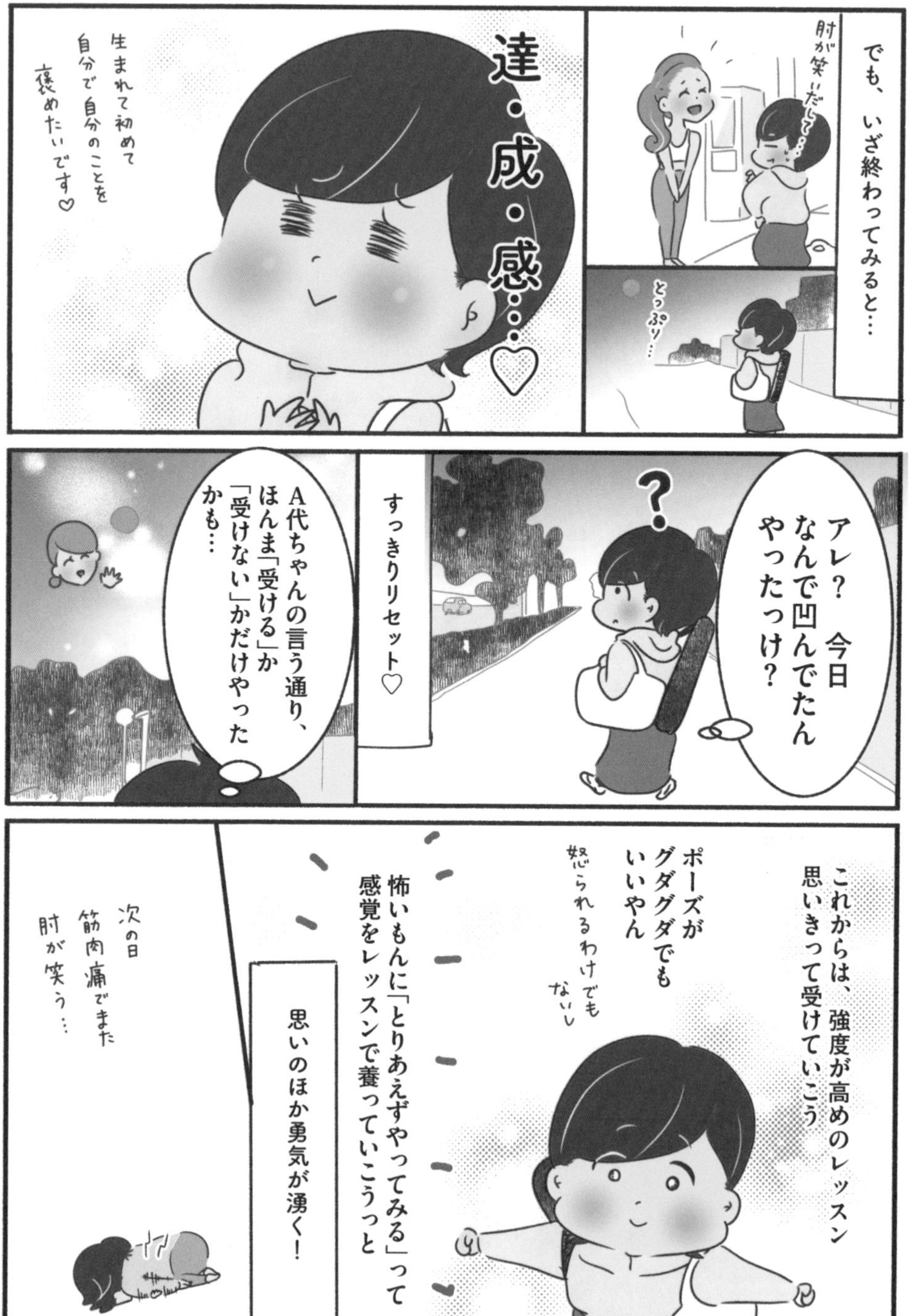

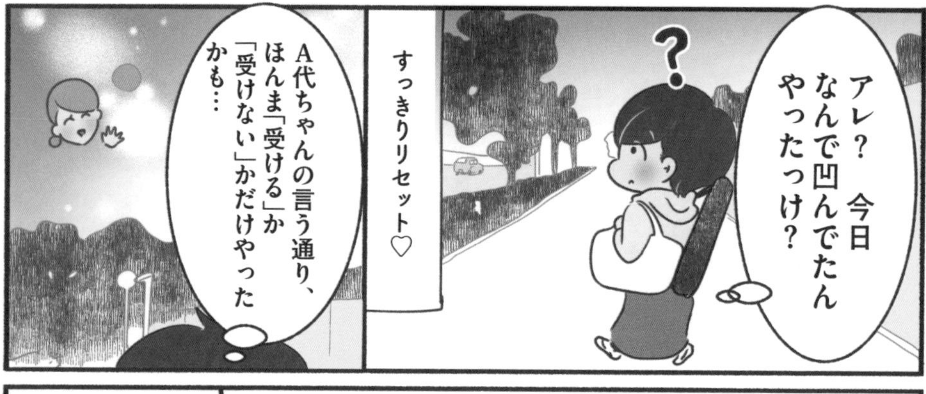

これからは、強度が高めのレッスン
思いきって受けていこう

ポーズが
グダグダでも
いいやん

怒られるわけでも
ないし

怖いもんに「とりあえずやってみる」って
感覚をレッスンで養っていこうっと

思いのほか勇気が湧く！

次の日
筋肉痛でまた
肘が笑う…

ありのままの自分を認める

インストラクターさんとの仲は、通っている人の「距離感」が顕著に出ると思っています
○◇ちゃーん見て、このあいだ行ってきた所〜
そのウェアーお ニュー？かわいい
○○ちゃん見てーうちのショコラとマロン☆
友達感覚組
このあいだ○×行ってきてお土産
上からへんから!

わたしはインストラクターさんと話すのに実は緊張しています
こんばんは〜今日何本いきます？
1本で
「だいぶ暖かくなってきましたねー」とか言ったほうがいいんかな…？
ドギマギ
4番ロッカーです

週3以上で通い続けているうちに
通っている月日・頻度に正比例して親しくならなくてはいけない！
インストラクターさんとの親しみ度
ヨガスタジオ
週3くらいで顔を合わせる
家
引きこもり独り業
事務的な会話でOK
気楽
キンチョー
通いはじめ
3カ月目
6カ月目
大人として雑談の一つでもしたほうがいいの!?
いらん気遣いをしだしたからでした

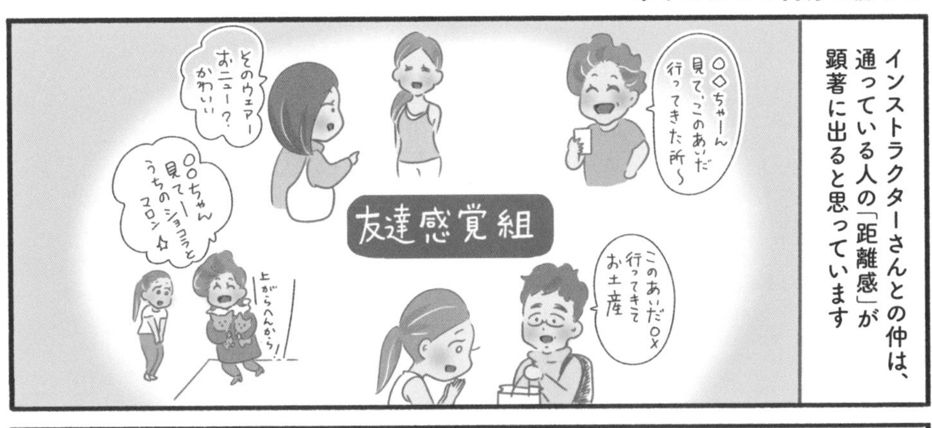

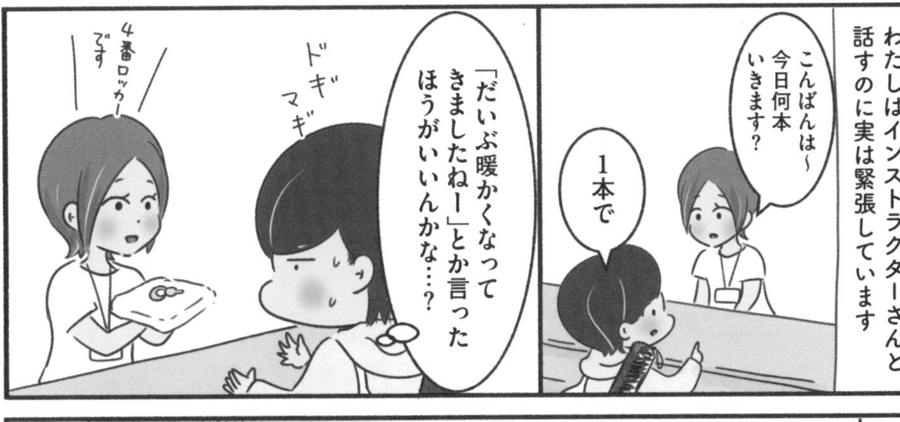

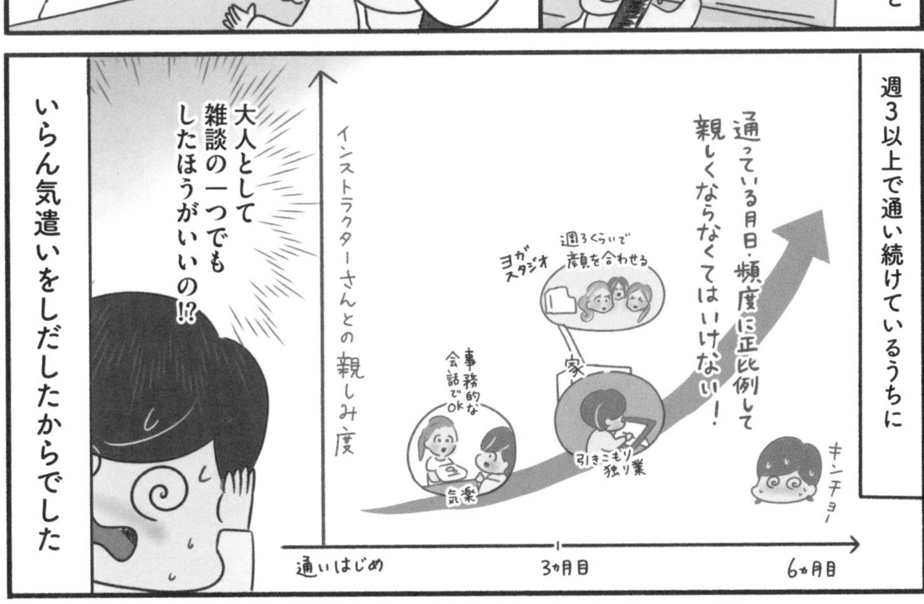

しかも基本、一人でストイックに通っているせいか…
こないだな
え〜そうなん？
スタジオ内は私語禁止やっちゅーに！
どうも"楽しく来ている人のユルい部分"に腹が立ってしまう自分がいます

精神メンテで来てんのに本末転倒やん
アカン
アカン
——と思ってもモヤモヤは日々大きくなっていった
ありがと〜
場所取っといたから〜
イラッ
おばちゃんくり…

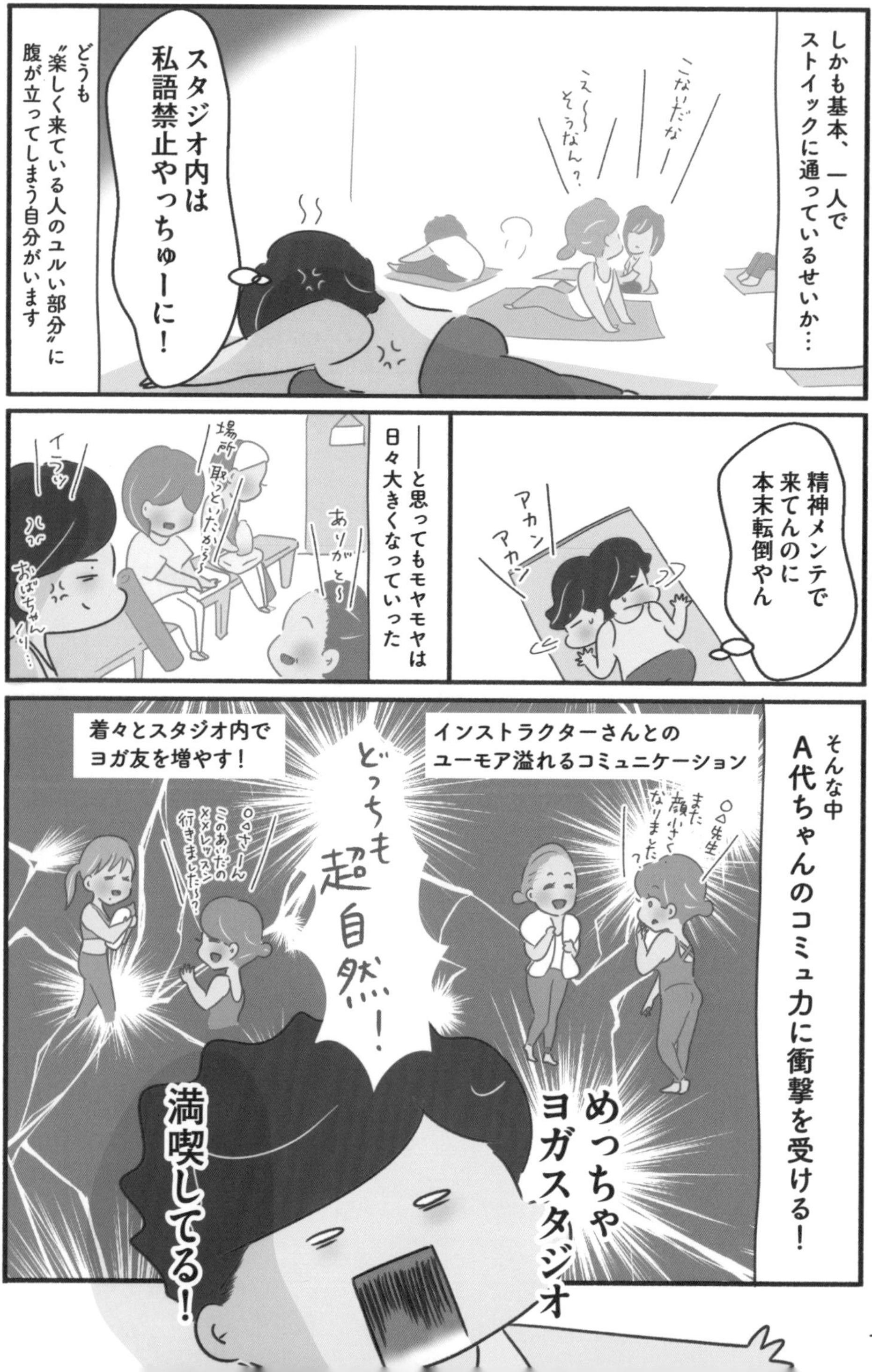

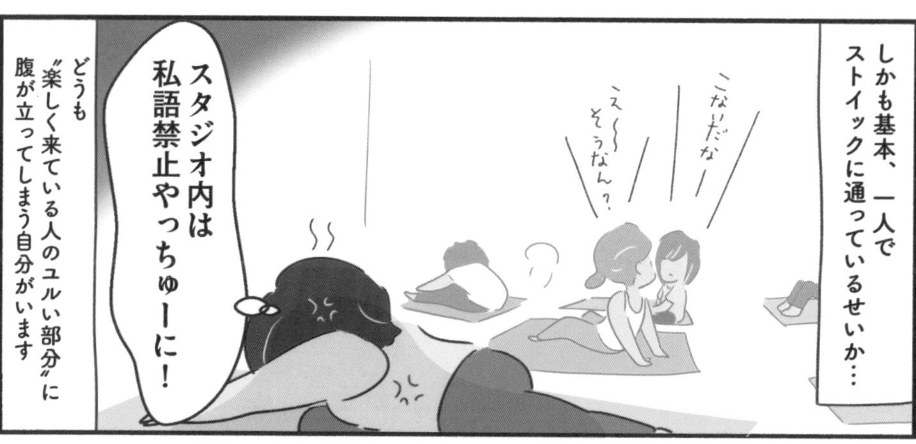

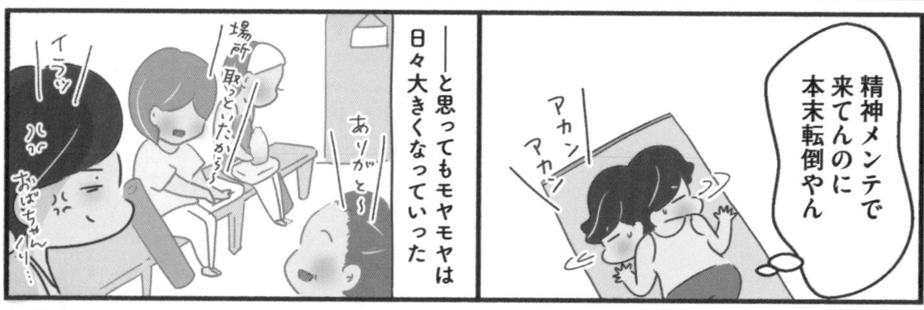

そんな中A代ちゃんのコミュ力に衝撃を受ける！

インストラクターさんとのユーモア溢れるコミュニケーション

○△先生 また顔小さくなりました？

着々とスタジオ内でヨガ友を増やす！

○△さーん このあいだの××レッスン行きました〜？

どっちも超自然！

めっちゃヨガスタジオ満喫してる！

それに比べてわたしは
クソ小さいことで
緊張したり
腹立てたりアホみたい
家
逃げ場
逃げ場にまで
「バカらしいと分かっているのに
抜け出せない自分」になって
しまい本当に嫌になりました

ある日、受付で
販売していた美顔ローラーで、
話が盛り上がった！
これでスタッフが顔コロコロしたら本当にフェイスラインが上がってね〜
え〜いいな〜
高っ
¥50,000（税別）
今だとお友達紹介
キャンペーンしてまして

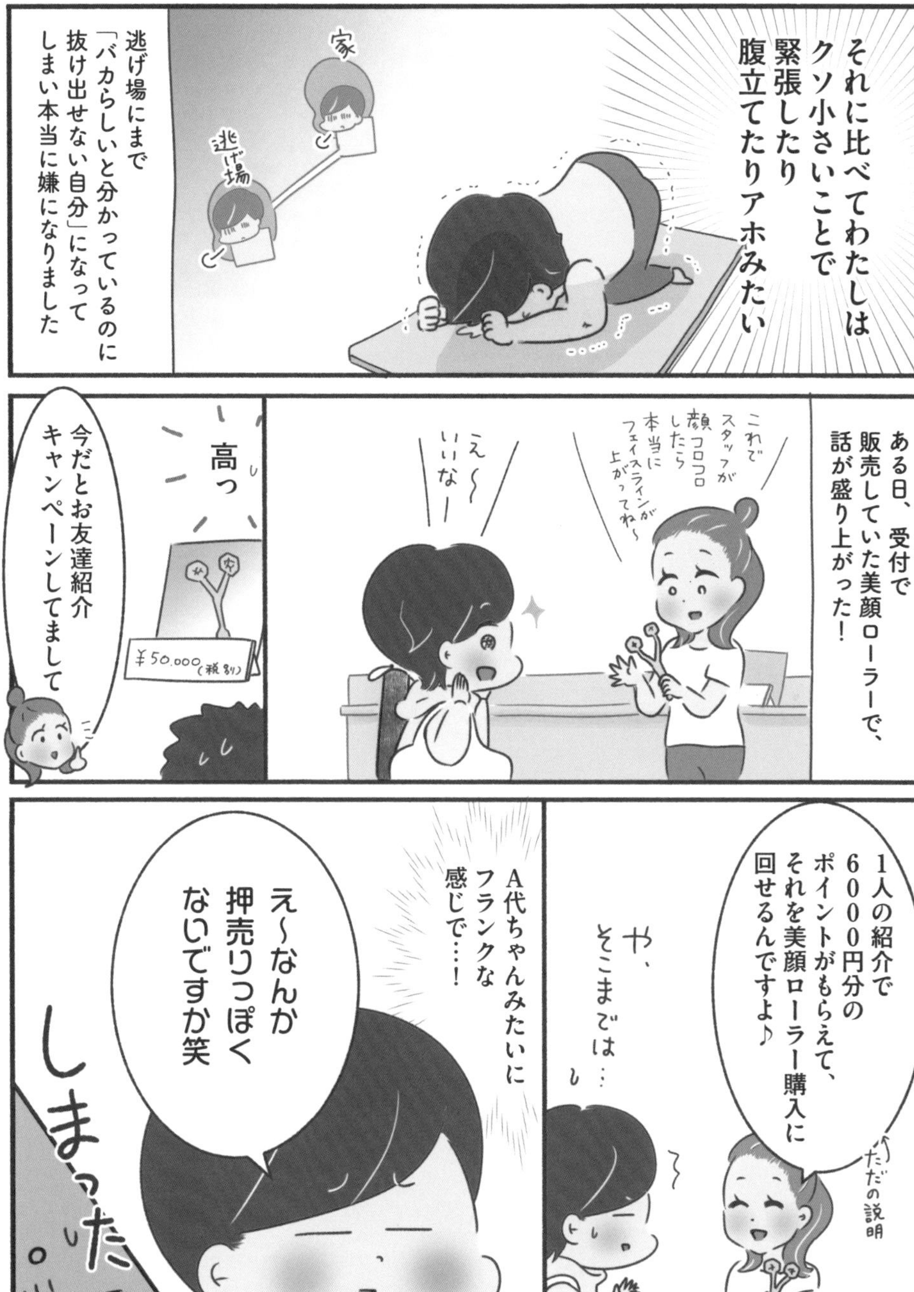

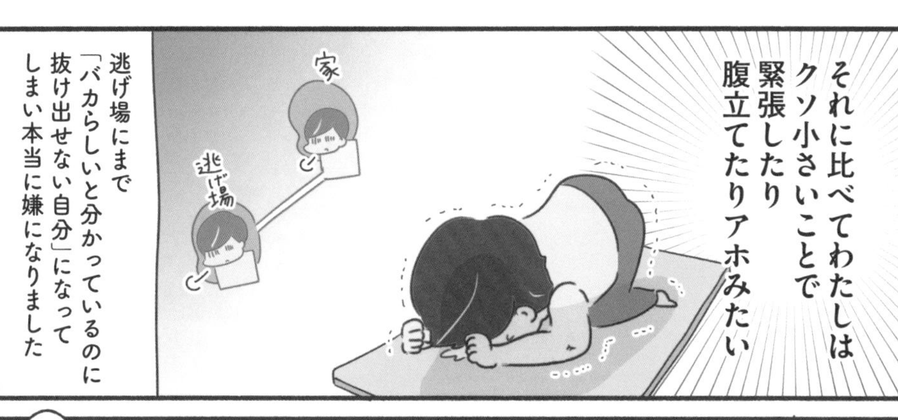

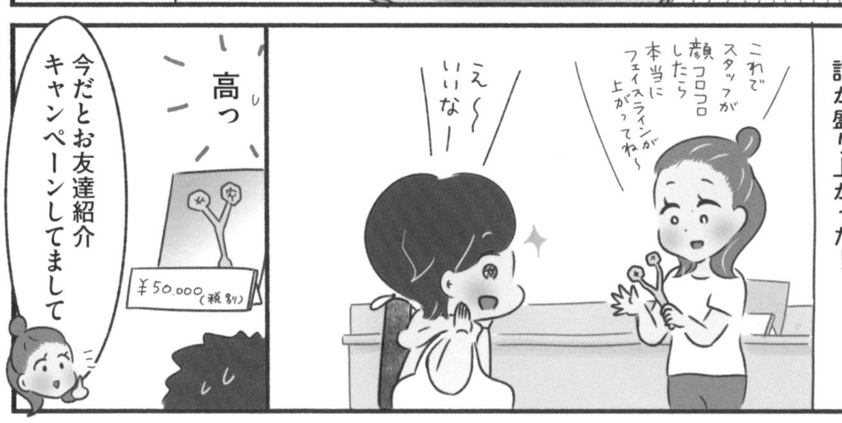

1人の紹介で
6000円分の
ポイントがもらえて、
それを美顔ローラー購入に
回せるんですよ♪

ただの説明

や、
そこまでは…

A代ちゃんみたいに
フランクな
感じで…！

え〜なんか
押売りっぽく
ないですか笑

しまった

ああ〜もう
最っ低な
返し！
フランクにとらわれて
思わずトゲのある言い方…
いや、そんなつもりは全然なくて…
あ、そうですよね
The・裏目！

自己嫌悪の嵐
コミュカ落ちた！
アラフォーにもなって人見知りってどうなん！？
イイ距離感の言葉が分からなくなった
ネガティブ
自分
＝
一緒
○◆のレッスン始めまーす

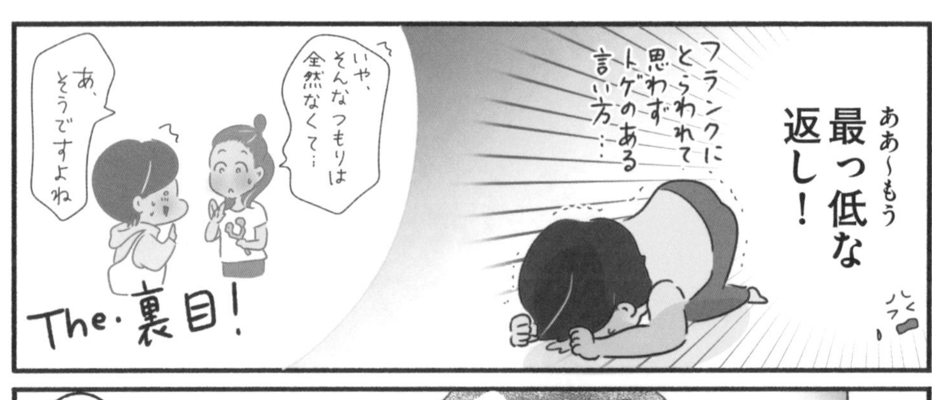

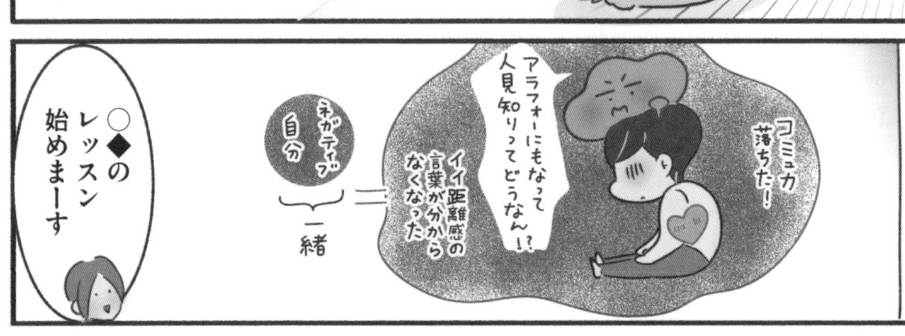

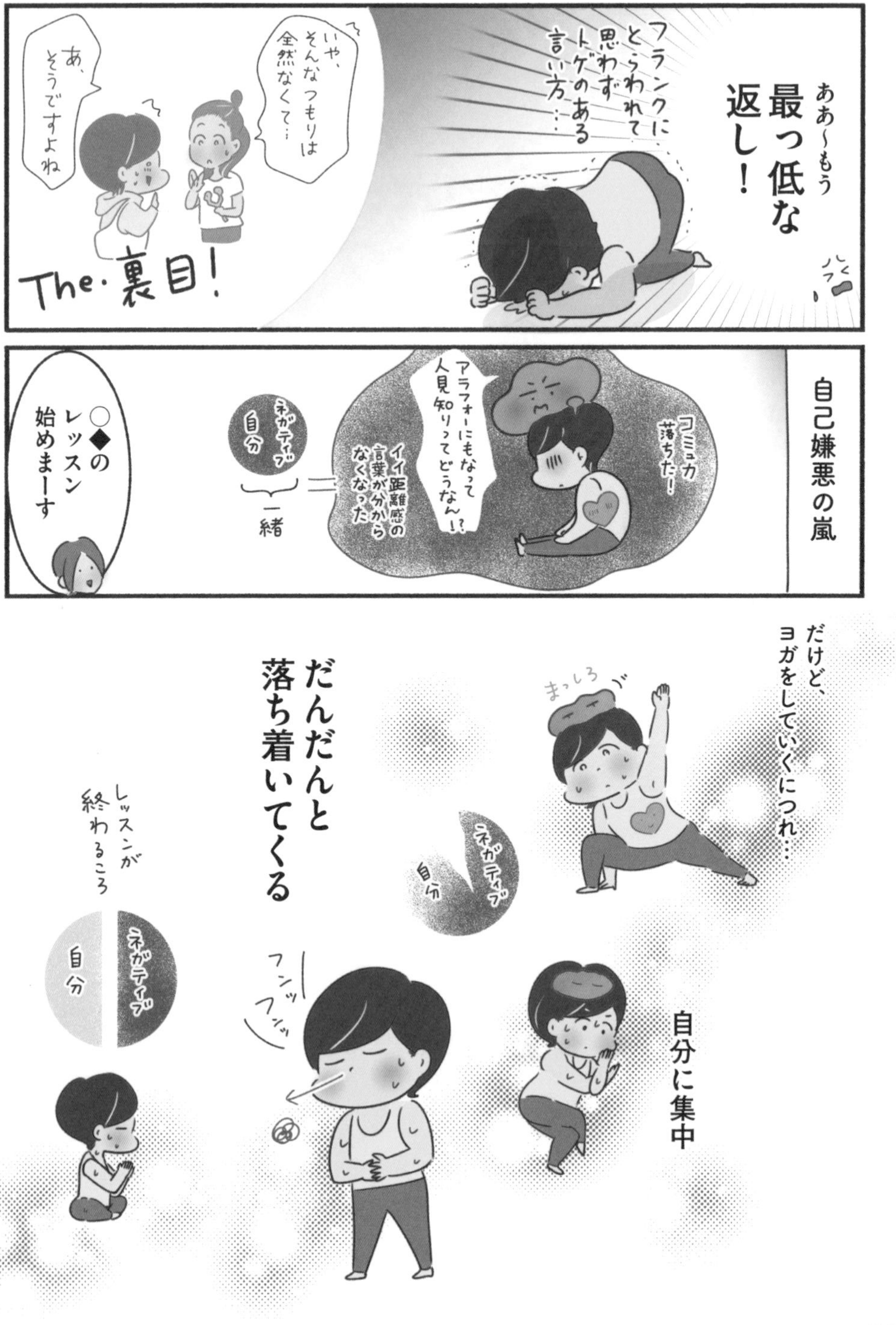

だけど、ヨガをしていくにつれ…

まっしろ

だんだんと落ち着いてくる

ネガティブ
自分

自分に集中

フンッ
フンッ

レッスンが終わるころ

自分
ネガティブ

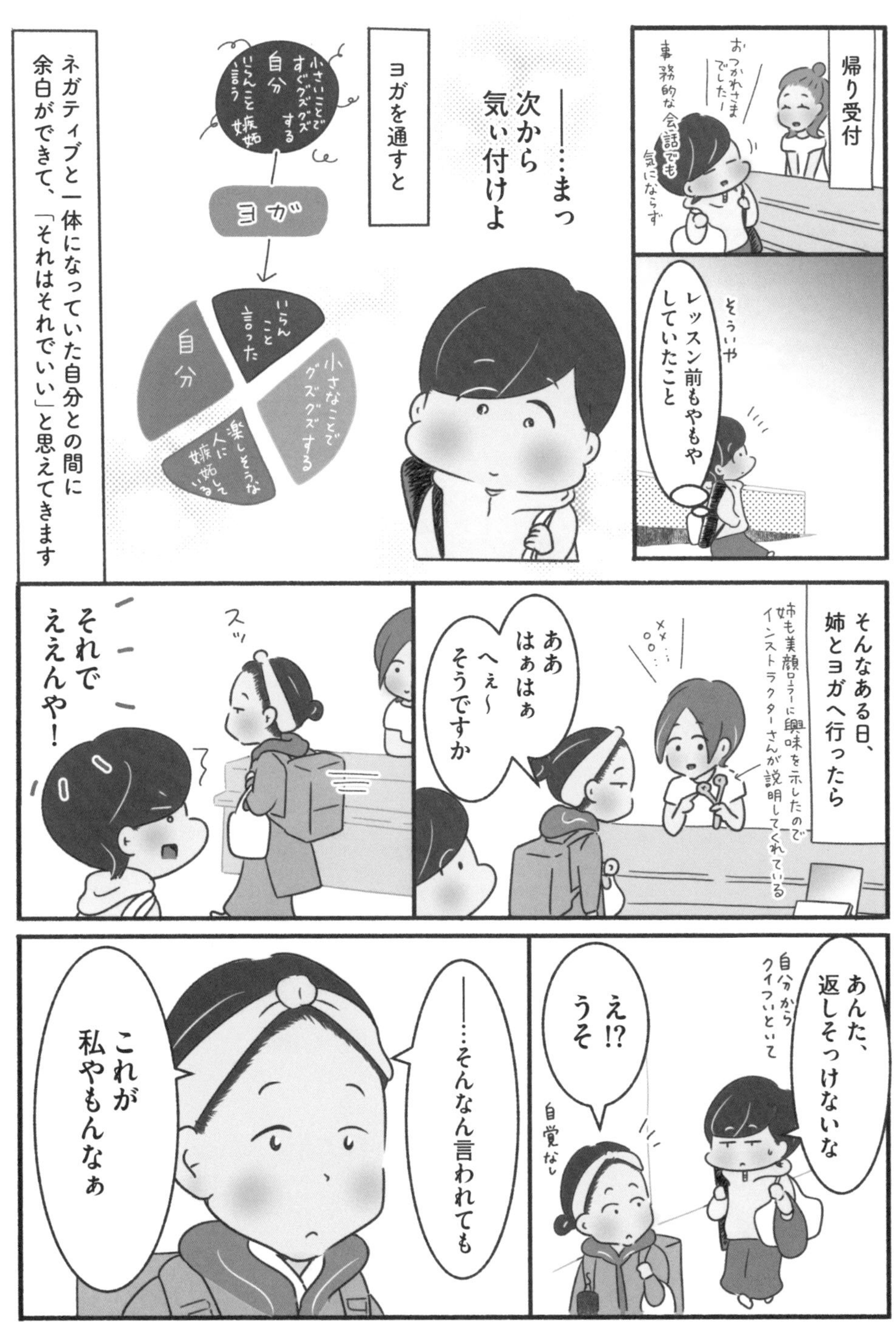
帰り受付
おつかれさまでした！
事務的な会話でも気にならず
そういや
レッスン前もやもやしていたこと
……まっ次から気い付けよ
ヨガを通すと
小さいことですぐグズグズする自分
いらんこと言う
嫉妬
ヨガ
いらんこと言った
自分
小さなことでグズグズする
楽しそうな人に嫉妬している
ネガティブと一体になっていた自分との間に余白ができて、「それはそれでいい」と思えてきます
そんなある日、姉とヨガへ行ったら
姉も美顔ローラーに興味を示したのでインストラクターさんが説明してくれている
ああ
はぁはぁ
へぇ〜
そうですか
スッ
それでええんや！
あんた、返しそっけないな
自分からフィついといて
え⁉
うそ
自覚なし
……そんなん言われても
これが私やもんなぁ

――…そっか
それでええんや
――そうか、
またわたしは
自分のありのままのものに
「良い・悪い」をつけて
「しなければならない」で
がんじがらめにしていた

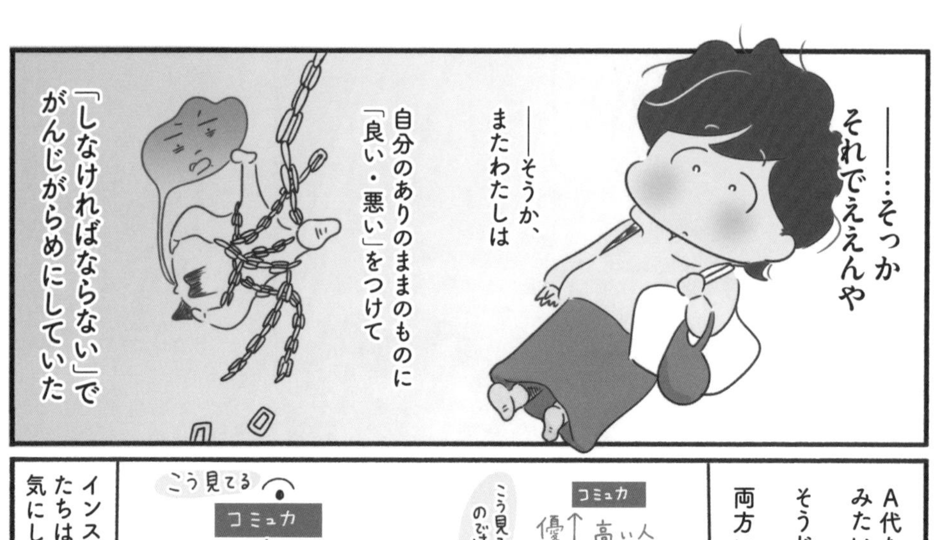

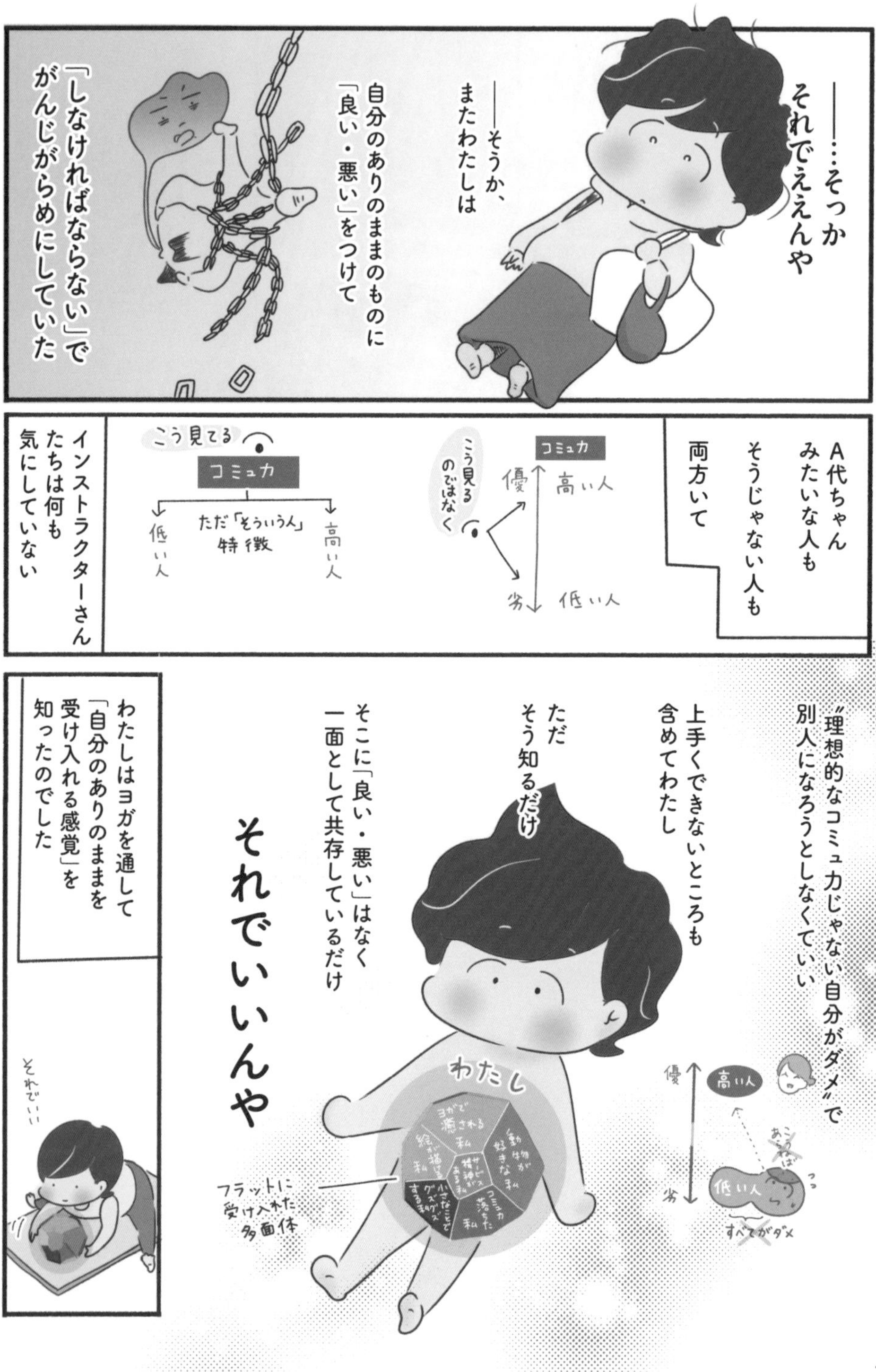

A代ちゃん
みたいな人も
そうじゃない人も
両方いて

こう見るのではなく
コミュ力
優 高い人
劣 低い人

こう見てる
コミュ力
低い人
ただ「そういう人」特徴
高い人

インストラクターさん
たちは何も
気にしていない

"理想的なコミュ力じゃない自分がダメ"で
別人になろうとしなくていい

上手くできないところも
含めてわたし

ただ
そう知るだけ

そこに「良い・悪い」はなく
一面として共存しているだけ

それでいいんや

わたし
ヨガで癒される私
動物が好きな私
サービス精神がある私
絵が描ける私
小さなことでグズグズする私
コミュ力落ちた私
フラットに受け入れた多面体

優 高い人
劣 低い人
あこがれ
すべてがダメ

わたしはヨガを通して
「自分のありのままを
受け入れる感覚」を
知ったのでした

それでいい

最初の「アレ」の秘密が知りたい！

ヨガの体験時で味わった「アレ」
えっ…心と体が軽い…
日々のストレスなどの偏りを「アレ」に戻すために通い続けているヨガ…
Flat
Neutral

なんで「アレ」になるんやろう？
ずっとフシギだった
そもそもヨガって何なんやろう？
インドのラジオ体操みたいな感じ？
今さら検索する

思った以上に情報が！
インド哲学
生き方そのもの
ラージャヨガ
アシュタンガヨガ
アーユルヴェーダ
ハタヨガ
チャクラ
プラーナ
ドーシャ
まず分かったこと
ポーズをとる体操＝ヨガじゃない！
＝YOGA
「瞑想」「呼吸」「アーサナ（ポーズ）」3つの要素が合わさったものが現代ヨガ（ハタヨガ）！
ハタヨガ

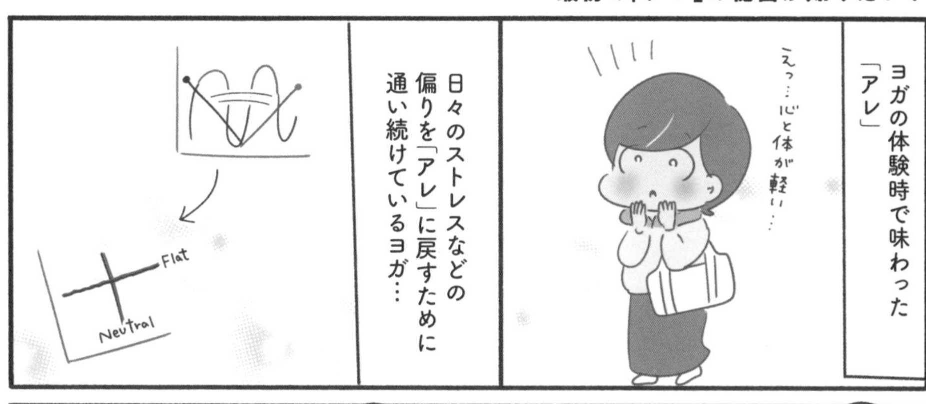

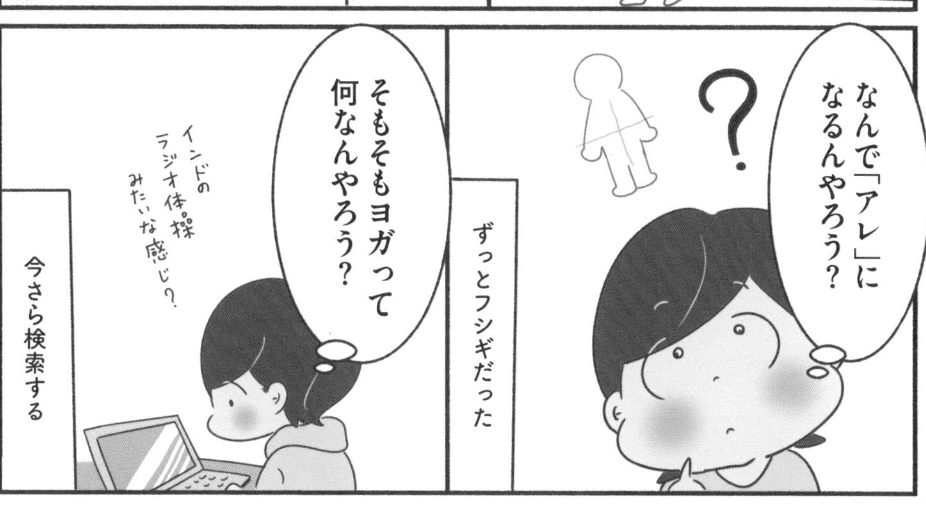

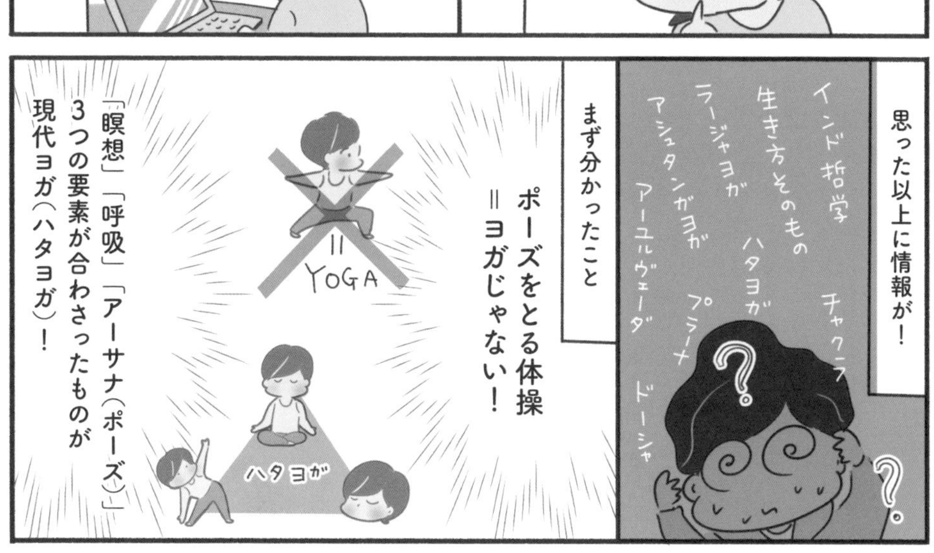

ネットで調べ
どんどん混乱したわたしは…
ラージャヨガ
ヤマ
ニヤマ
サマディ
ダラーナ
ディアーナ
アーサナ
ヴィパッサナー
プラーナーヤーマ
サマタ瞑想
慈悲の瞑想
もう元々の教本を
買ったれ〜!
ヨーガスートラ※を購入
※ヨガの最古の経典
もちろん
翻訳付!
ヨーガ スートラ
ヨガの全部が
載っとるやろう!

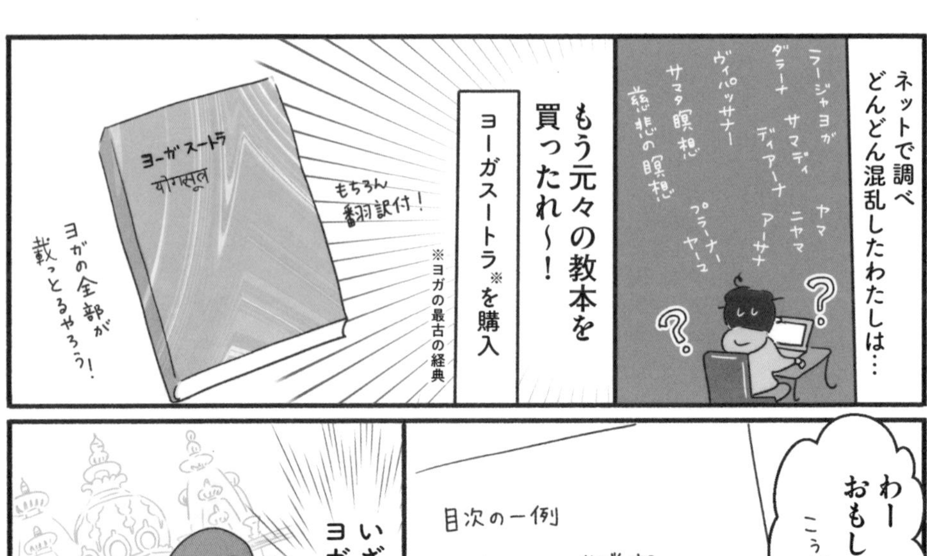

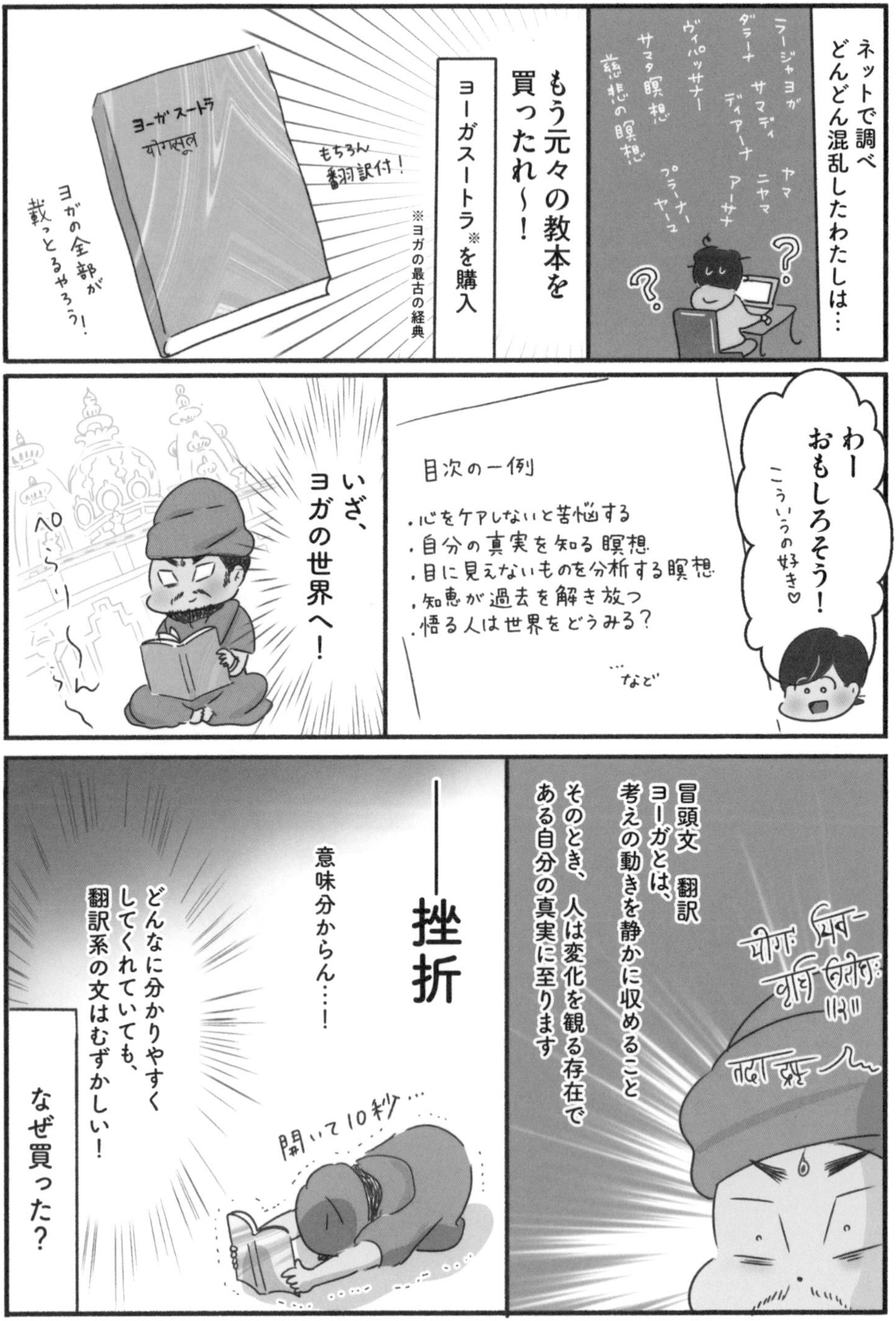

わー
おもしろそう!
こういうの好き♡

目次の一例

- 心をケアしないと苦悩する
- 自分の真実を知る瞑想
- 目に見えないものを分析する瞑想
- 知恵が過去を解き放つ
- 悟る人は世界をどうみる?

…など

いざ、
ヨガの世界へ!

ぺら〜り〜〜ん

冒頭文　翻訳
ヨーガとは、
考えの動きを静かに収めること
そのとき、人は変化を観る存在で
ある自分の真実に至ります

——挫折

意味分からん…!

どんなに分かりやすく
してくれていても、
翻訳系の文はむずかしい!

なぜ買った?

開いて10秒…

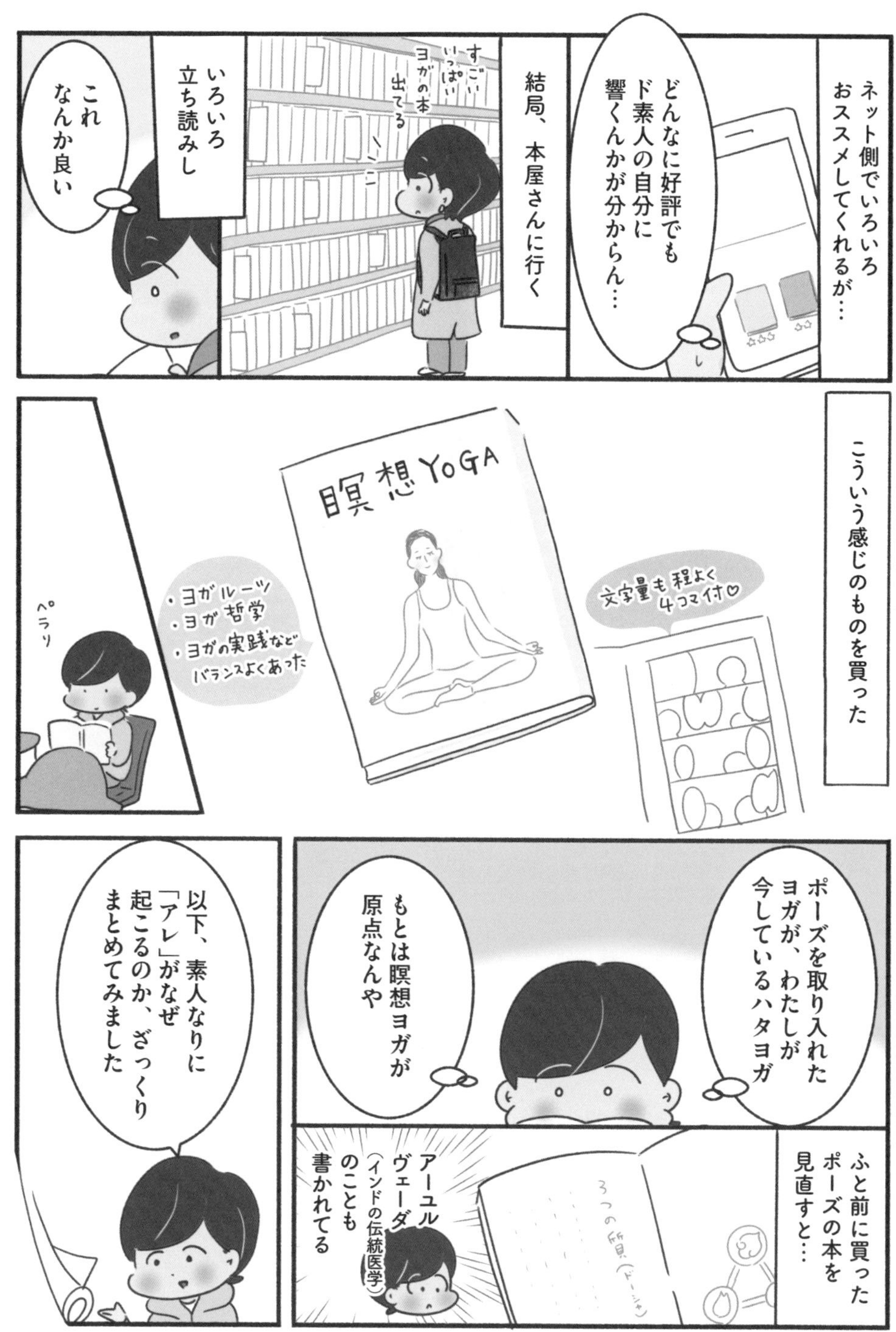

ネット側でいろいろおススメしてくれるが…
どんなに好評でもド素人の自分に響くんかが分からん…
結局、本屋さんに行く
すごいいっぱいヨガの本出てる
いろいろ立ち読みし
これなんか良い
こういう感じのものを買った
文字量も程よく4コマ付♡
瞑想YOGA
・ヨガルーツ
・ヨガ哲学
・ヨガの実践などバランスよくあった
ペラリ
ポーズを取り入れたヨガが、わたしが今しているハタヨガ
もとは瞑想ヨガが原点なんや
ふと前に買ったポーズの本を見直すと…
3つの質（ドーシャ）
アーユルヴェーダ（インドの伝統医学）のことも書かれてる
以下、素人なりに「アレ」がなぜ起こるのか、ざっくりまとめてみました

「アレ」がなぜ起きるのか考察のざっくりまとめ

そもそもヨガって何？

「瞑想」「呼吸」「ポーズ」
3つの要素をふくんだ
名称

「アレ」とは？
ヨガを初めて体験したあとの頭スッキリ
心が上がるでも下がるでもなくおだやかで安定している感じ
集中力・意欲が上がる
感情に振り回されない自分がここにいるって感じのこと

ヨガってスゴイ！ なんで？

瞑想　ポーズ　呼吸　YOGA

ヨガの言葉の意味→つながる・結びつける・調和する・バランスなど

ヨガの目的→「瞑想」「呼吸」「ポーズ」3つを行うことで、
心身の緊張をほぐし、心の安定ややすらぎを得る

ヨガの王道・真髄
瞑想

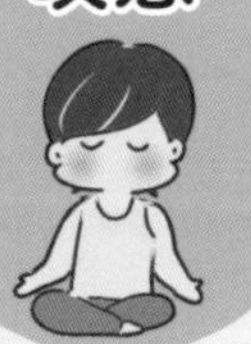

ヨガ哲学
（ヨーガスートラ）

「静」の瞑想

理想的な姿勢で、
呼吸をコントロールし、
意識を1点に
集中させること

「動」の瞑想
快適に
瞑想と呼吸が
できる姿勢

自律神経を整える

ポーズ
（姿勢）

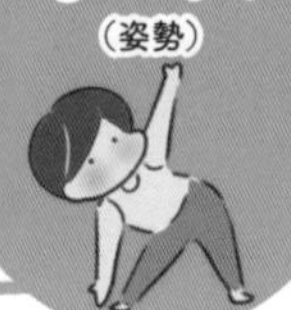

呼吸

アーユルヴェーダ
（インドの伝統医学）
と深く関係

吸う息は気を活発にし、
吐く息はリラックスさせる
コントロール可能な気
エネルギー

ポーズを取り入れた
ハタヨガ

【目的】
ダイエット　フィットネス
体質改善　リラックスなど

現在はいろんなヨガがある

アシュタンガヨガ　パワーヨガ
ヴィンヤサ　アイアンガーヨガ　シヴァナンダ
ホットヨガ　クリパルヨガ　陰ヨガなど

興味のある人はググってね！

アーユルヴェーダ（インドの伝統医学）とヨガポーズとの関係性のざっくりまとめ

アーユルヴェーダでは、あらゆるものごとはドーシャ（質）に分けられると考えられている

ヨガの基本の動き

前屈

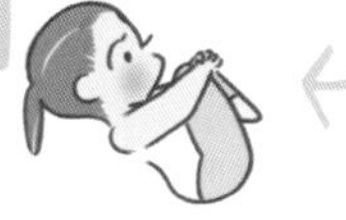

捻転（ねんてん）

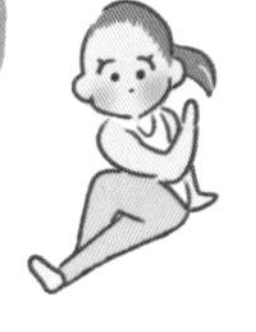

後屈

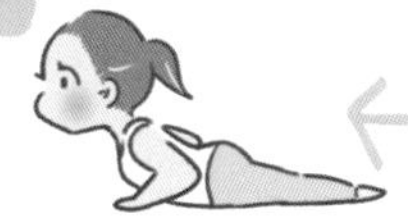

	体を支える3つのドーシャ（質）		
質	Vata（ヴァータ）	Pitta（ピッタ）	Kapha（カパ）
エネルギー	風のエネルギー	火のエネルギー	水のエネルギー
五大元素	風・空	火・水	水・地
性質	軽い、動く、速い、冷たい、乾燥性、不規則性	熱い、鋭い、速い、流動性、微油性	重い、遅い、冷たい、安定性、油性
	※ヴァータとピッタは速い性質を、ピッタとカパは油性を、カパとヴァータは冷たい性質を共通して持っている		
流れる体内の位置	下腹、全身、頭部	腹部	鼻・咽頭部〜胸部、関節
体への作用	運動エネルギー（血液や体液の流れ、排泄）	変換エネルギー（消化、代謝）	構造エネルギー（体力、免疫力）
影響の強い器官	心臓などの循環器系、神経系、泌尿・生殖器	胃・十二指腸などの消化器官、肝臓、皮膚、血液	脂肪細胞、呼吸器、関節、リンパ組織
心身にもらたすバランスのとれた働き	快活・敏感である、豊かな発想力を持つ、順応性がよい、理解が早い、軽快に行動できる、傷の治りが早い、スリムである	知性的・情熱的である、勇敢さを持つ、人を引っ張る力がある、チャレンジ精神が旺盛、快食・快便、体が柔らかい、皮膚や瞳に輝きがある	慈愛に満ちている、献身的、辛抱強い、落ち着きがある、体力・持久力がある、グラマラス、白くてなめらかな肌質を持つ、髪がしっとりつややか、よく眠れる
過剰になるとあらわれる心身への影響	気分が変動する、不安になる、緊張する、衝動的になる、空虚感を持つ、イライラして不眠になる、お腹にガスが溜まる、肌が乾燥してカサカサになる、手足が冷える	怒りっぽくなる、批判的・破壊的になる、完全主義になる、見栄を張る、目が充血する、口臭・体臭が出てくる、胸やけ・消化不良・下痢を起こす、ニキビなどの皮膚トラブルが増える、汗っかきになる	こだわりが強くなる、大雑把になる、保守的になる、鈍感になる、だるさ・眠気が強くなる、鼻水・鼻づまりなどアレルギー性の鼻炎を起こす、痰が増える、ちょっと食べても太ってしまう、むくみやすくなる
整えるヨガの動作	前屈	捻転	後屈

※「ヨガのポーズの意味と理論がわかる本」（西川眞知子著・マイナビ出版刊）からの転載

過剰になっているドーシャ（質）を緩和するポーズをとる

レッスンは全体的に流れるものなので、
特定の動作だけを行うということはありません。
ワンポーズならそのときの状況に合わせて行いましょう

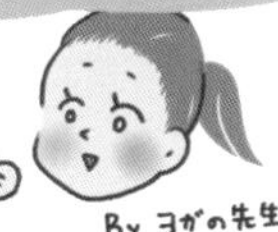

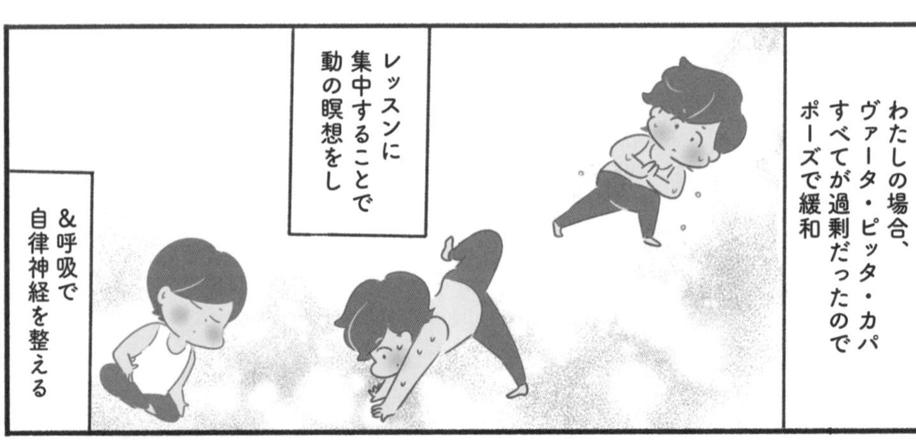
わたしの場合、
ヴァータ・ピッタ・カパ
すべてが過剰だったので
ポーズで緩和
レッスンに
集中することで
動の瞑想をし
&呼吸で
自律神経を整える

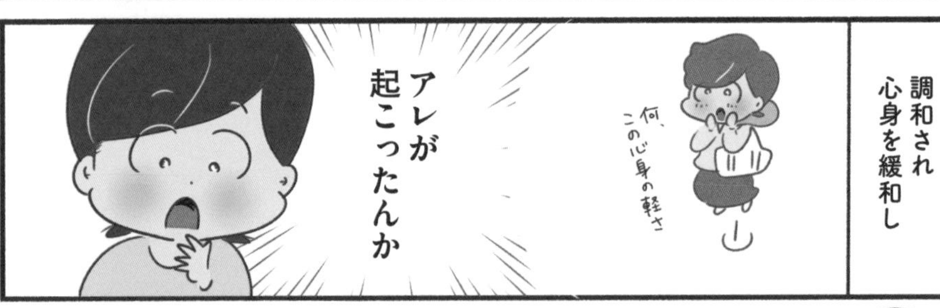
この3つが
調和され
心身を緩和し
何、
この心身の軽さ
アレが
起こったんか

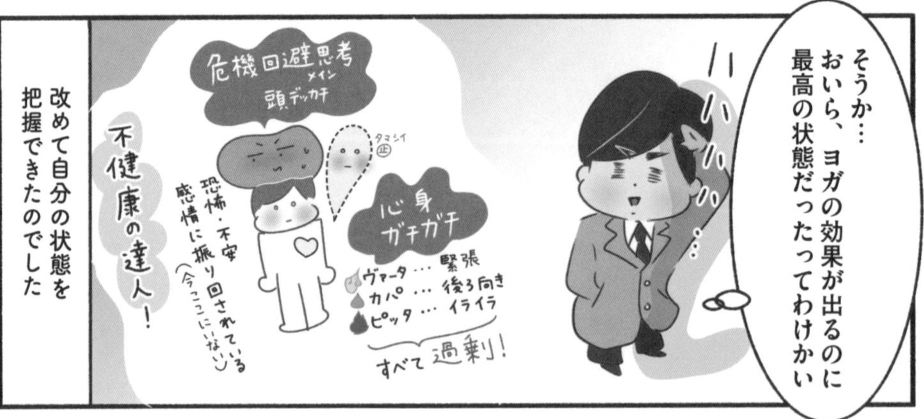
そうか…
おいら、ヨガの効果が出るのに
最高の状態だったってわけかい
ハハハハ…
危機回避思考
頭デッカチ
タマシイ
恐怖・不安
感情に振り回されている
(今ここにいない)
不健康の達人!
心身
ガチガチ
ヴァータ… 緊張
カパ… 後ろ向き
ピッタ… イライラ
すべて過剰!
改めて自分の状態を
把握できたのでした

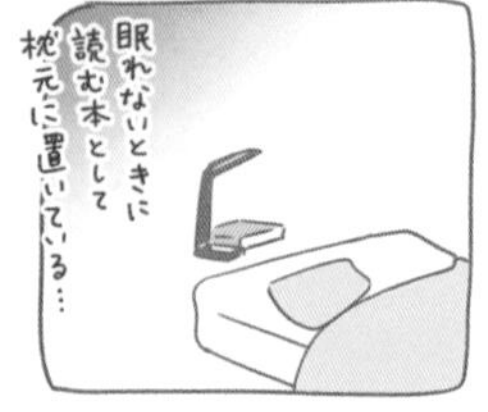
眠れないときに
読む本として
枕元に置いている…

ヨーガスートラ　その後…

瞑想タイムを取り入れているレッスンがあります
今から5分間の瞑想を行います
全レッスンの最後の「やすらぎのポーズ」は瞑想タイムにも◎

一見、「っぽい感じ」に見えているが…
もちろんこんな感じ
あの案件間にあう？
今日帰ったら○△して〜
その前に薬局で△△を買って〜
図書館の本いつ返却やったっけ？
猫は今何してるやろ〜
そういやメールの返事せな〜
××っていつまでやったっけ？
△△さんに連絡してないな〜

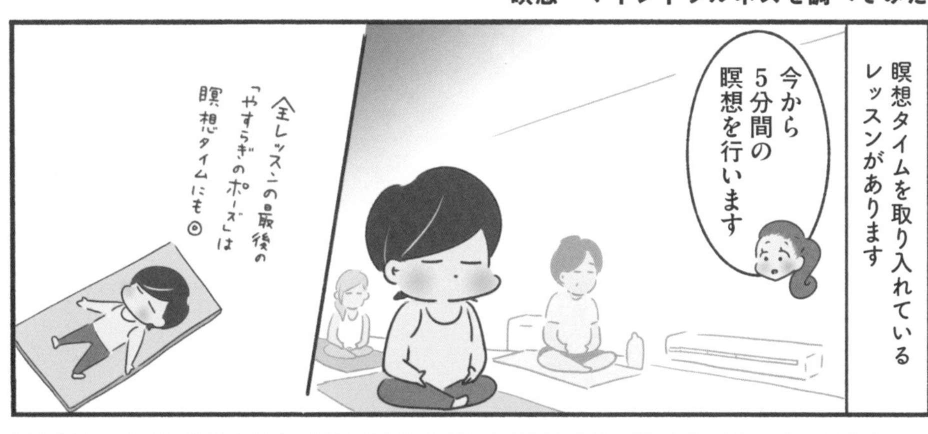

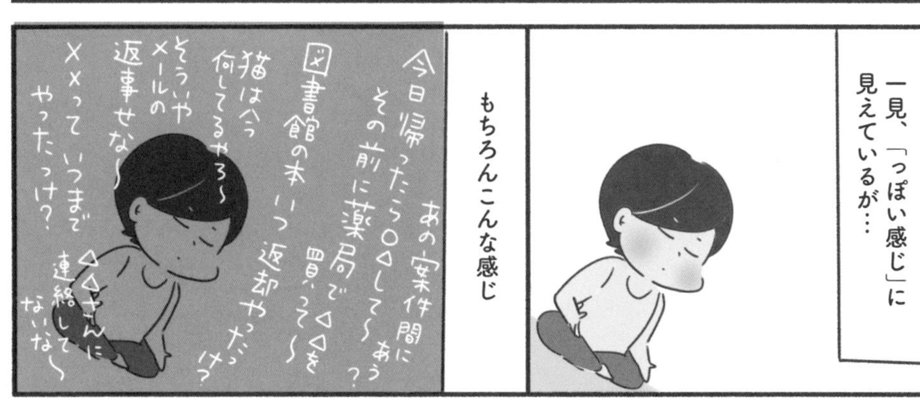

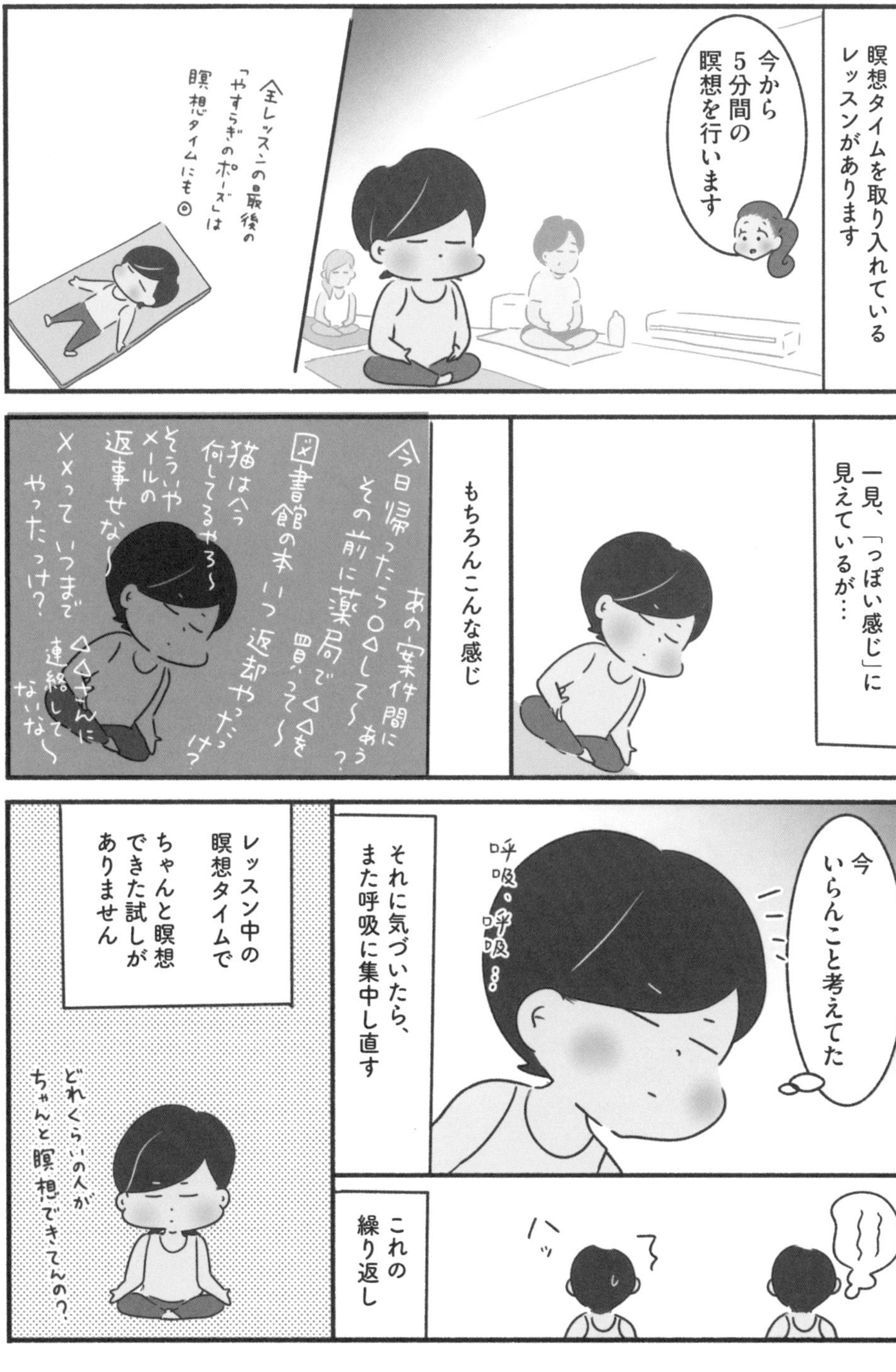

今いらんこと考えてた

呼吸。呼吸…

それに気づいたら、また呼吸に集中し直す

ハッ

これの繰り返し

レッスン中の瞑想タイムでちゃんと瞑想できた試しがありません

どれくらいの人がちゃんと瞑想できてんの？

――てか
ハード目なポーズ
バランス系ポーズのほうが
こっちのほうが瞑想！
集中せざるをえない！
1時間のレッスン自体が「動の瞑想」と思ってたので「静の瞑想」は、別にやらなくていいかのレベルだった

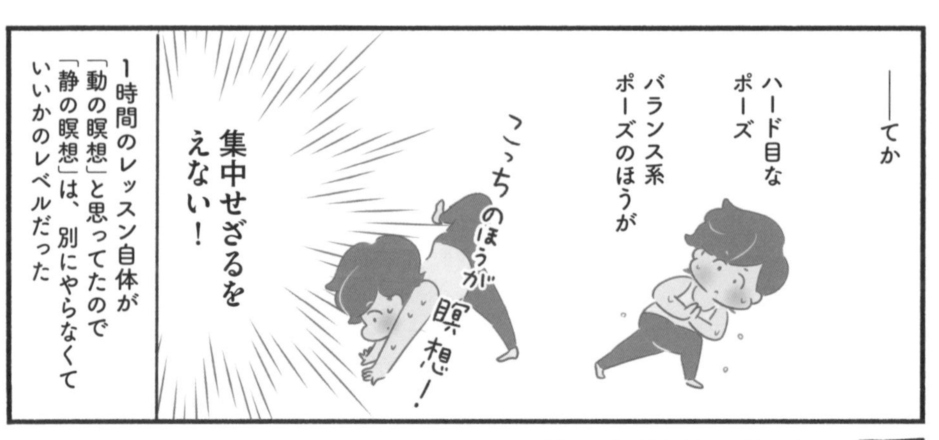

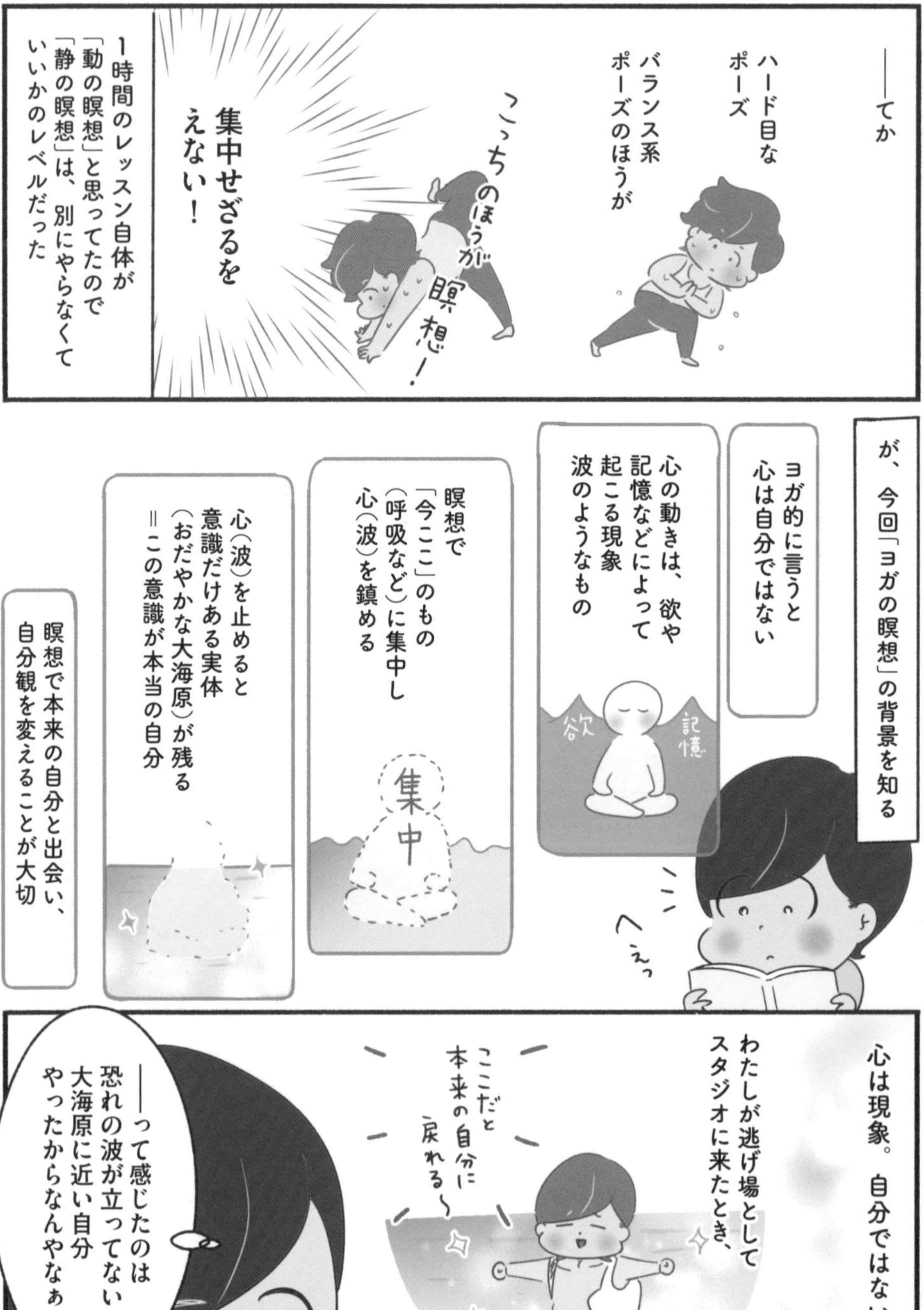

が、今回「ヨガの瞑想」の背景を知る

ヨガ的に言うと心は自分ではない

心の動きは、欲や記憶などによって起こる現象 波のようなもの

欲

記憶

へぇっ

瞑想で「今ここ」のもの（呼吸など）に集中し心（波）を鎮める

集中

心（波）を止めると意識だけある実体（おだやかな大海原）が残る＝この意識が本当の自分

瞑想で本来の自分と出会い、自分観を変えることが大切

心は現象。自分ではない

わたしが逃げ場としてスタジオに来たとき、

ここだと本来の自分に戻れる〜

――って感じたのは恐れの波が立ってない大海原に近い自分やったからなんやなぁ

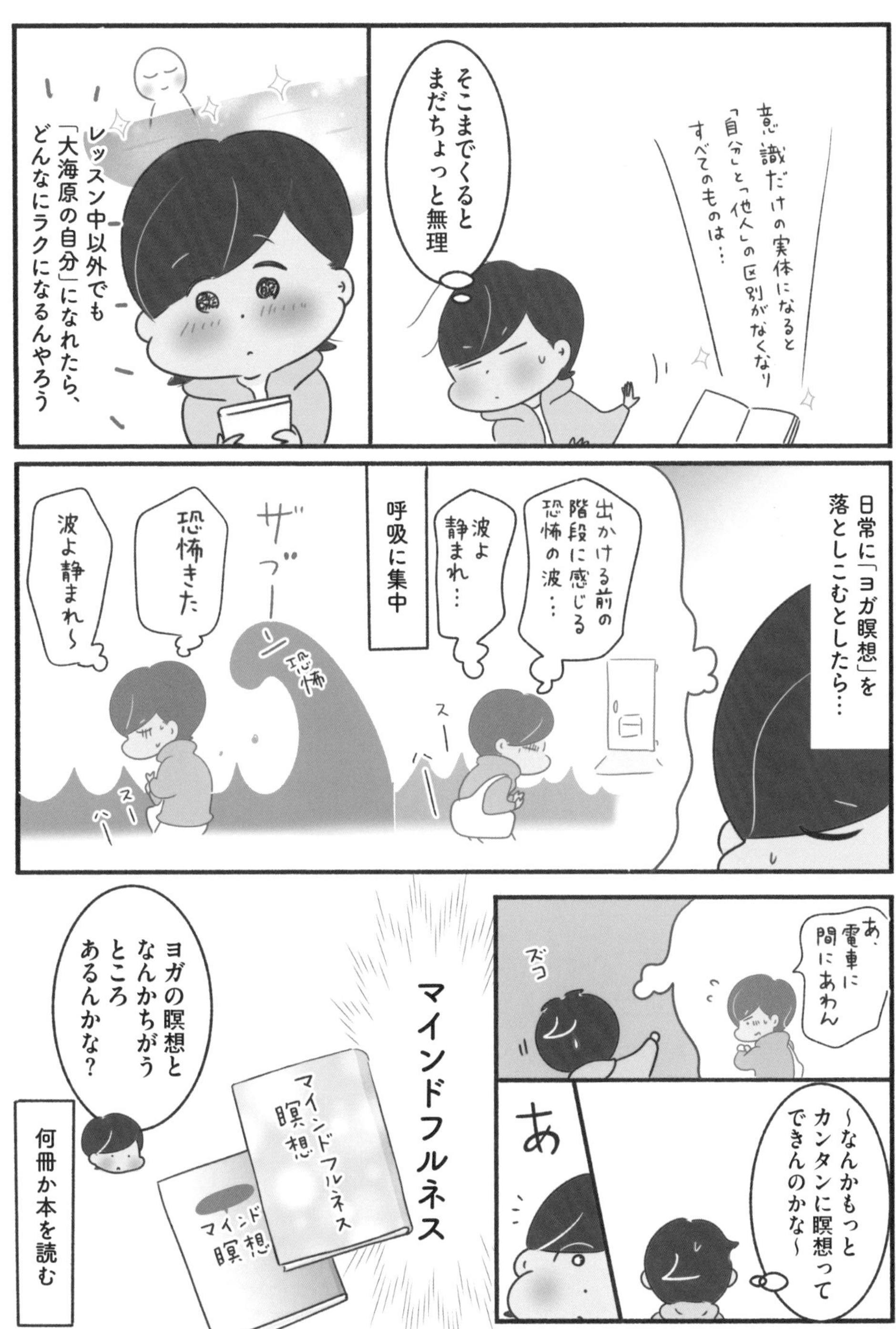

意識だけの実体になると「自分」と「他人」の区別がなくなりすべてのものは…
そこまでくるとまだちょっと無理
レッスン中以外でも「大海原の自分」になれたら、どんなにラクになるんやろう
日常に「ヨガ瞑想」を落としこむとしたら…
出かける前の階段に感じる恐怖の波…
波よ静まれ…
スー
ハー
呼吸に集中
ザブーン
恐怖
恐怖きた
波よ静まれ〜
スー
ハー
あ、電車に間にあわん
ズコ
あ
〜なんかもっとカンタンに瞑想ってできんのかな〜
マインドフルネス
ヨガの瞑想となんかちがうところあるんかな？
マインドフルネス瞑想
マインド瞑想
何冊か本を読む

まとめてみました
また ど素人なりに

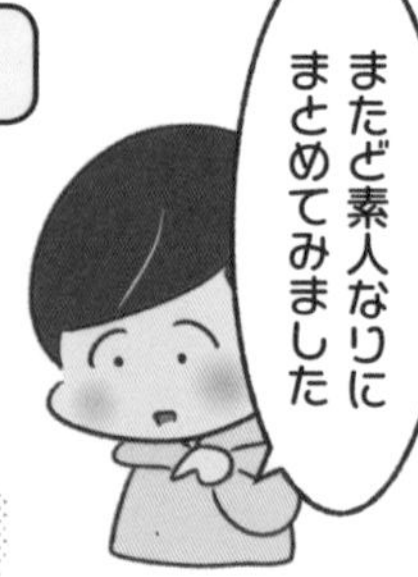

マインドフルネスのざっくりまとめ

マインドフルネスとは？

今という瞬間に常に注意を向けて、
「ありのまま」を観察する気づきのトレーニング

なぜ「今という瞬間」にいることが大切なの？

心や思考は、絶え間なくコロコロ彷徨うもの

外部からの刺激

未来…危険回避思考・不安
今……この瞬間（実体）
過去…後悔や自己嫌悪

自覚なし（自分野放し）

「実体」がないもので脳はパンパン
⇓脳が疲労

過去
未来

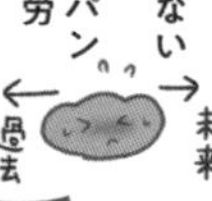

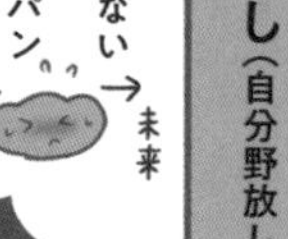

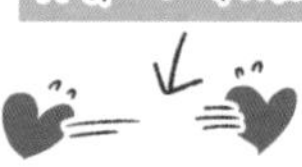

反射的に反応

衝動的言動の可能性（感情に振り回される）

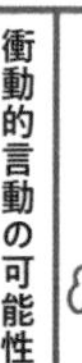

気力・体力の消耗や低下

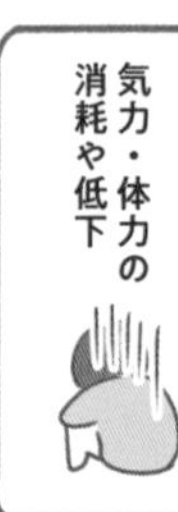

エネルギーのムダ使い

自覚あり

気づき、今に意識を戻す

今
過去
未来

今の思考・心・体の状態をあるがままに観察

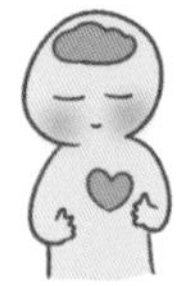

自分への理解
落ち着く

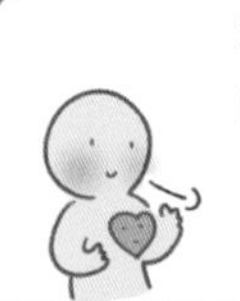

ヨガの瞑想とはどうちがうの？

マインドフルネス	ヨガの瞑想
源流をたどると 原始仏教の「ヴィパッサナー瞑想」がベース 日本の禅や〇〇道などの武道も同じ流れを汲む が、宗教性 哲学性を排除 むずかしいこと排除 メンタルトレーニングの要素だけ 日常生活 / ビジネス / 心理療法 / スポーツ	瞑想の本質を知るための哲学や手順がある 八支則（瞑想を深めるための最も古典的な手順） ①禁戒…暴力・嘘・窃盗・浪費・貪りの禁止 ②勧戒…心身を清潔に保つ・今あるもので満足する 苦痛を受け入れる・良い書物を読む 献身的な心を持つ ③座法…理想的な姿勢で座る ④調気…息の流れをコントロールする ⑤制感…感覚をコントロールする ⑥集中…心の調整の第一段階・集中を試みる ⑦瞑想…雑念が消え、安定した集中ができる段階 ⑧三昧…心が空っぽになって、自と他の区別がなくなり「意識」だけが残っている段階

方法・意味は一緒

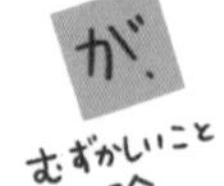

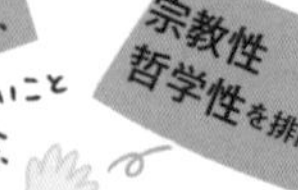

多方面で気軽に活用できる！

マインドフルネスのほうが定義上どシンプルになっただけって感じ

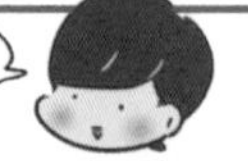

マインドフルネスで期待される効果

①集中力が高まる
②不安・イライラの緩和
③記憶力が上がり、学業成績がアップ
④判断・決断力がアップ
⑤直感が冴える
⑥意欲が上がり、創造性が高まる
⑦不眠改善
⑧充実感・満足感を感じやすくなる
⑨思いやる心が養われる
⑩生きている実感を味わえる
…など

瞑想ってこんなスゴイもんやったんや!?

とはいえ、家で座る瞑想はハードルが高い…

日常動作で、手軽に「今」に集中できるもの…

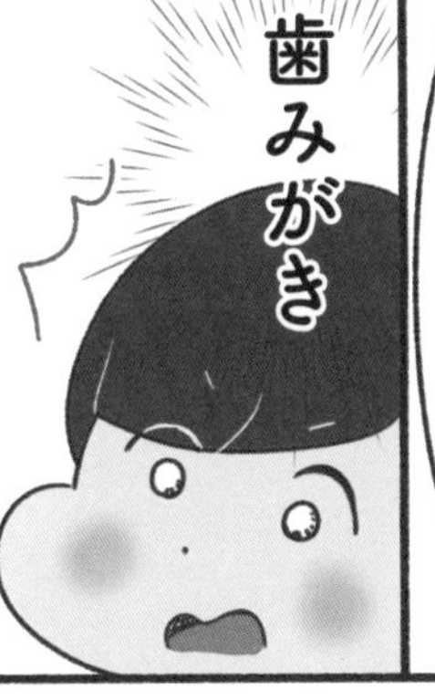

いつもは考えごとしながらダラダラしている

集中
今!

夜、集中してやってみた

まずは上の前歯表面歯ブラシを横に小刻みに

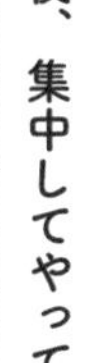

上の歯のサイド歯ブラシを縦に小刻みに動かす

糸ようじで八重歯のところを丁寧に

舌ブラシは息を止めながらするとむせない

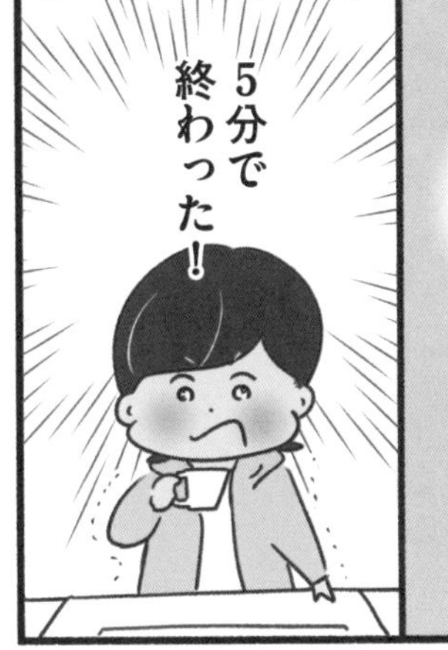

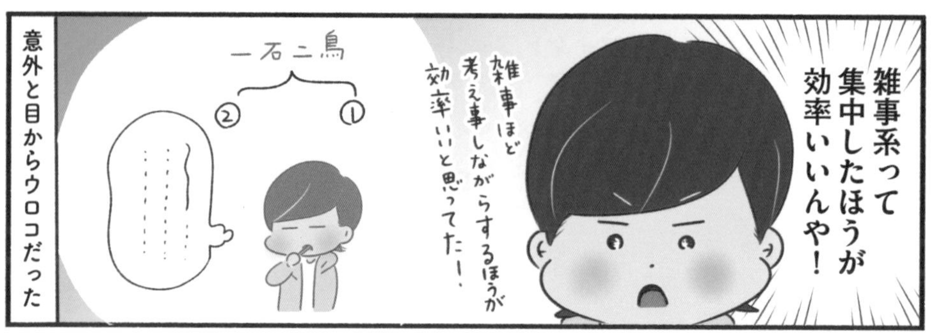
雑事系って
集中したほうが
効率いいんや！
雑事ほど
考え事しながらするほうが
効率いいと思ってた！
①
②
一石二鳥
意外と目からウロコだった

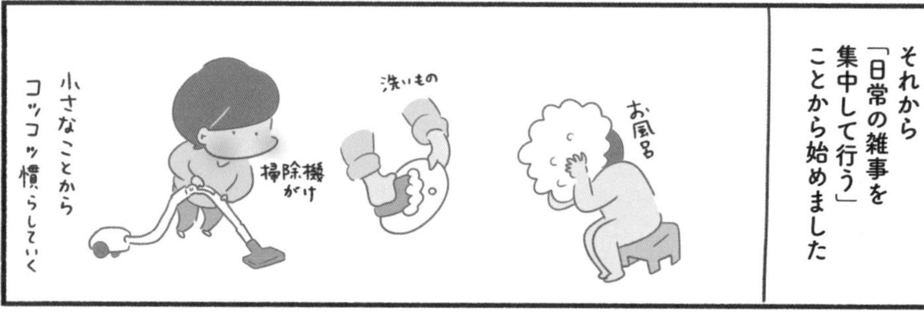
それから
「日常の雑事を
集中して行う」
ことから始めました
お風呂
洗いもの
掃除機がけ
小さなことから
コツコツ慣らしていく

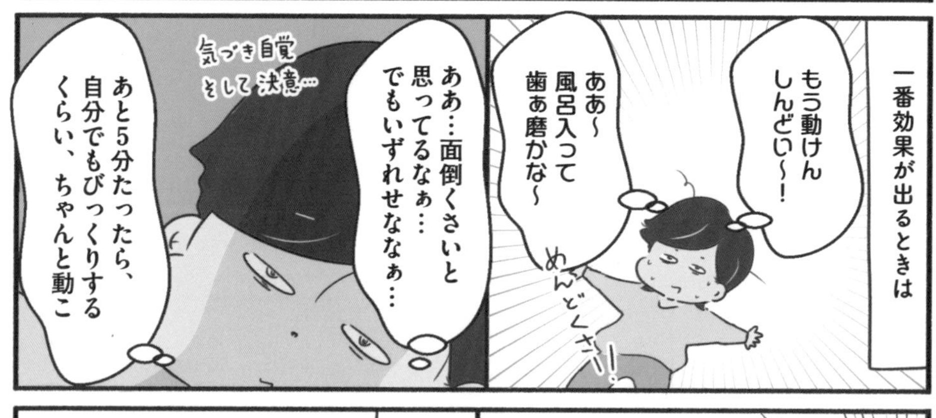
一番効果が出るときは
もう動けん
しんどい〜！
めんどくさー！
ああ〜
風呂入って
歯ぁ磨かな〜
ああ…面倒くさいと
思ってるなぁ…
でもいずれせなぁ…
気づき自覚
そして決意…
あと5分たったら、
自分でもびっくりする
くらい、ちゃんと動こ

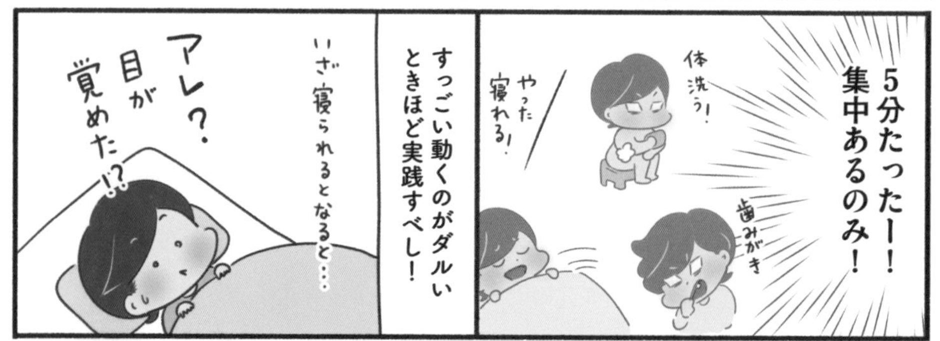
5分たったー！
集中あるのみ！
体洗う！
歯みがき
やった
寝れる！
すっごい動くのがダルい
ときほど実践すべし！
いざ寝られるとなると…
アレ？
目が
覚めた!?

PART

4

ヨガが
日常になってきた！

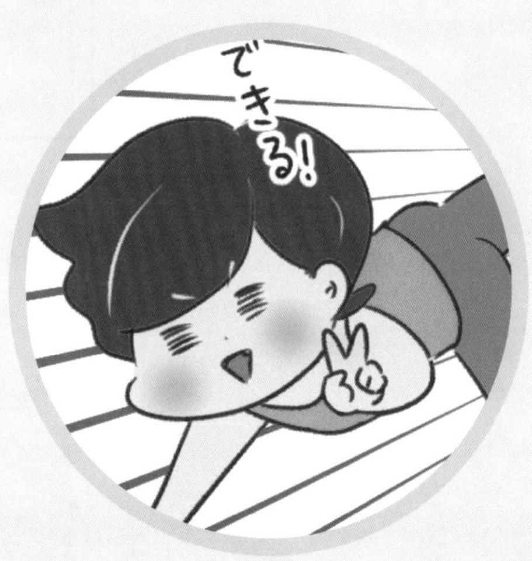

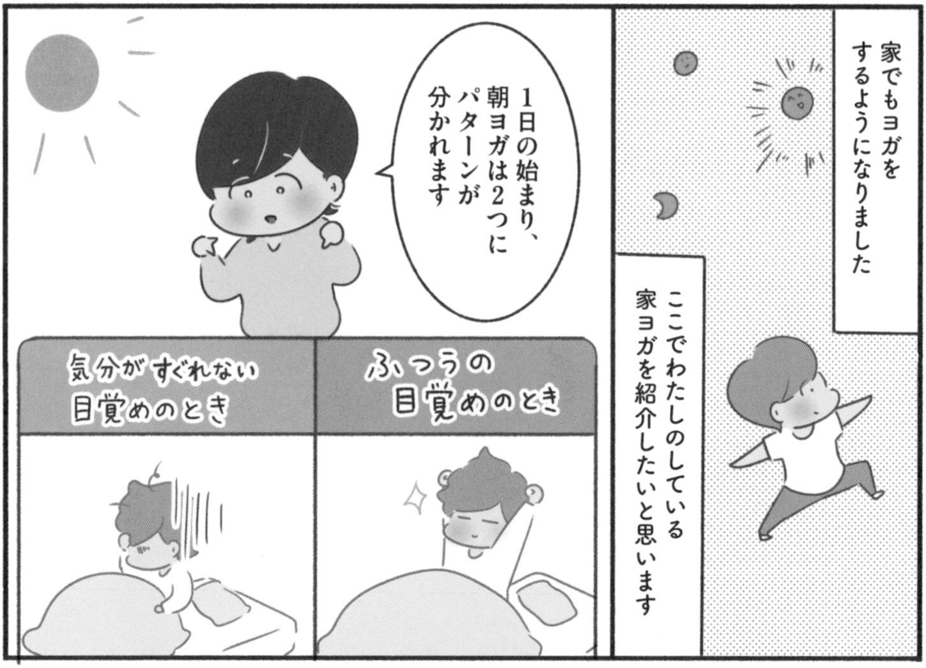

家でもヨガをするようになりました

ここでわたしのしている家ヨガを紹介したいと思います

1日の始まり、朝ヨガは2つにパターンが分かれます

気分がすぐれない目覚めのとき

ふつうの目覚めのとき

ふつうの目覚めバージョン

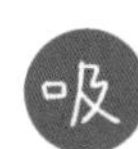

…鼻から息を吸う

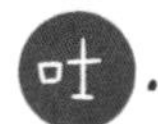

…鼻から息を吐く

三日月のポーズ

手足を伸ばして体を起こす

①両手を上げ、指を組んで手のひら上

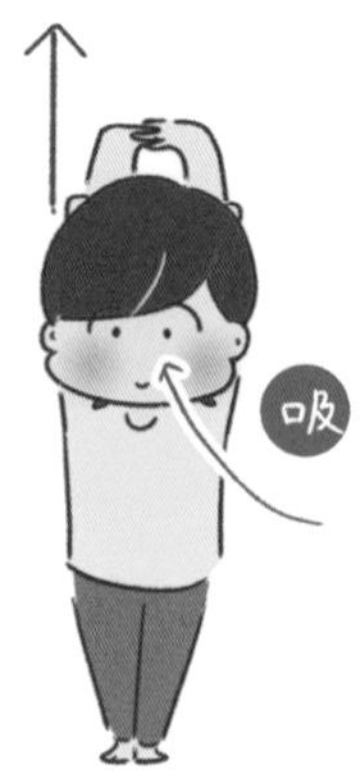

②そのまま腰を右にスライド

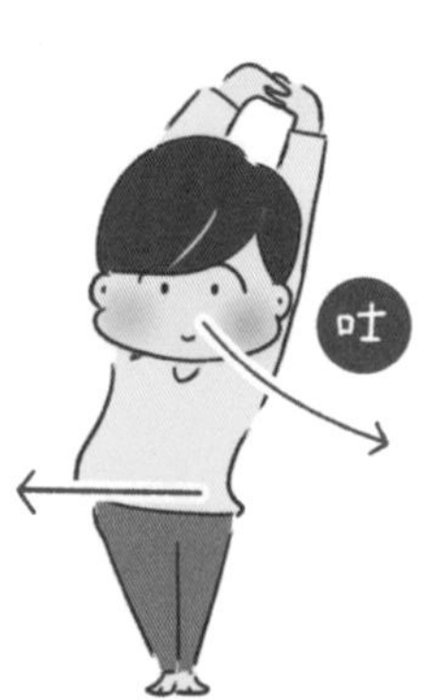

③手と腰で引っ張り合う

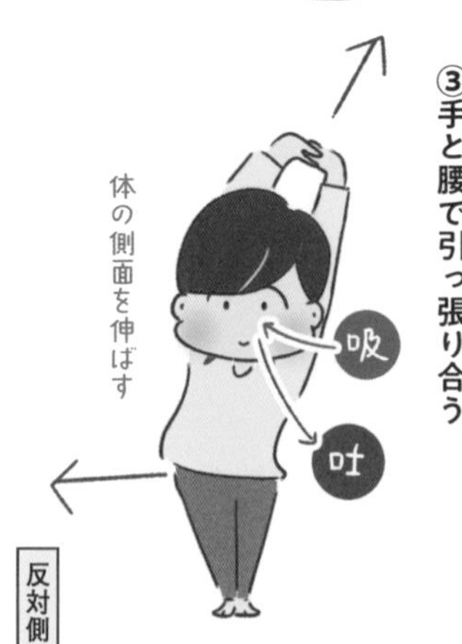

体の側面を伸ばす

反対側×1

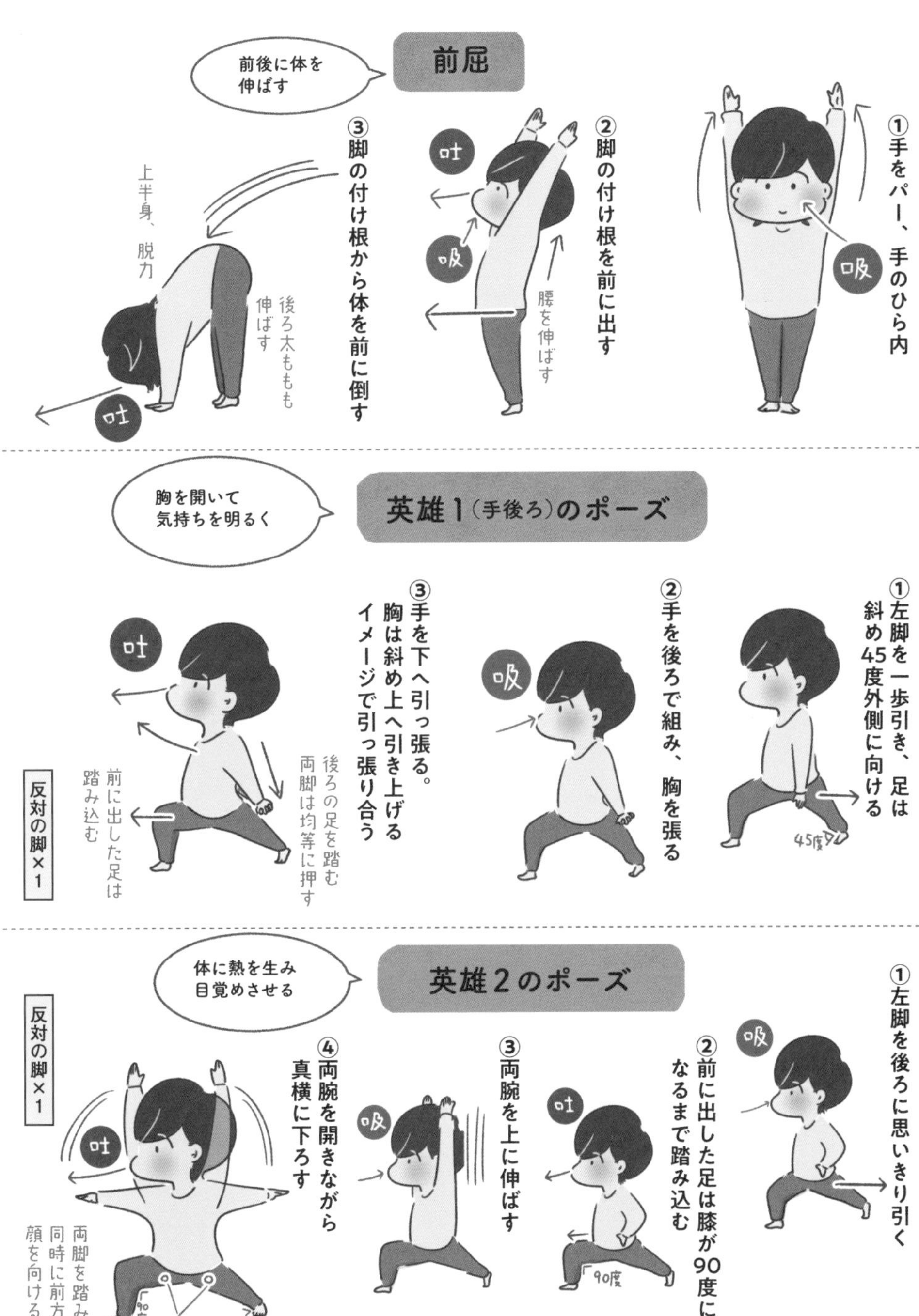

前屈
前後に体を伸ばす
①手をパー、手のひら内
吸
②脚の付け根を前に出す
吐
吸
腰を伸ばす
③脚の付け根から体を前に倒す
上半身、脱力
後ろ太ももも伸ばす
吐
英雄1（手後ろ）のポーズ
胸を開いて気持ちを明るく
①左脚を一歩引き、足は斜め45度外側に向ける
45度
②手を後ろで組み、胸を張る
吸
③手を下へ引っ張る。胸は斜め上へ引き上げるイメージで引っ張り合う
吐
後ろの足を踏む
両脚は均等に押す
前に出した足は踏み込む
反対の脚×1
英雄2のポーズ
体に熱を生み目覚めさせる
①左脚を後ろに思いきり引く
吸
②前に出した足は膝が90度になるまで踏み込む
吐
90度
③両腕を上に伸ばす
吸
④両腕を開きながら真横に下ろす
吐
両脚を踏み同時に前方に顔を向ける
90度
90度
関節を開く
反対の脚×1

気分がすぐれない目覚めバージョン

板のポーズ

いろんなポーズの基本になる体幹強化

吸 鼻から息を吸う
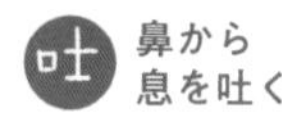
吐 鼻から息を吐く

①四つん這いになる

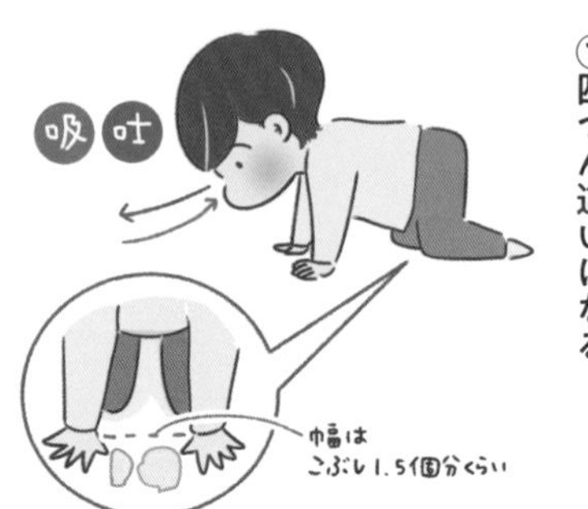

②両脚を後ろに引く

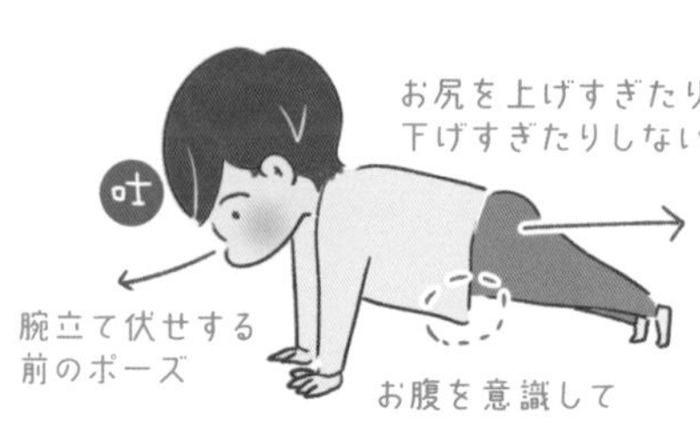

ひばりのポーズ

胸を開き
気分を前向きにする

①板のポーズから
右足を
右手の内側につく

吸
Ⓐ

②左脚の膝をつき
体を起こす

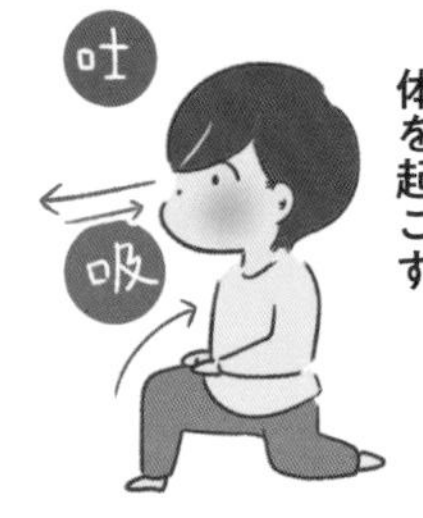

③腰を下げ
前に出した足は踏み込む
左脚の付け根を伸ばす

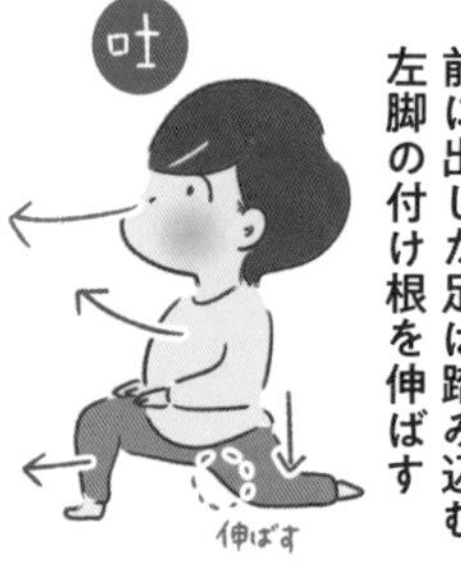

④胸を斜め上へ突き出し開く

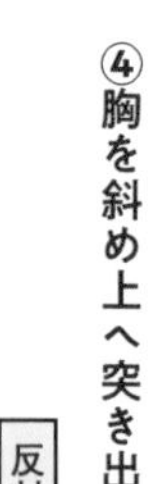

ハイランジ

下半身・体幹強化
ヤル気が出る

①上のⒶのポーズから
手を右脚の上に軽くのせ
上体を起こす

吸
吐
後ろ足は
壁を押す意識で
見えない壁を
押すイメージで

②両手を前から上げて
肩を下ろす

吸
腰を立て
背筋を伸ばす

③前脚を踏み込む
後ろ脚の付け根を
伸ばす

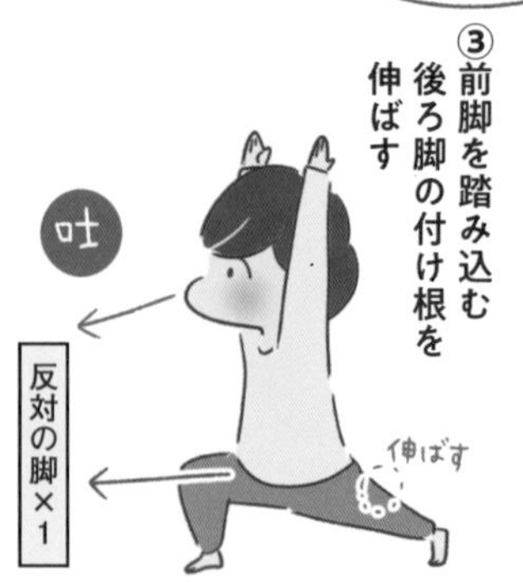

反対の脚×1

ピラミッドのポーズ

血液・リンパの
流れを良くする
冷え改善、リラックス

①脚を大きく開き
手は後ろで組む

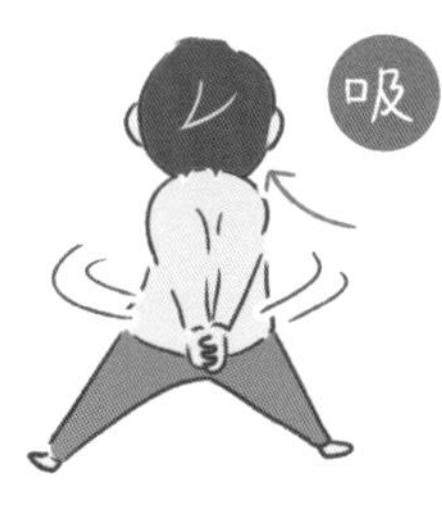

②脚の付け根から
ゆっくりと前に倒れていく

吐

裏もも伸びる！

頭を下げ、血流を促す
リラックス効果も◎

立ち木のポーズ

集中力UP
体幹強化

①山のポーズ（P51参照）

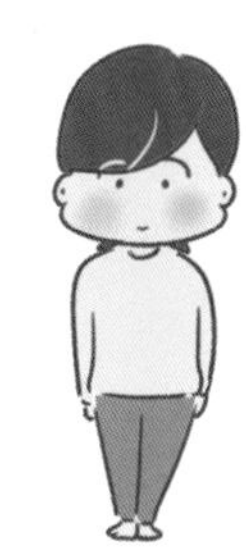

②左ももを付け根から90度に上げる

吸

③左足のかかとを右内ももに当てる

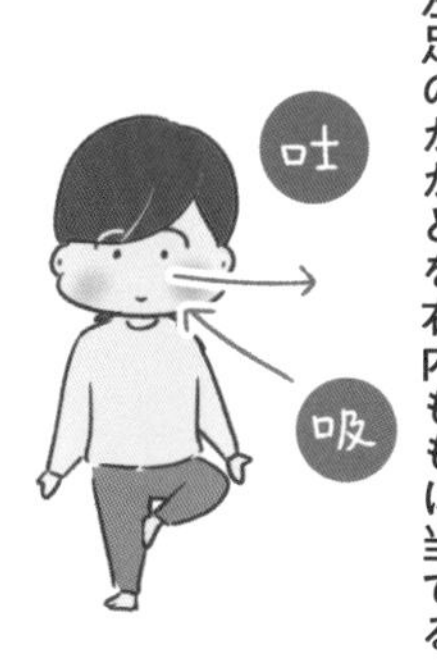

④そのまま両手を上に上げる

吐

肩の力を抜く

5分くらい瞑想

詳しくはP83～88

トータル
15分くらい

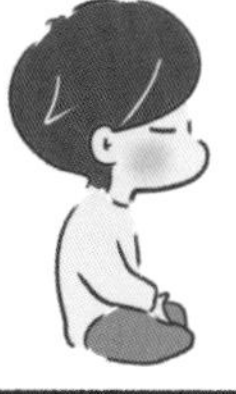

終わると、体も胸のへんも
ポカポカしてくる

ポカポカ
アレ？、

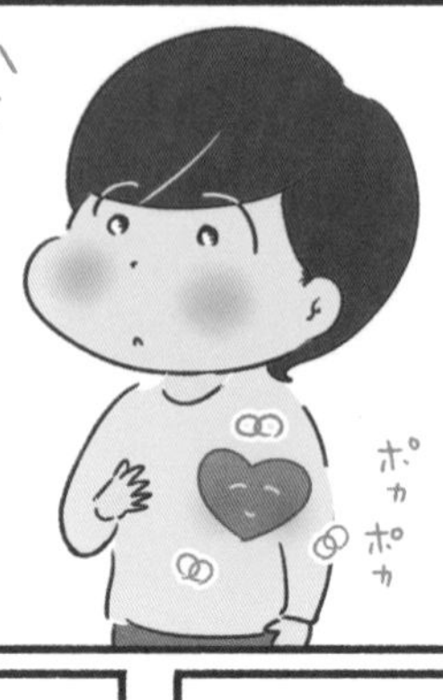

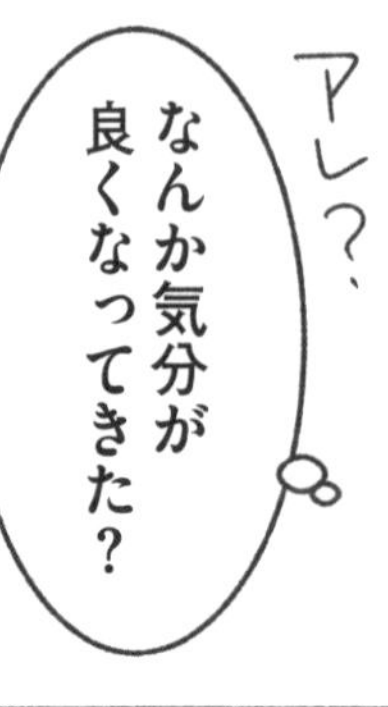

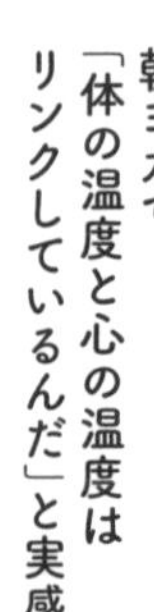

最後はホットタオルで背中と胸をふいて…
邪気は背中につくらしい
スッキリ
復活

気分がすぐれないときにそんなんできない…面倒
——と思いますわな！それが普通！
でも、ここでまずやってみる
とにかく体を動かしてみる

同じスタートでもやってみる・みないでその後の時間が変わります
寝起き気分すぐれない…
START
パラレルワールド
30分ヨガして
残りの時間を気持ちよく過ごすか
1日中すぐれない気分で過ごすか
あなたならどちらのセカイを選択しますか？

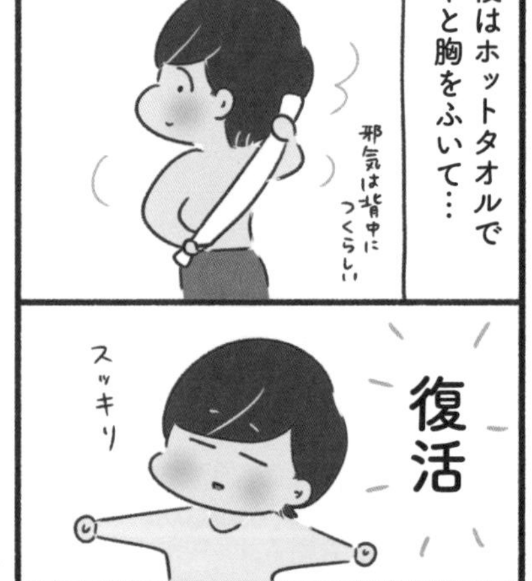

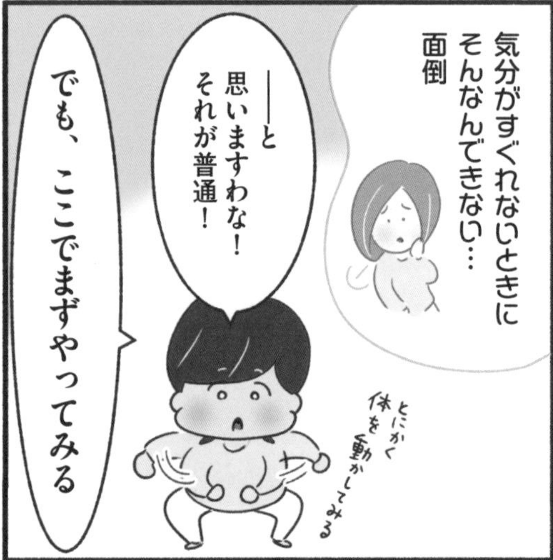

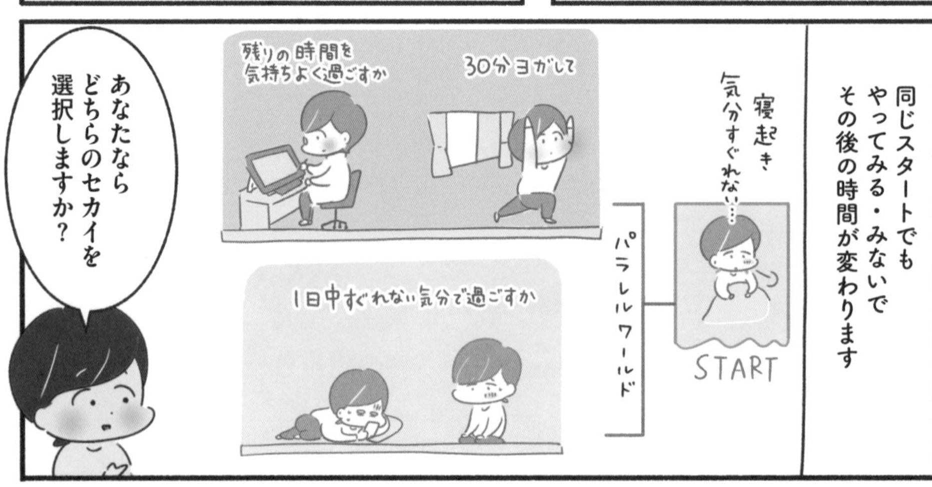

家ヨガ～仕事の合間編～

基本PCワークの
集中作業
いろんなところが
疲労し血流不良
目の疲れ
巻き肩
肩凝り
胸が狭くなる
尻も凝る
むくみ
冷え
これを緩和します

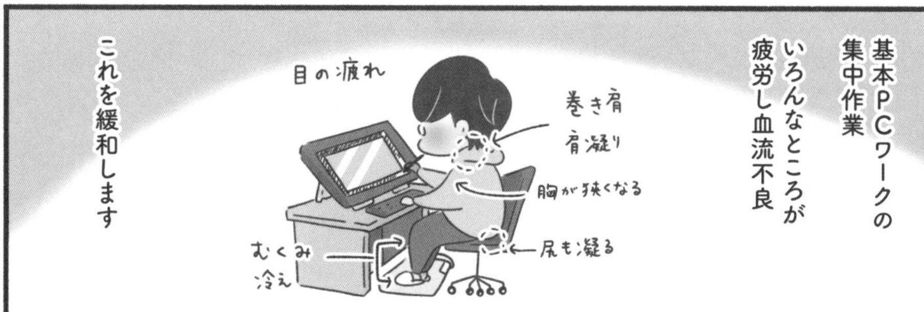

すぐできる緩和

首凝り

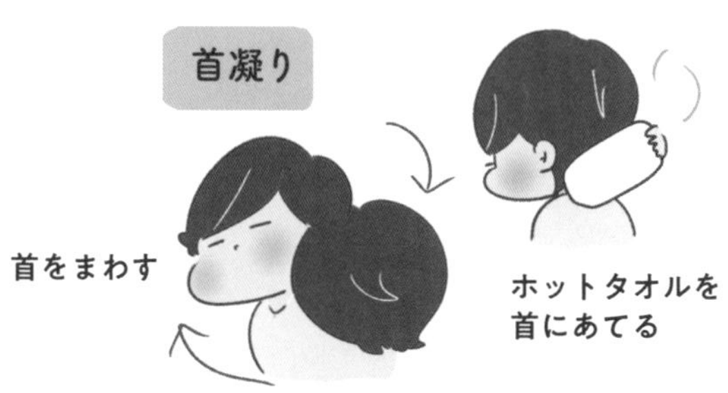

首をまわす

ホットタオルを
首にあてる

目の疲れ

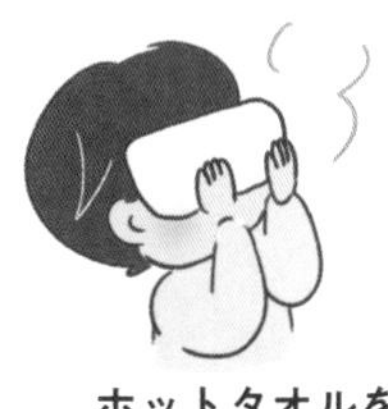

ホットタオルを
目にあてる

肩周り凝り

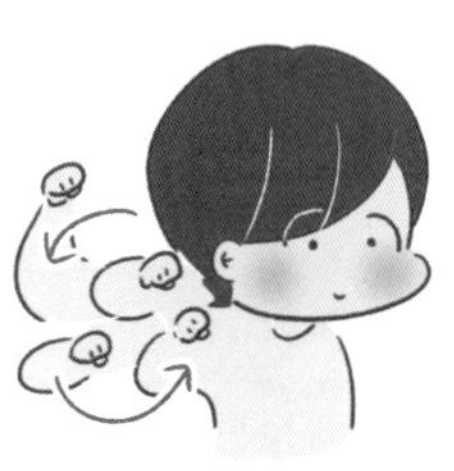

前から後ろに
腕をまわす（反対の腕も）

その場足踏み

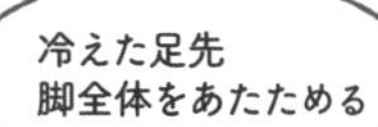

窓を開けて空気を
入れかえる

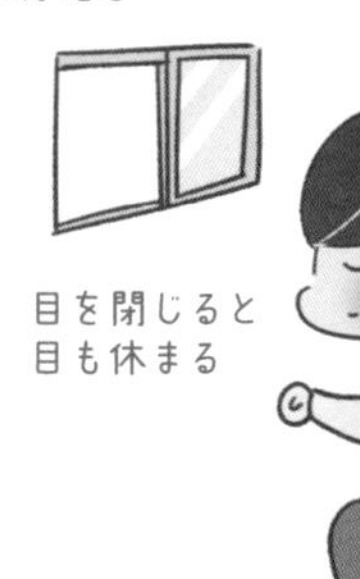

目を閉じると
目も休まる

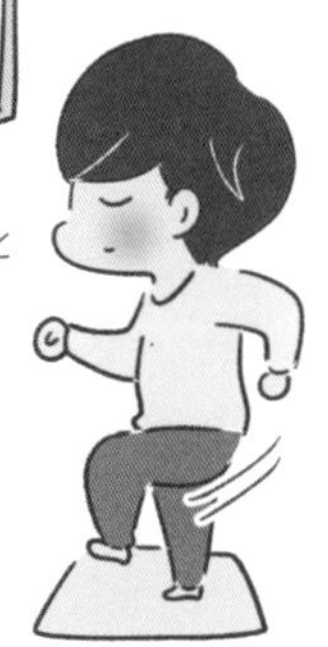

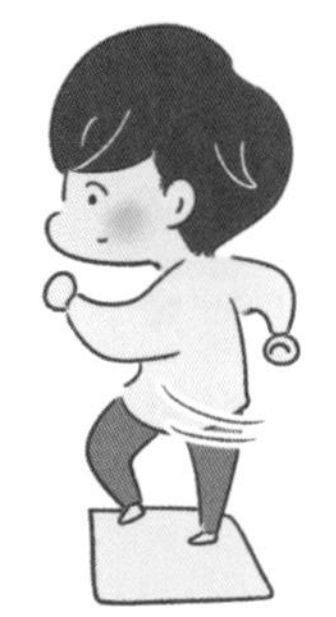

軽いリズム運動で
脳もリラックス

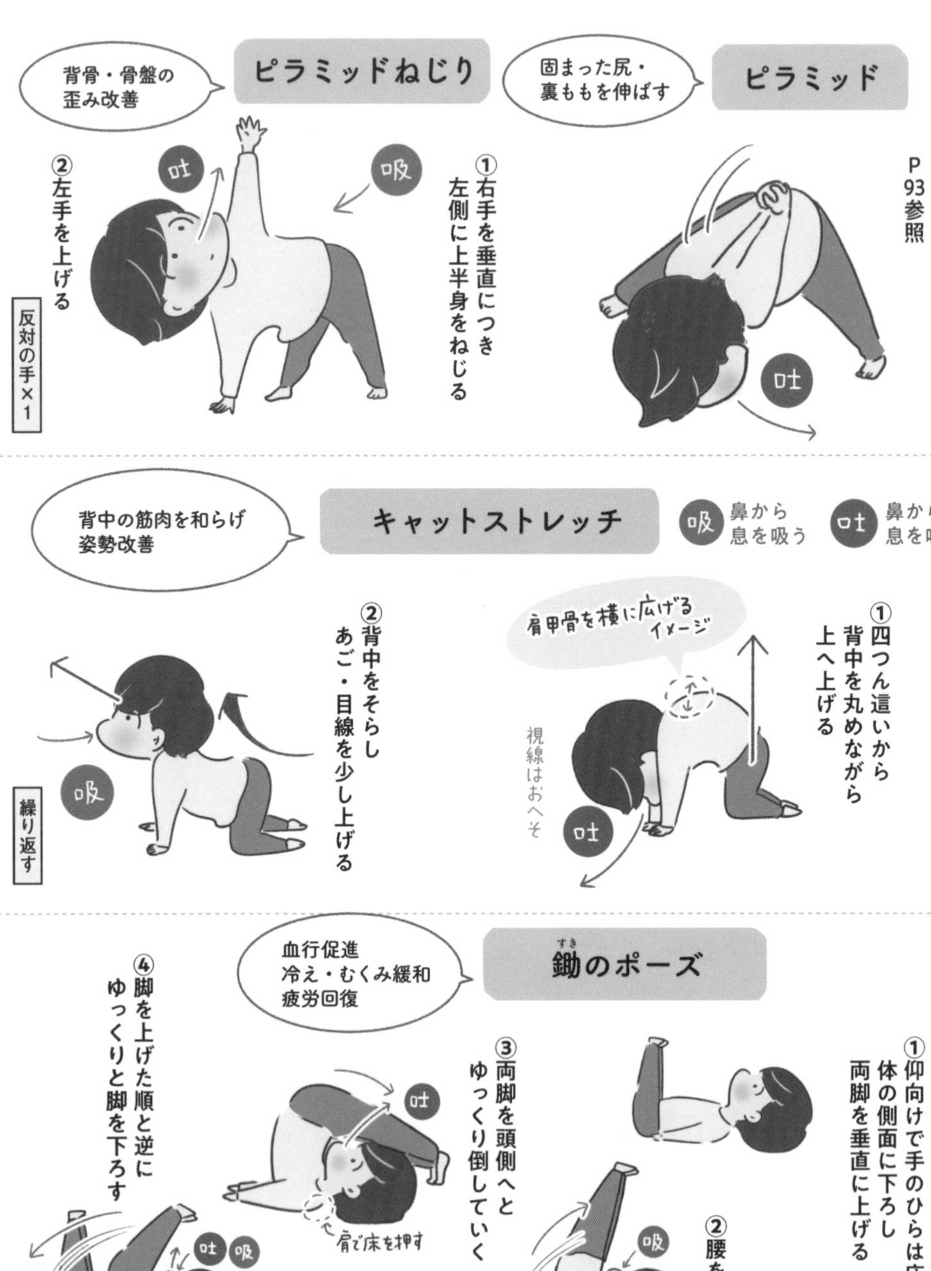

ピラミッド
固まった尻・
裏ももを伸ばす
P93参照
吐
ピラミッドねじり
背骨・骨盤の
歪み改善
①右手を垂直につき
左側に上半身をねじる
吸
②左手を上げる
吐
反対の手×1
キャットストレッチ
背中の筋肉を和らげ
姿勢改善
吸 鼻から
息を吸う
吐 鼻から
息を吐く
①四つん這いから
背中を丸めながら
上へ上げる
肩甲骨を横に広げるイメージ
視線はおへそ
吐
②背中をそらし
あご・目線を少し上げる
吸
繰り返す
鋤のポーズ
血行促進
冷え・むくみ緩和
疲労回復
①仰向けで手のひらは床
体の側面に下ろし
両脚を垂直に上げる
②腰を持ち上げる
吸
二の腕の外側で
床を押す
③両脚を頭側へと
ゆっくり倒していく
吐
肩で床を押す
④脚を上げた順と逆に
ゆっくりと脚を下ろす
吐 吸
お腹に力を入れる

家ヨガ～夜編～

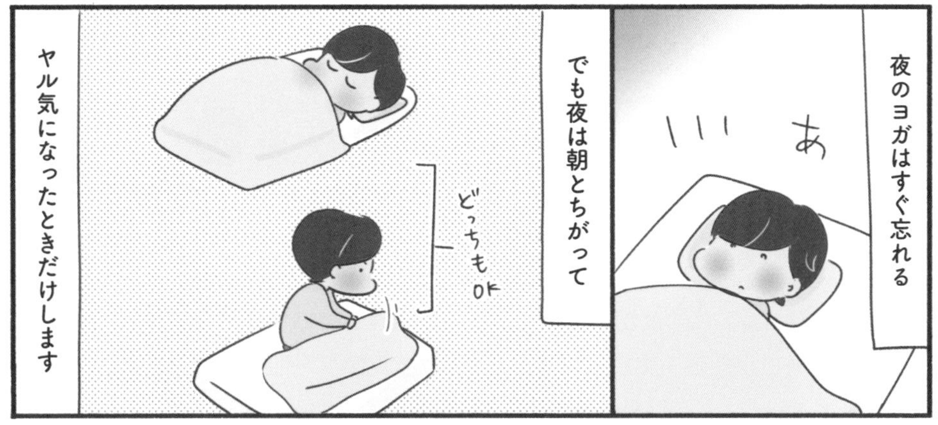

寝転がったままできるポーズ

腸の整え&リラックス

ガス抜きのポーズ

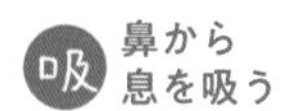

仰向けのまま両脚をあごに近付け腕で抱える

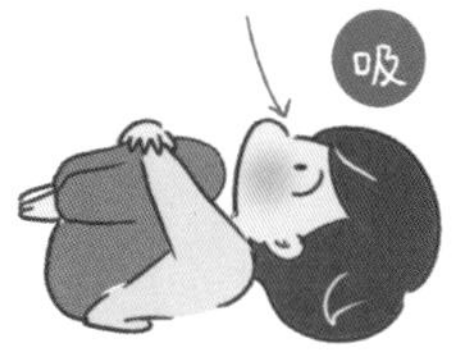

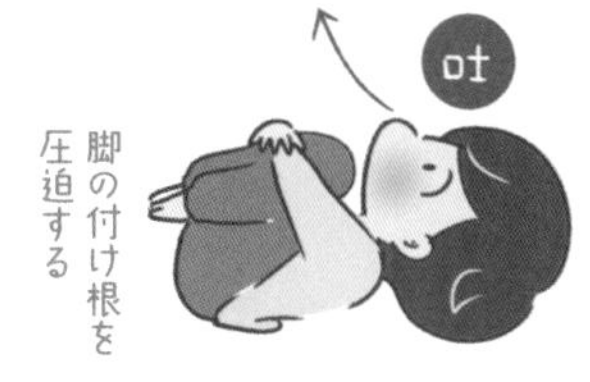

老廃物を流して1日の疲れをとる腸も整える

ワニのポーズ

①仰向けで右膝を曲げ左脚のももにそえる

左手は右膝にそえ、右手は広げ手のひら下

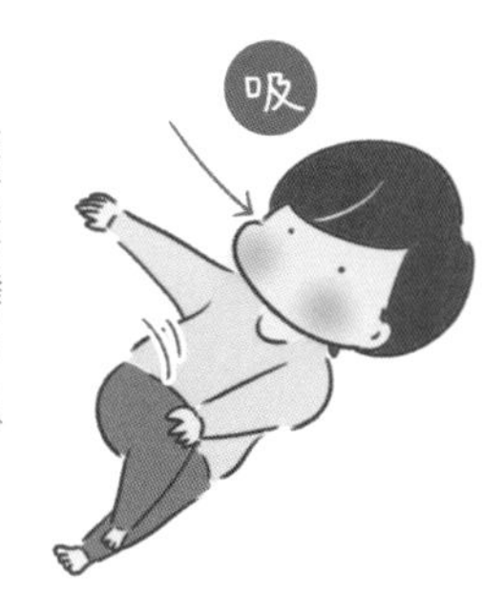

②体は左にねじり顔は右に向ける

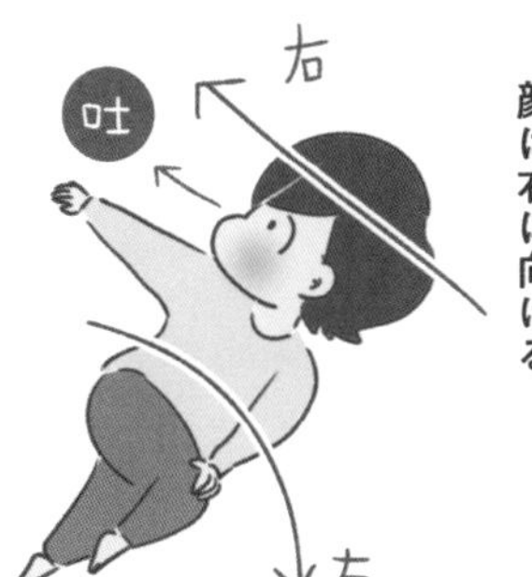

反対の脚×1

魚のポーズ

リラックス効果抜群
不眠・眼精疲労の改善にも◎

※頸椎などを痛めている人は
様子を見ながらやりましょう

①仰向けで手のひらはマット
手の甲はお尻にし
背中側にすべて入れる

吸

かかとは垂直

※両手をグーにする
やり方もある

②肘を立て胸を上に上げ
頭のてっぺんを床につける

吐

かかとは垂直のまま

頭のてっぺんには
百会(ひゃくえ)というツボがあり
そこを刺激すると
自律神経を整える
効果がある

百会

太鼓橋のポーズ

猫背矯正、腰痛改善
リラックスなど

①仰向けになり
脚を立てる

吐 吸

腕は体の側面に付けて
手のひらは床に

②息を吸いながら
腰を持ち上げる

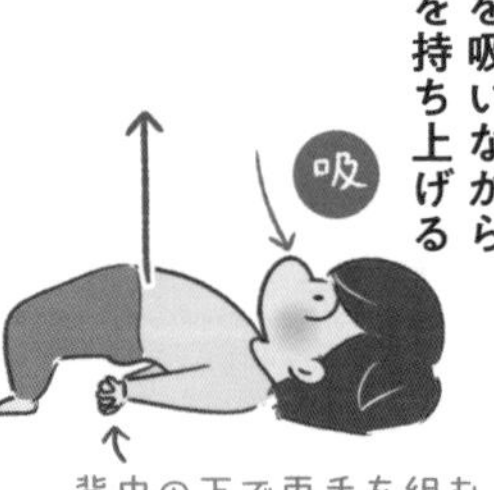

背中の下で両手を組む

③肩甲骨を引き寄せ
胸をさらに持ち上げる

そのまま
ゆったりとした呼吸

吸 吐

針通しのポーズ

首・肩凝りの改善
リラックス
腰まわりシェイプアップ

①四つん這いになる

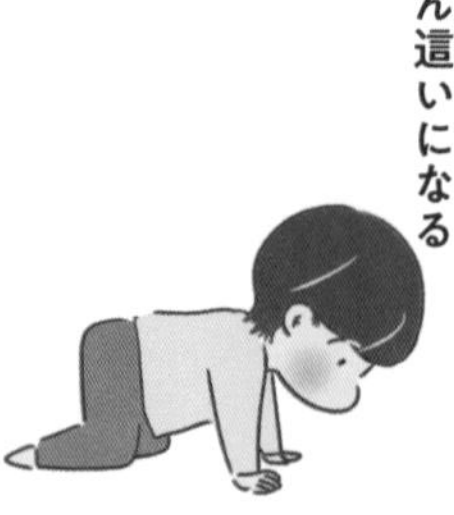

②右手の下から左手を入れ
左肩がつくまで
スライドさせる

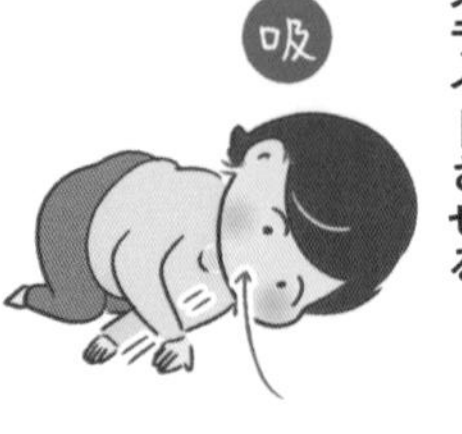

③左肩で支え
安定したら
右手を上げる

吐

反対の手×1

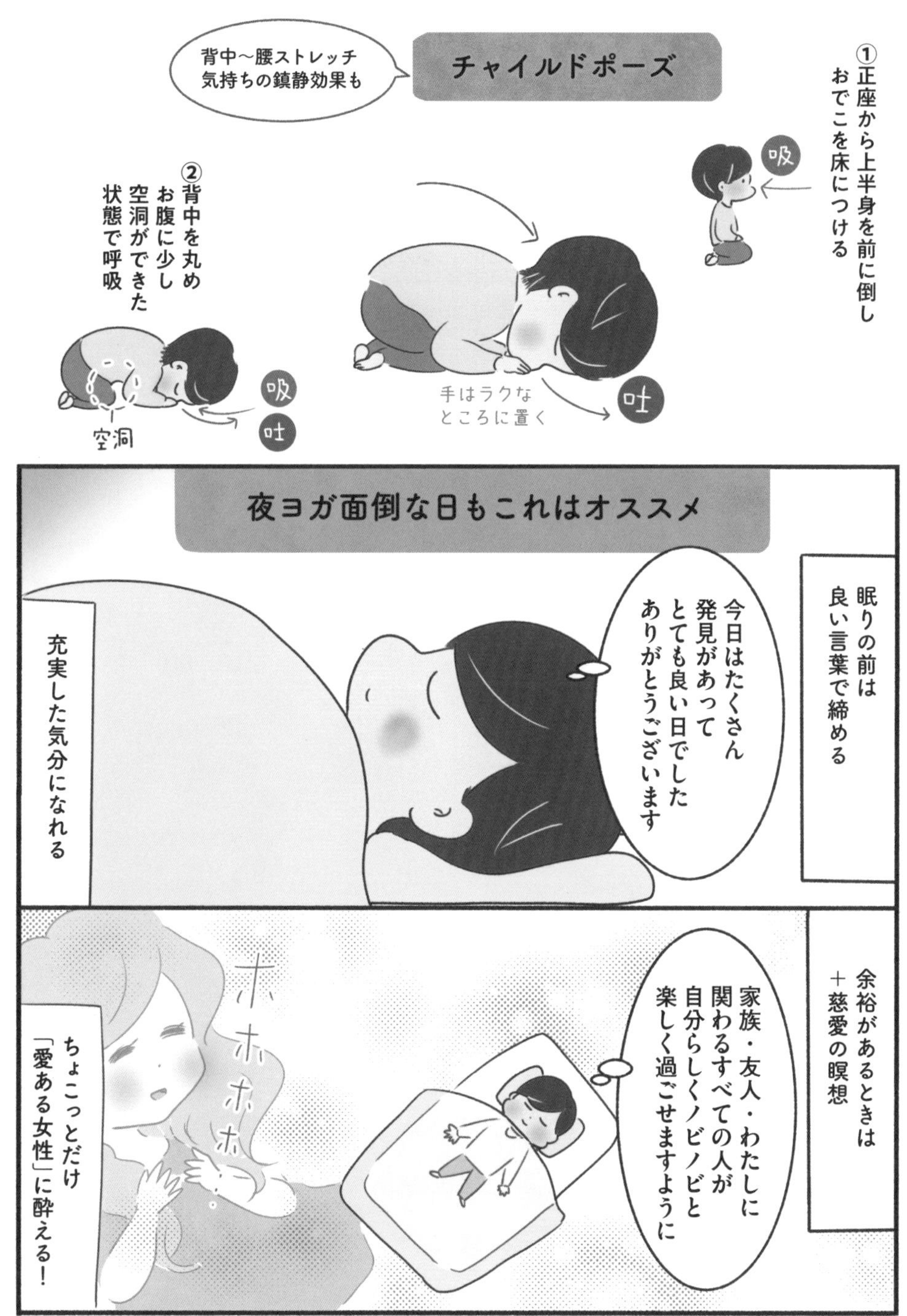
チャイルドポーズ
背中〜腰ストレッチ
気持ちの鎮静効果も
①正座から上半身を前に倒し
おでこを床につける
吸
吐
手はラクな
ところに置く
②背中を丸め
お腹に少し
空洞ができた
状態で呼吸
吸
吐
空洞
夜ヨガが面倒な日もこれはオススメ
眠りの前は
良い言葉で締める
今日はたくさん
発見があって
とても良い日でした
ありがとうございます
充実した気分になれる
余裕があるときは
＋慈愛の瞑想
家族・友人・わたしに
関わるすべての人が
自分らしくノビノビと
楽しく過ごせますように
ホホホホ
ちょこっとだけ
「愛ある女性」に酔える！

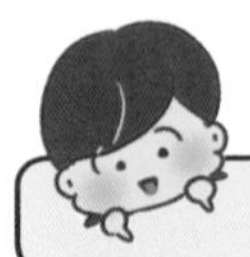

ここからは日常でできる!?　ちょこっとヨガ　お勧め編

満員電車で山のポーズ ⇒P51

つむじを天井へ引き上げるイメージ
吐
吸
首は長く
肩はリラックス
お腹に力を入れる
親指の付け根を押して
足指を開き
足裏を大地に
根付かせるイメージ
内ももを
体の中心に
よせるイメージ
足は腰幅
ちょっとしたことに動じない
心と姿勢トレーニング

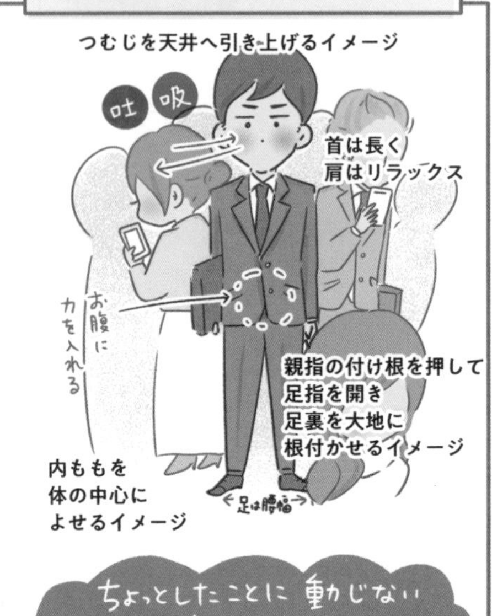

電車の待ち時間などに なんちゃって英雄1ポーズ

息を吸いながら
バッグを後ろに持ち
息を吐きながら
肩甲骨を寄せて胸を開く
吸
肩を
下ろす
吐
肩を
下ろす
45度
胸を上向きに
広げると
気持ちが
開いて前向きに!

かがむときは 分かりにく〜いチェアーポーズ

吐
腕を伸ばす
背筋を伸ばして
お尻を斜め後ろに出す
膝は閉じる
内ももを寄せ
みぞおちを引き上げる

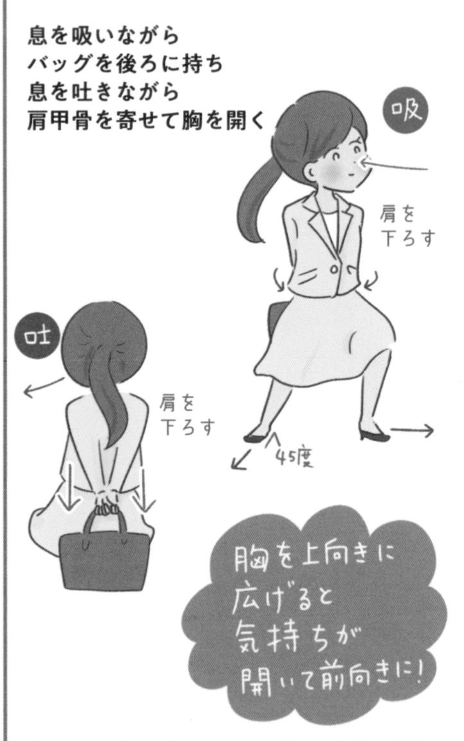

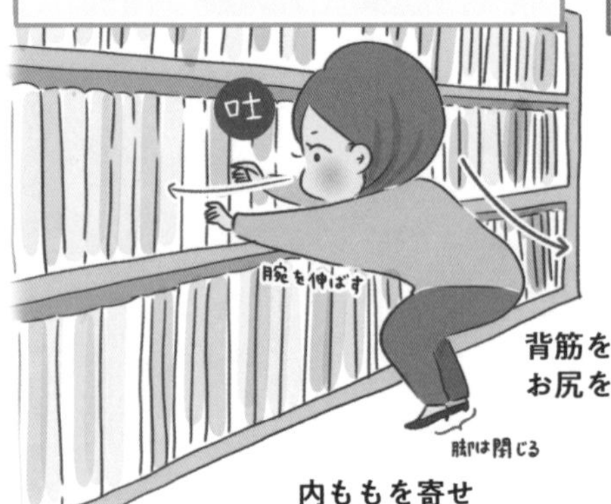

ものを取るついでに
下半身を鍛える

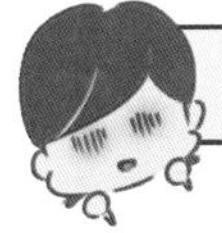

ネガティブになっちゃったら編

落ち込んだら…

背中を丸める
吐
ア

思いっきり息を吸い
体をそらして
吸
ズ
ズズズ

背中を丸める
吐
ア
ついでにキャットストレッチ！

背中の凝りを和らげよう！

頭のお喋りがとまらないときは片足ポーズ

目線を一点に集中させる
（立ち木のポーズ⇒P93）
吐
吸
お腹に力を入れる
体に集中して思考ストップ！

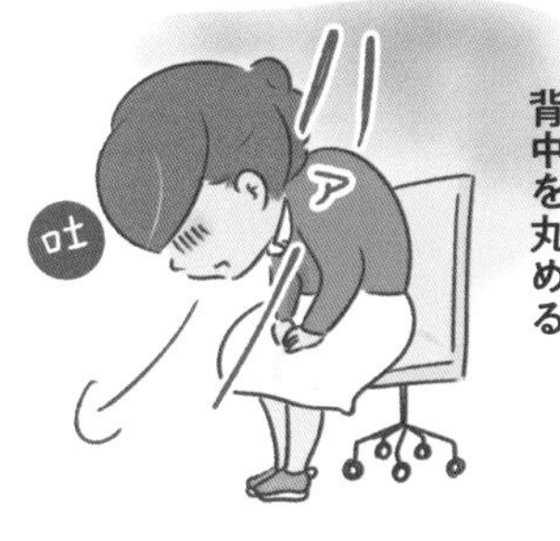

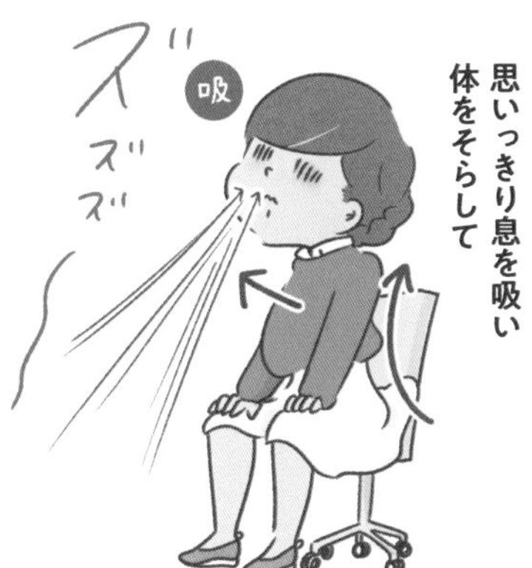

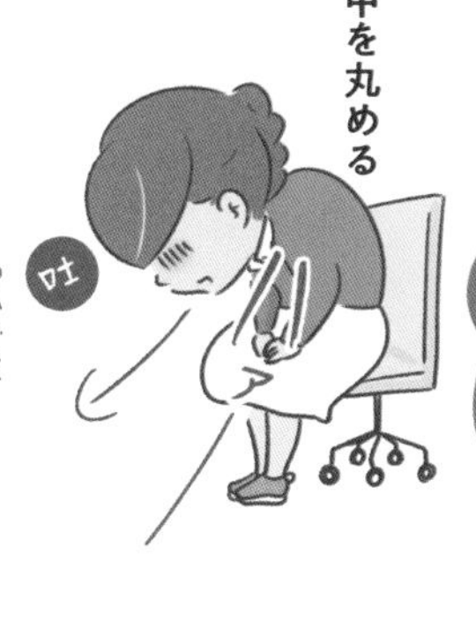

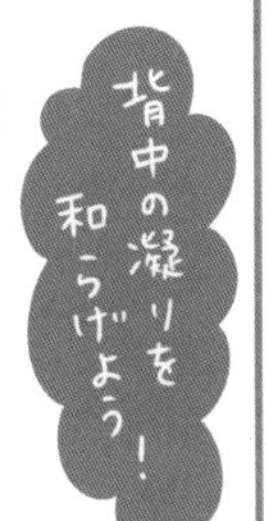

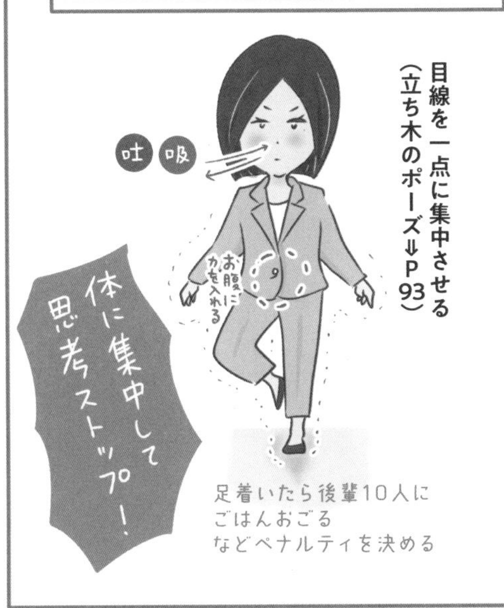

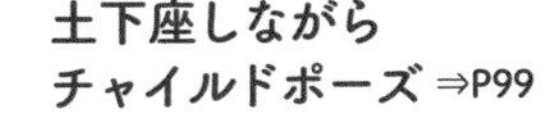

土下座しながらチャイルドポーズ ⇒P99

申し訳ありません！
…
スー
ハー
吸
吐
これは完全ネタ…

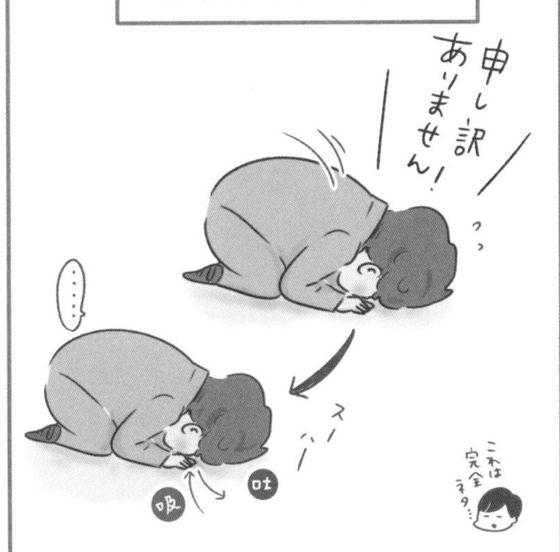

気持ちが焦ってるときは脱力ジャンプ

脳に気が行き過ぎているのを上下運動で下に落とす

肩を上げてストンと下ろす
手をブランブラン

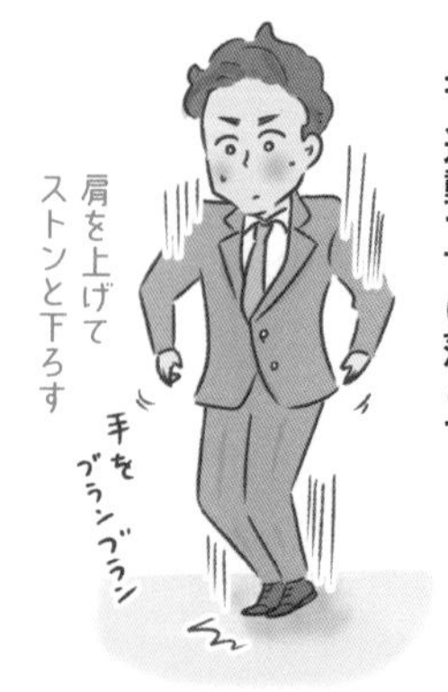

片鼻呼吸（⇒P104）

浅くなっている息を調整
片鼻呼吸でしっかり長く呼吸

5~8秒かけて 吐
5秒かけて 吸

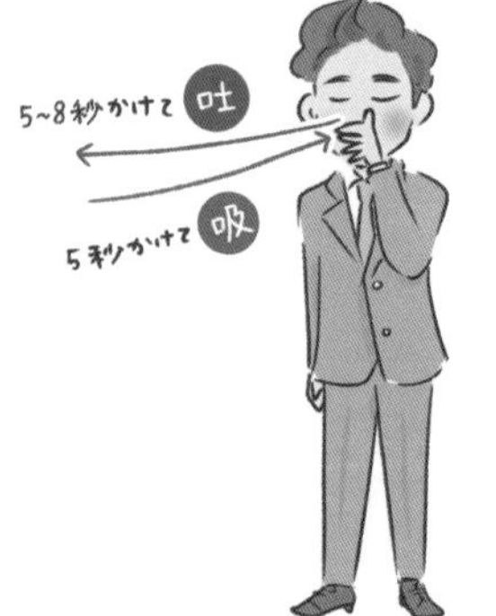

ピラミッドのポーズ（⇒P93）

①後ろで手を組み息を吸う

②吐きながら前に倒れる

吸
吐
リラックス効果が高いポーズ♡

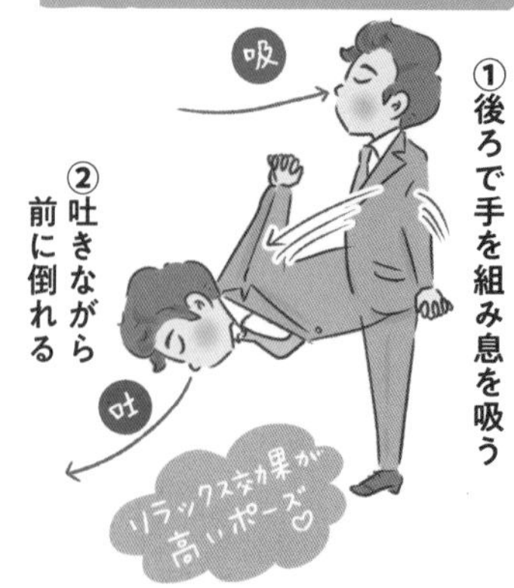

時間がない人の朝起きて気分がすぐれないとき女神のポーズでフンフン呼吸（⇒P104）

①脚を腰幅に前で手をクロス

②息を吸いながら手を上げて

③吐きながら腕90度に

④そのままフンフン呼吸

⑤背中、胸を濡れたタオルでふく

女神のポーズ！
吐
マヌケなくらいでちょうどいい！
45度
吸
ペコペコ
ホットタオルでも◎

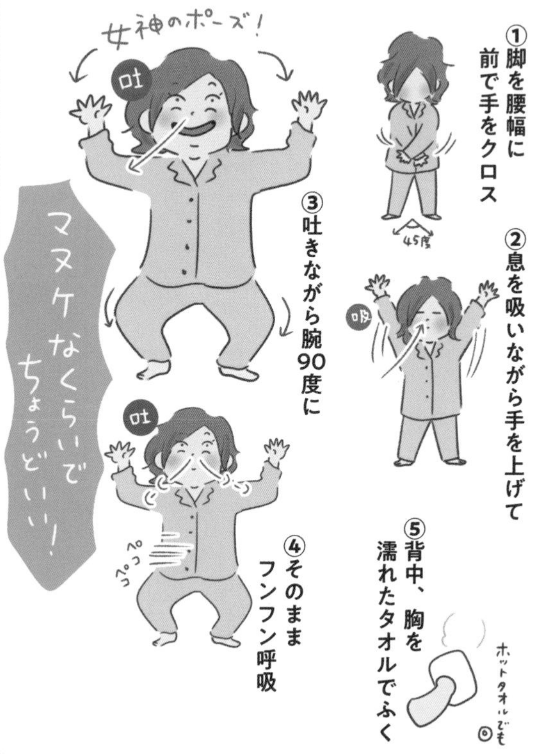

外食中に足が冷えてツライとき杖のポーズで足ストレッチ

足の甲を垂直、水平を繰り返す

L90度

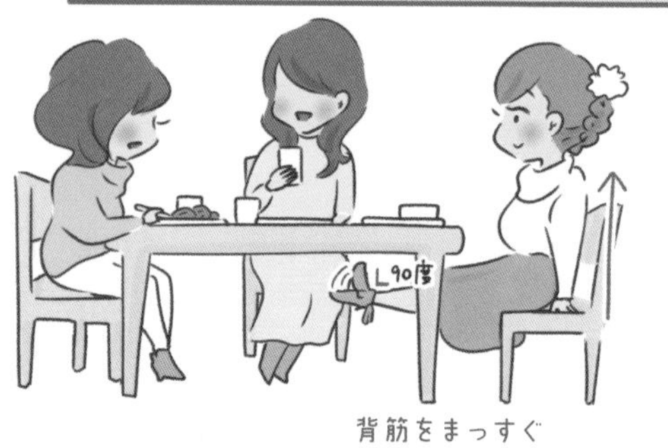

背筋をまっすぐ
背もたれにもたれない

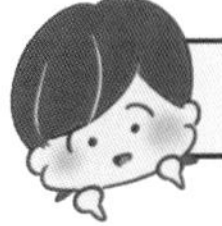

家ヨガその他編

洗濯物たたみのついでに 開脚＆ねじりポーズ

吐
背筋を伸ばしたまま
腰からねじる

吸
背筋を伸ばす
つま先を
立てる

赤ちゃんをあやしながら 獅子のポーズ

膝を立て
前かがみで座る
背筋を伸ばし
お尻の穴を
上に向ける
イメージで

吸
顔を中心に寄せる
イメージで
グシャッとする
ばぁ〜
目線は上
思いきり口を開け
舌を出す
吐

ペットと遊びながら 股関節伸ばし

脚はハイランジ
（⇒P92）で
上体を倒す
ここを伸ばす
つま先を外に45度開き
そのまましゃがむ
ペットをなでながら
カエルのポーズ（⇒P52）

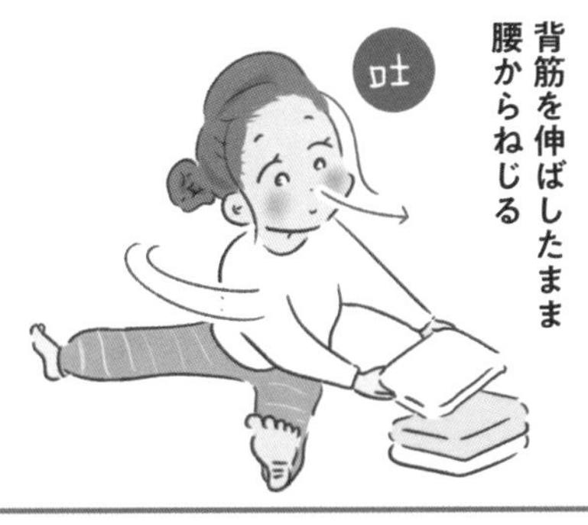

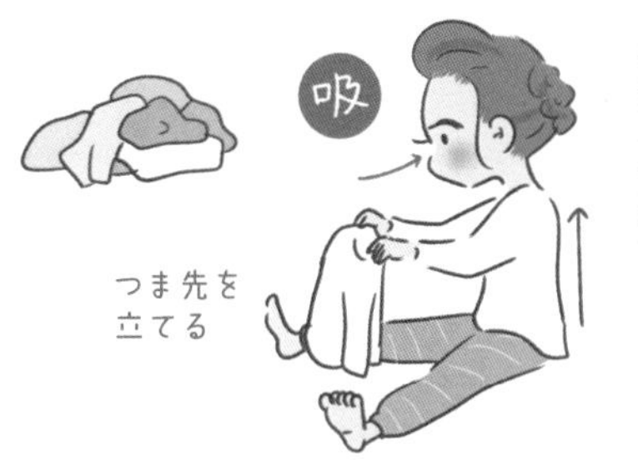

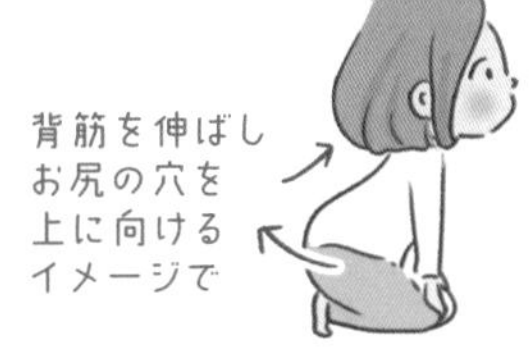

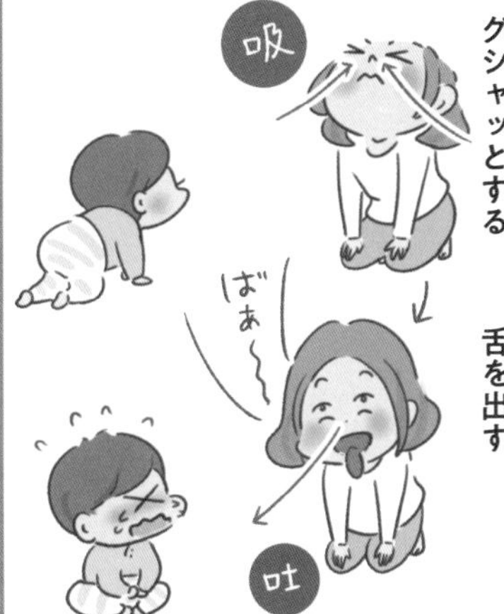

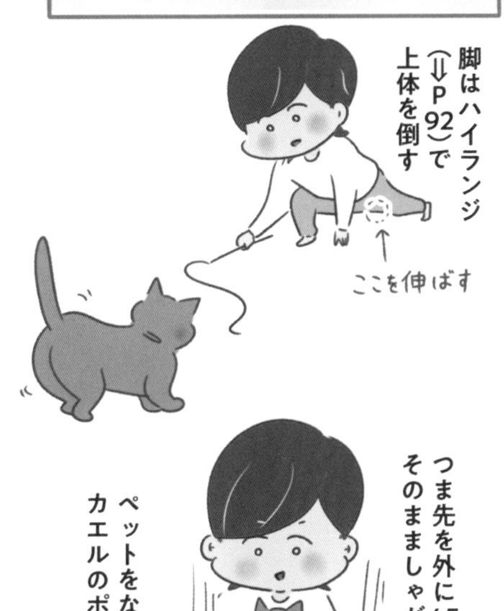

日常でできる呼吸&マインドフルネス

片鼻呼吸（ナーディショーダナ）

①右手の親指と人差し指を
顔の前に持ってくる

吐
②親指で
右の鼻の穴を押さえ
左から息を吐く

吸
③左から息を吸う

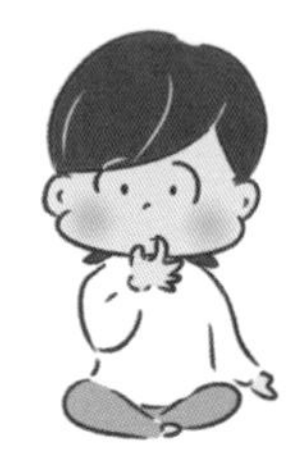

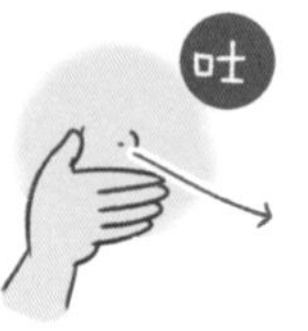

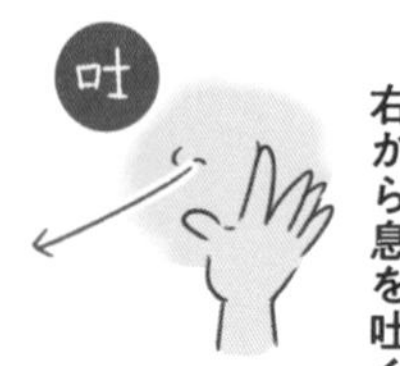

吸
⑤右から
息を吸う
⑥②に戻る

左の鼻はおだやかな
月のエネルギー
右の鼻は活発な
太陽のエネルギー

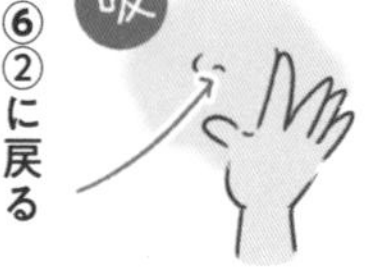

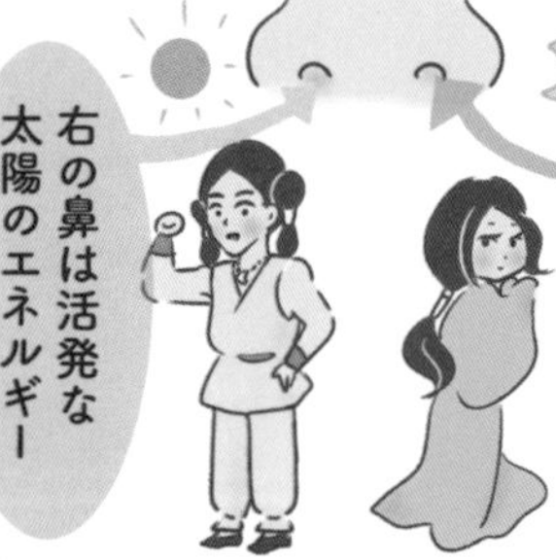

それらをバランス良く
吸い吐きすることで
エネルギーが調和され
自律神経が調整されるそう

中庸

フンフン呼吸（カパラバティ）

①息を吐いて吸う
①吐
②吸

②鼻から小刻みに
息を吐きながら
お腹をリズムよく
ペコペコと動かす
ペコペコ

わたしは
こう呼んでいる
イライラするときなど
腹の中の怒りをフンフンと
噴射するイメージですると
スッキリ!
フン
フン

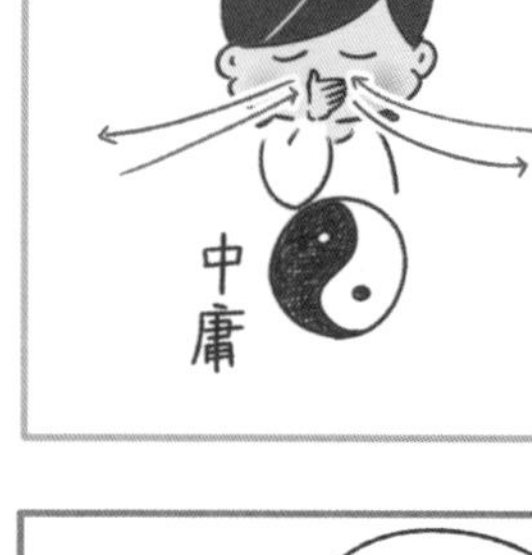

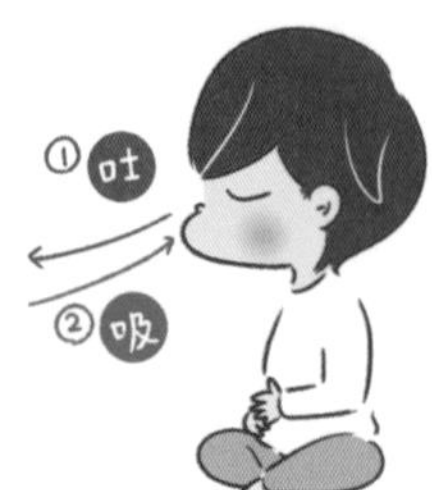

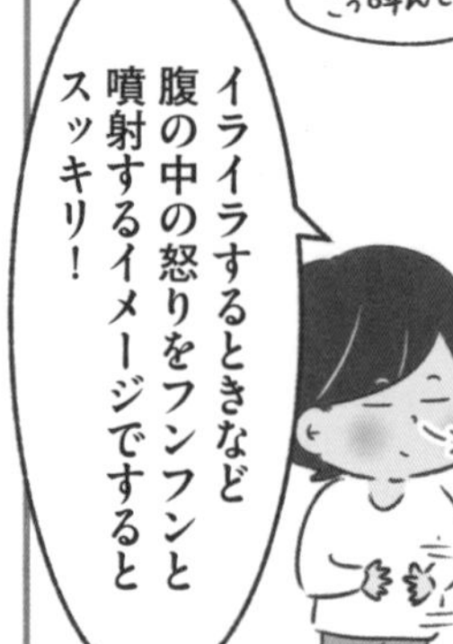

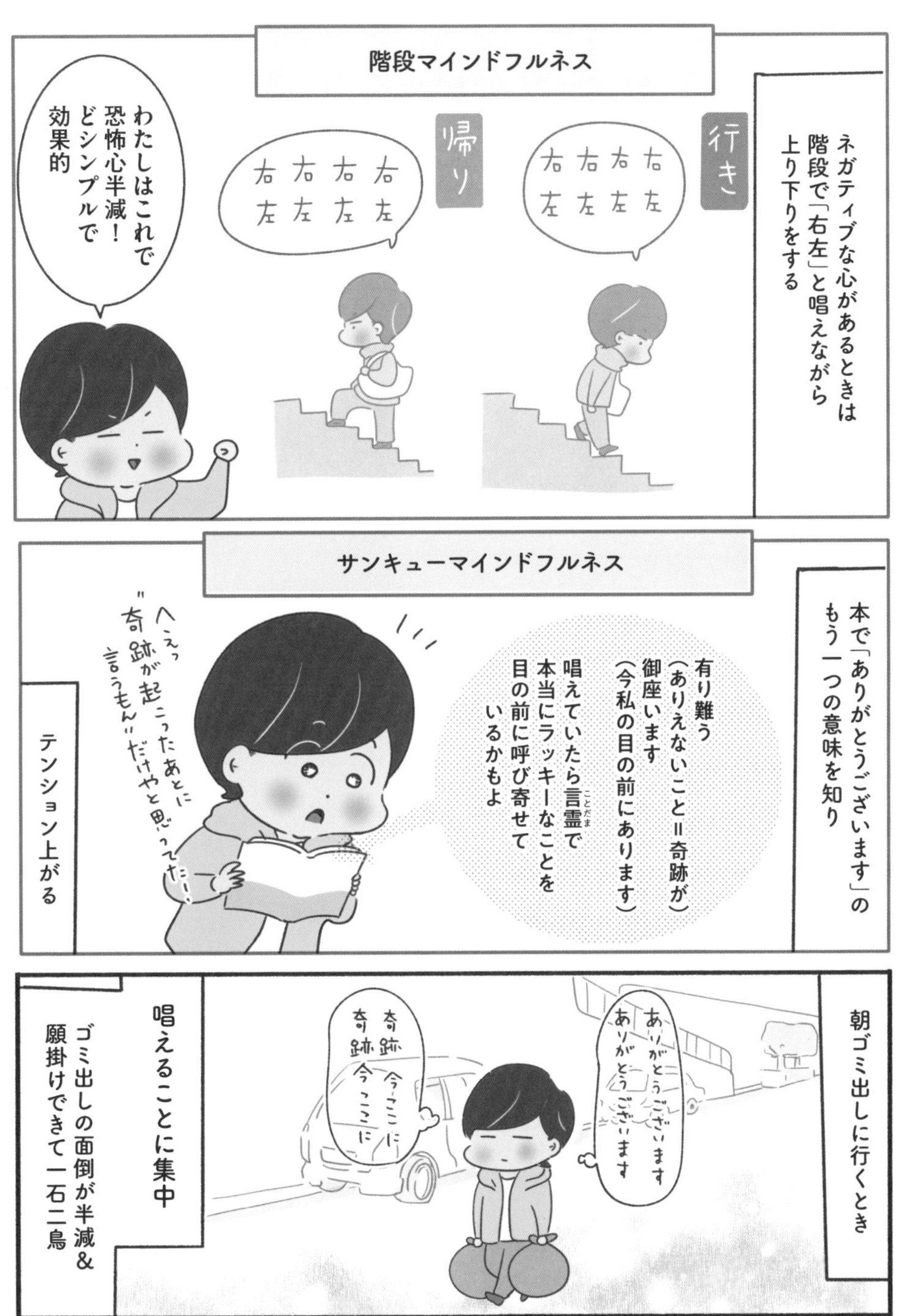
階段マインドフルネス
ネガティブな心があるときは階段で「右左」と唱えながら上り下りをする
行き
右右右右
左左左左
帰り
右右右右
左左左左
わたしはこれで恐怖心半減！どシンプルで効果的
サンキューマインドフルネス
本で「ありがとうございます」のもう一つの意味を知り
有り難う
（ありえないこと＝奇跡が）
御座います
（今私の目の前にあります）
唱えていたら言霊で本当にラッキーなことを目の前に呼び寄せているかもよ
へぇっ
"奇跡が起こったあとに言うもん!!"だけやと思ってたー
テンション上がる
朝ゴミ出しに行くとき
ありがとうございます
ありがとうございます
奇跡
今ここに
奇跡
今ここに
唱えることに集中
ゴミ出しの面倒が半減＆願掛けできて一石二鳥

ヨガのちょっとしたことを集めました

ヨガに目覚めた独身女の分かれ道？

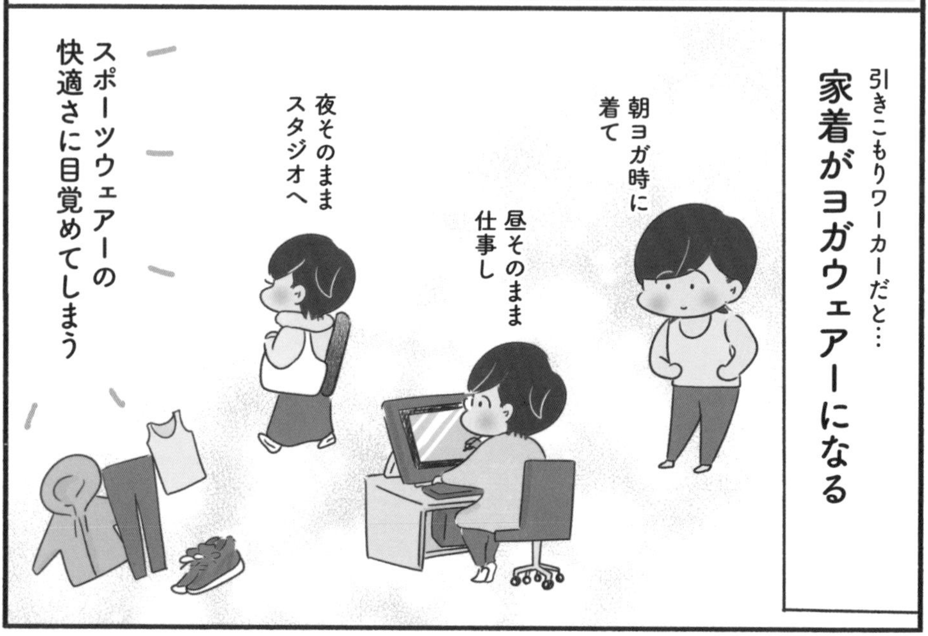

引きこもりワーカーだと…

家着がヨガウェアーになる

朝ヨガ時に着て

昼そのまま仕事し

夜そのままスタジオへ

スポーツウェアーの快適さに目覚めてしまう

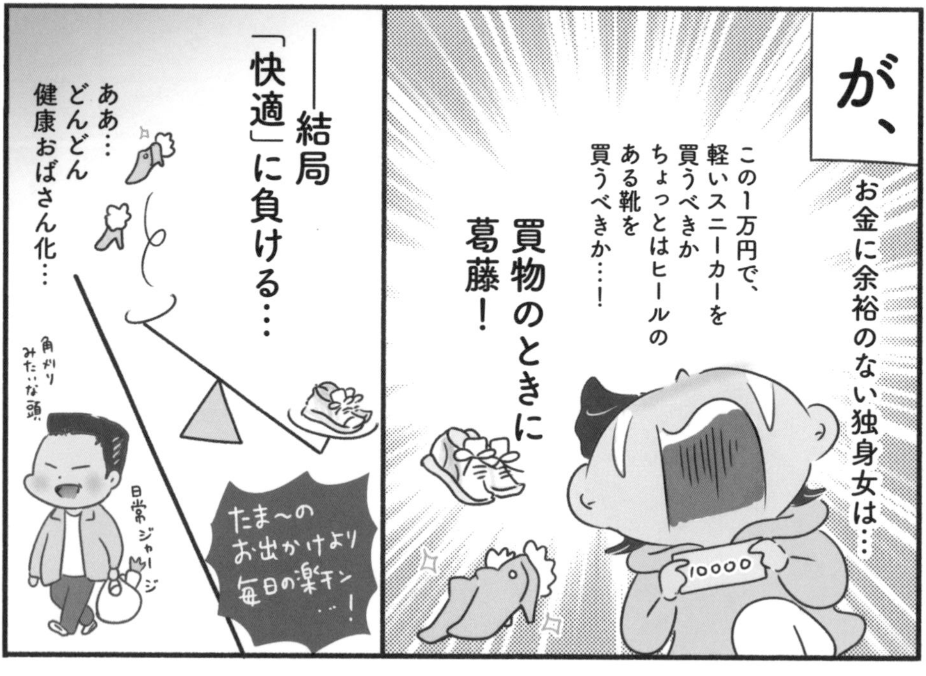

が、

お金に余裕のない独身女は…

この1万円で、軽いスニーカーを買うべきか ちょっとはヒールのある靴を買うべきか…！

買物のときに葛藤！

10000

——結局「快適」に負ける…

ああ…どんどん健康おばさん化…

角刈りみたいな頭

日常ジャージ

たま～のお出かけより毎日の楽チン…！

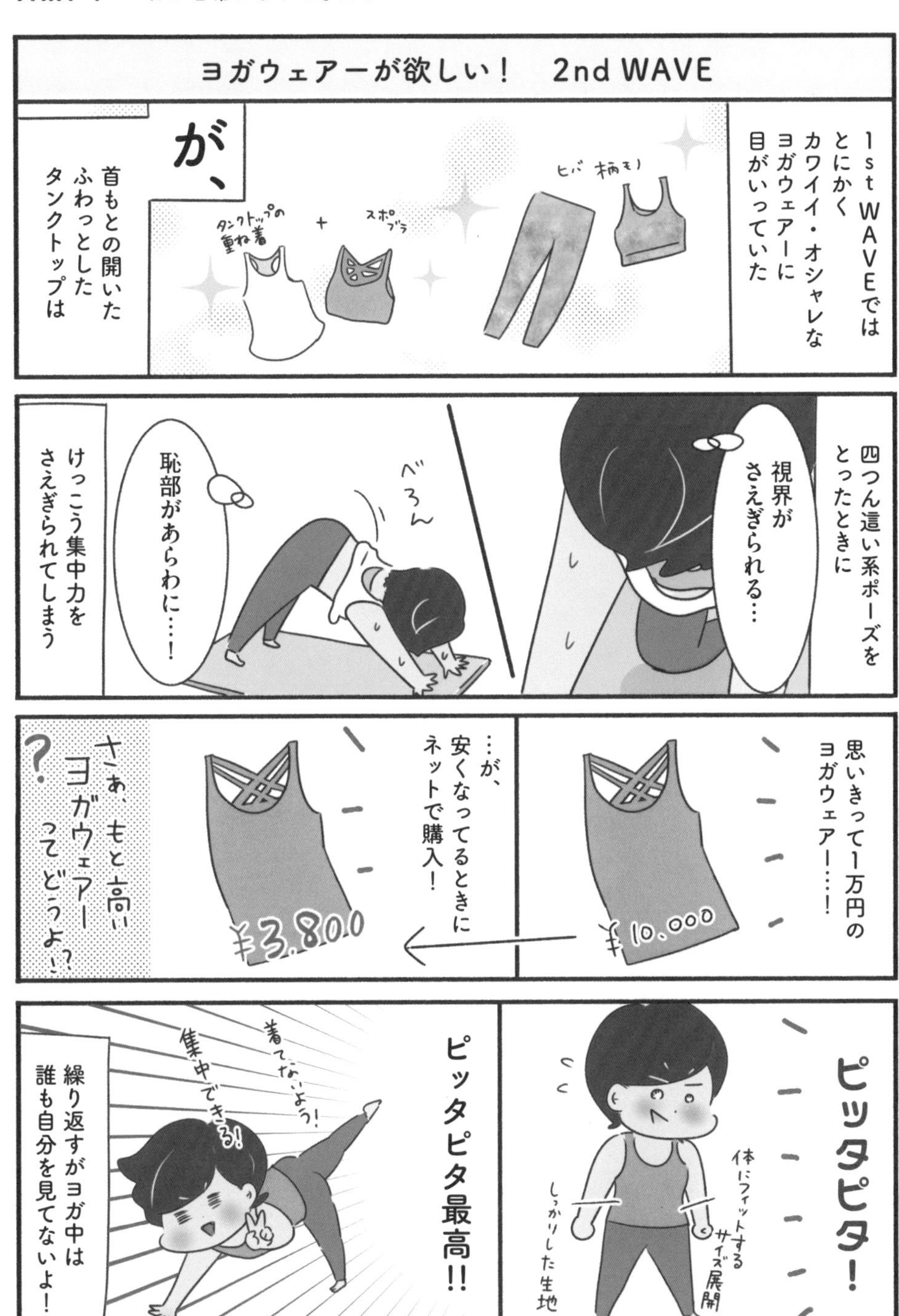
ヨガウェアーが欲しい！　2nd WAVE
1st WAVEでは
とにかく
カワイイ・オシャレな
ヨガウェアーに
目がいっていた
ヒバ柄もり
スポブラ
タンクトップの
重ね着
が、
首もとの開いた
ふわっとした
タンクトップは
四つん這い系ポーズを
とったときに
視界が
さえぎられる…
べろん
恥部があらわに…！
けっこう集中力を
さえぎられてしまう
思いきって1万円の
ヨガウェアー…！
¥10,000
…が、
安くなってるときに
ネットで購入！
¥3,800
さあ、もと高い
ヨガウェアー
ってどうよ！？
ピッタピタ！
体にフィットする
サイズ展開
しっかりした生地
ピッタピタ最高!!
着てないよう！
集中できる！
繰り返すがヨガ中は
誰も自分を見てないよ！

レッスン前の“やっちまった”

19時30分くらいからのレッスン受けるとき
夕ごはん食べたほうがいいんかな？
それともレッスン後？、
地味に迷う
夜9時すぎて食べると良くないっていうしな…
18時すぎに焼きそばを食べる

……やっちまった…！
焼きそばが逆流してくる…!!
♫ドンドコドンドン♫
♪ドンドコドンドン♪
ダウンドッグの恐怖！

しかもこの暑さ…
あかん…吐く…
うぷ…
なんとか1時間もちこたえるも…
アクティブ系レッスン前は2時間以上ものは食べないほうが良し！
死ぬかと思った…
それからはレッスン前はゼリー飲料のみ摂るように

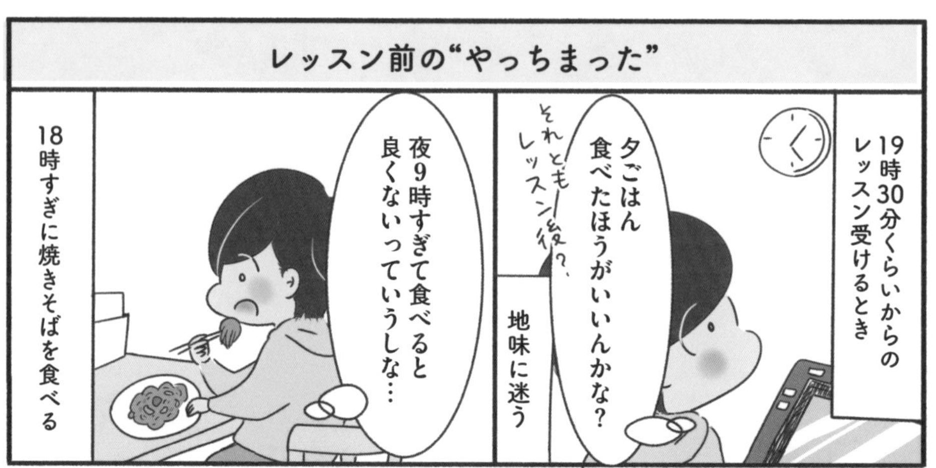

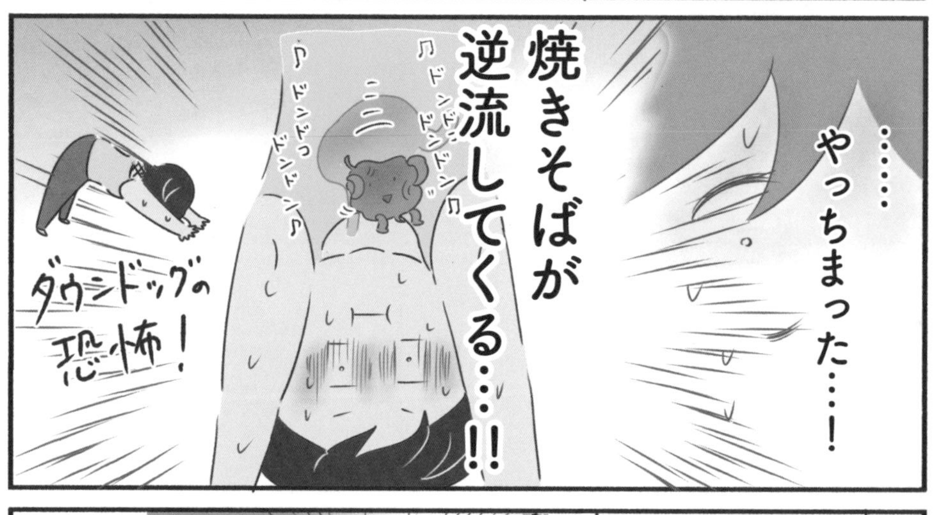

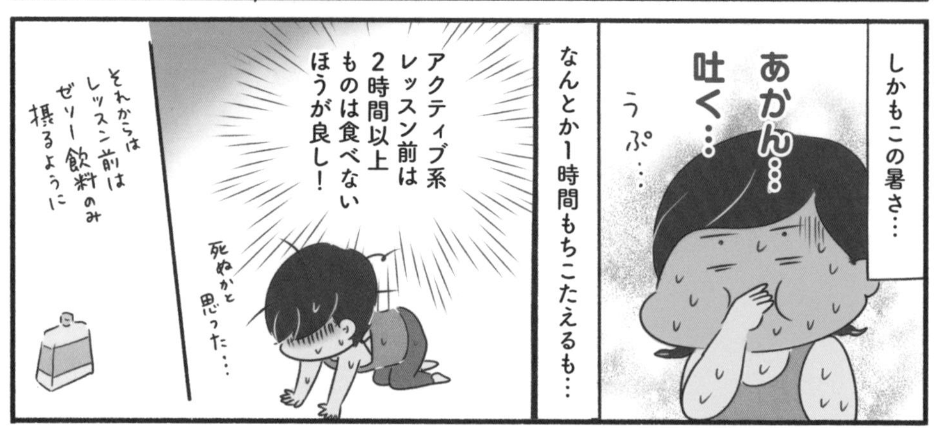

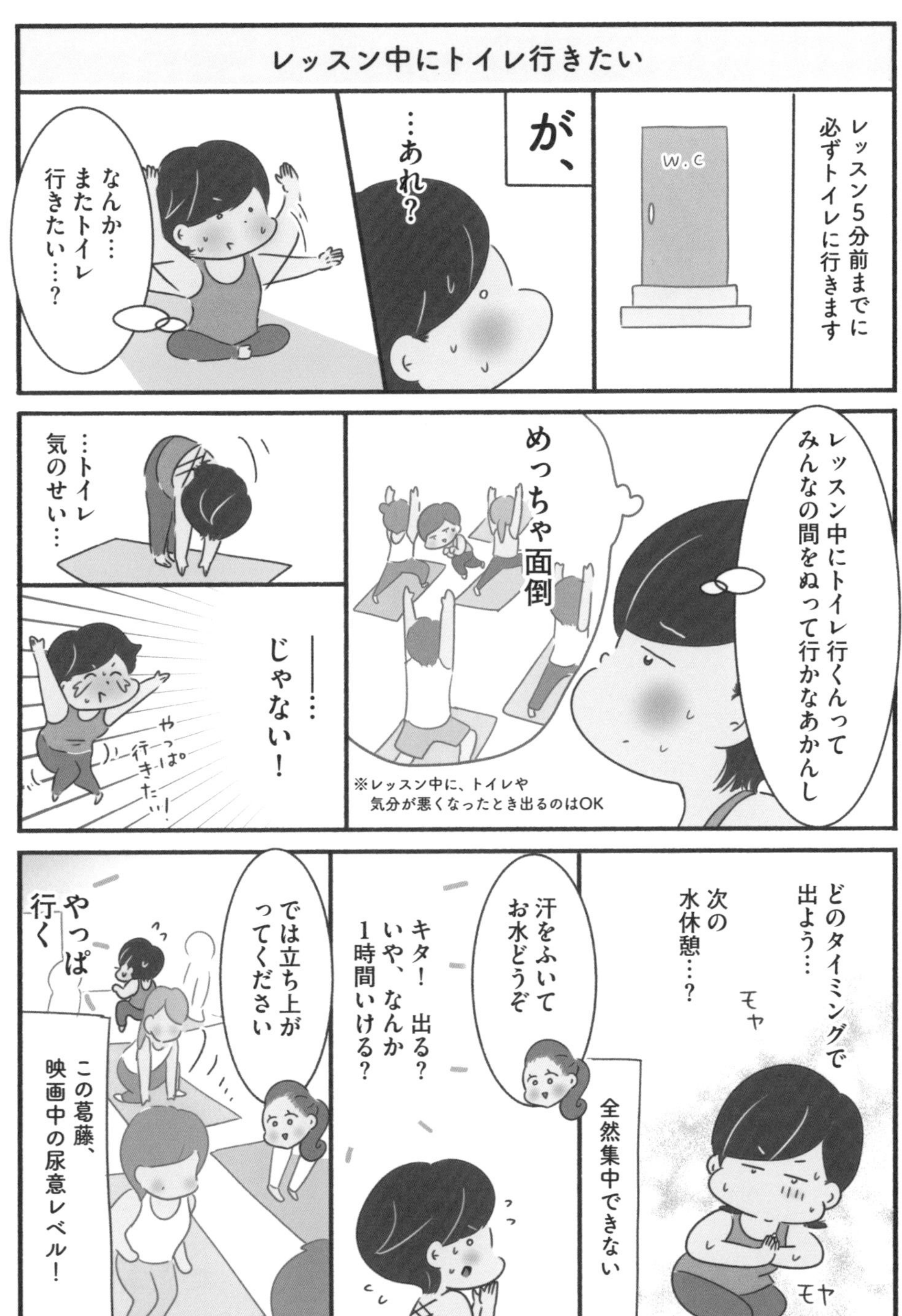
レッスン中にトイレ行きたい
レッスン5分前までに必ずトイレに行きます
W.C
が、
…あれ？
なんか…またトイレ行きたい…？
レッスン中にトイレ行くんってみんなの間をぬって行かなあかんし
めっちゃ面倒
※レッスン中に、トイレや気分が悪くなったとき出るのはOK
…トイレ気のせい…
――…じゃない！
やっぱ行きたい！
どのタイミングで出よう…
次の水休憩…？
モヤ
モヤ
全然集中できない
汗をふいてお水どうぞ
キタ！ 出る？ いや、なんか1時間いける？
では立ち上がってください
やっぱ行く
この葛藤、映画中の尿意レベル！

レッスン中の隣の人

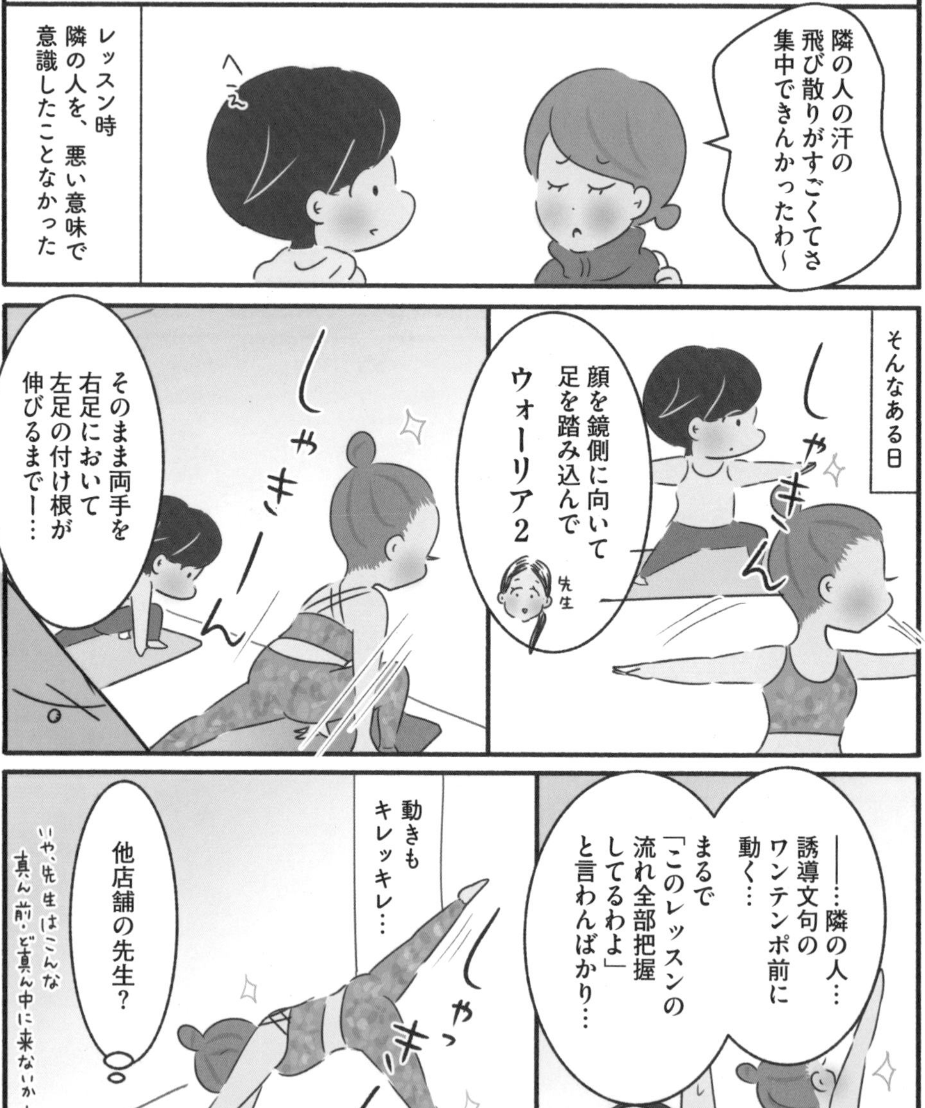

隣の人の汗の
飛び散りがすごくてさ
集中できんかったわ〜

へぇ

レッスン時
隣の人を、悪い意味で
意識したことなかった

そんなある日

しゃきーん

顔を鏡側に向いて
足を踏み込んで
ウォーリア2

先生

しゃきーん

そのまま両手を
右足において
左足の付け根が
伸びるまでー…

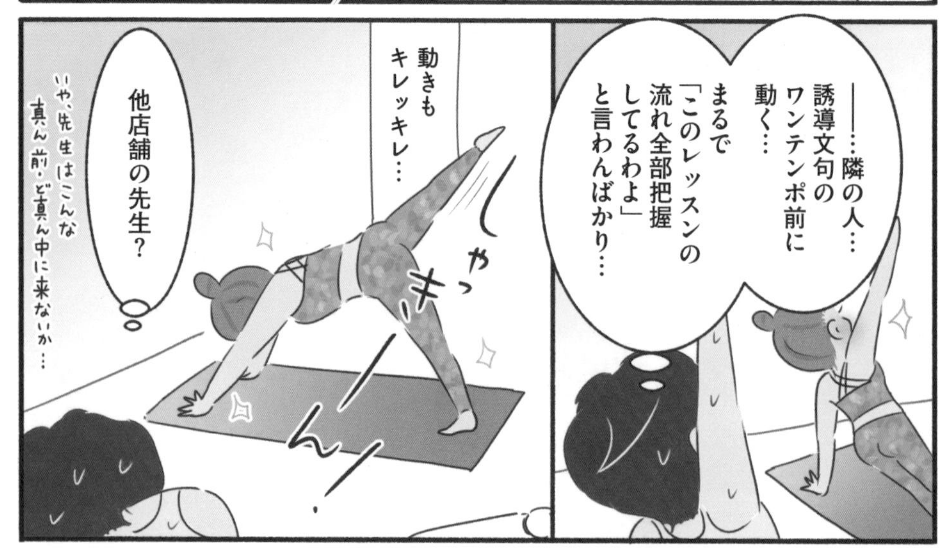

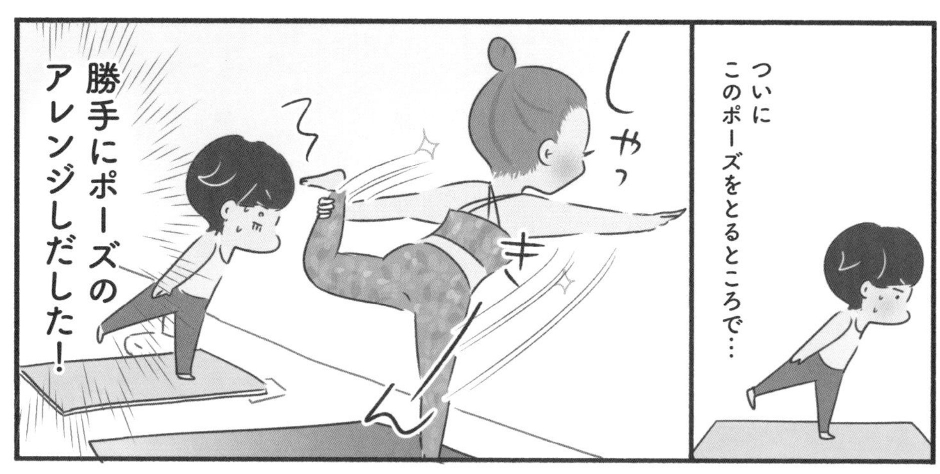
ついに
このポーズをとるところで…
しゃっ
キ
ん
勝手にポーズの
アレンジしだした！

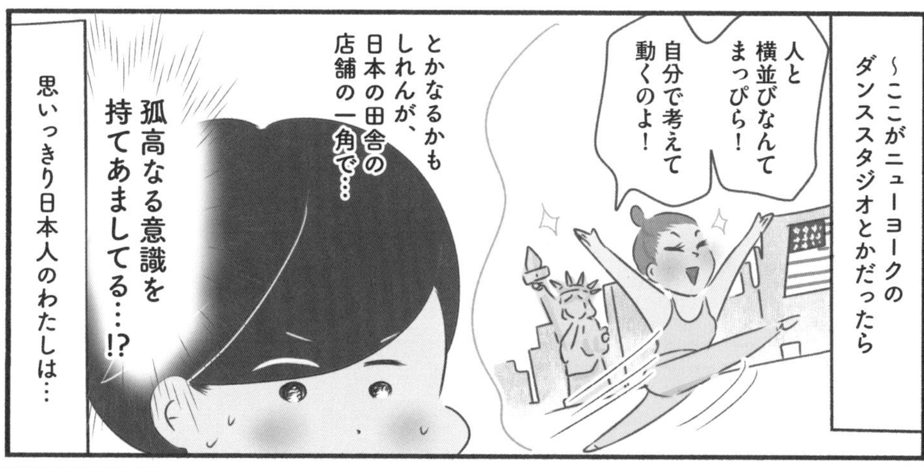
〜ここがニューヨークの
ダンススタジオとかだったら
人と
横並びなんて
まっぴら！
自分で考えて
動くのよ！
とかなるかも
しれんが、
日本の田舎の
店舗の一角で…
孤高なる意識を
持てあましてる…!?
思いっきり日本人のわたしは…

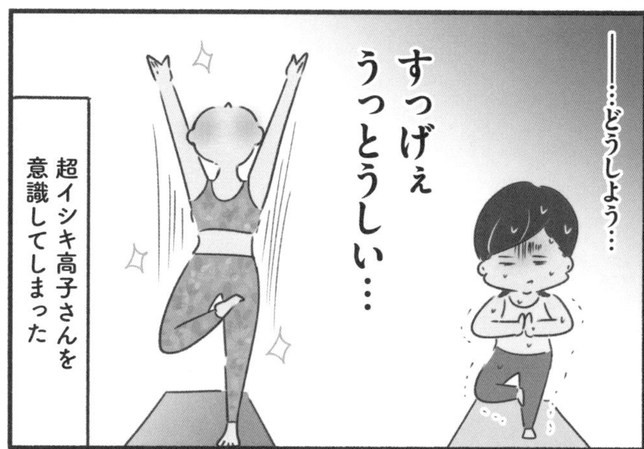
——…どうしよう…
すっげぇ
うっとうしい…
超イシキ高子さんを
意識してしまった

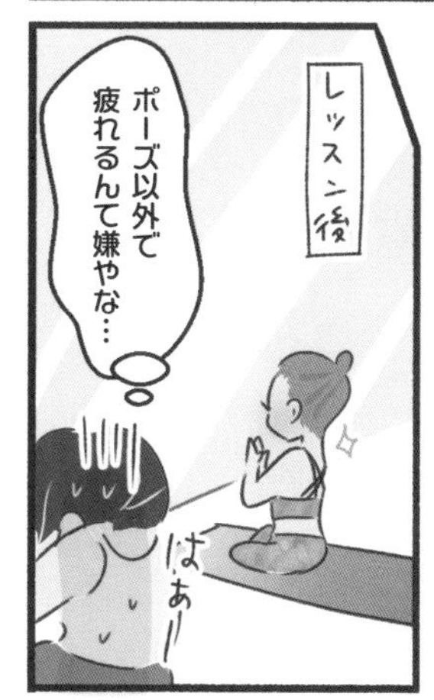
レッスン後
ポーズ以外で
疲れるんて嫌やな…
はぁ—

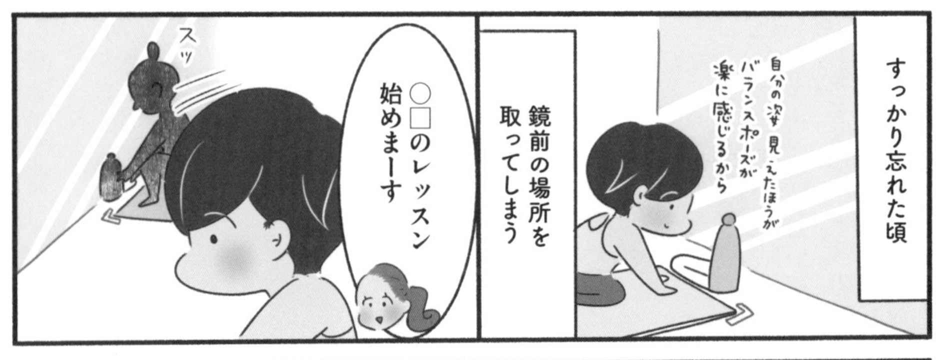
すっかり忘れた頃
自分の姿見えたほうがバランスポーズが楽に感じるから
鏡前の場所を取ってしまう
○□のレッスン始めまーす
スッ

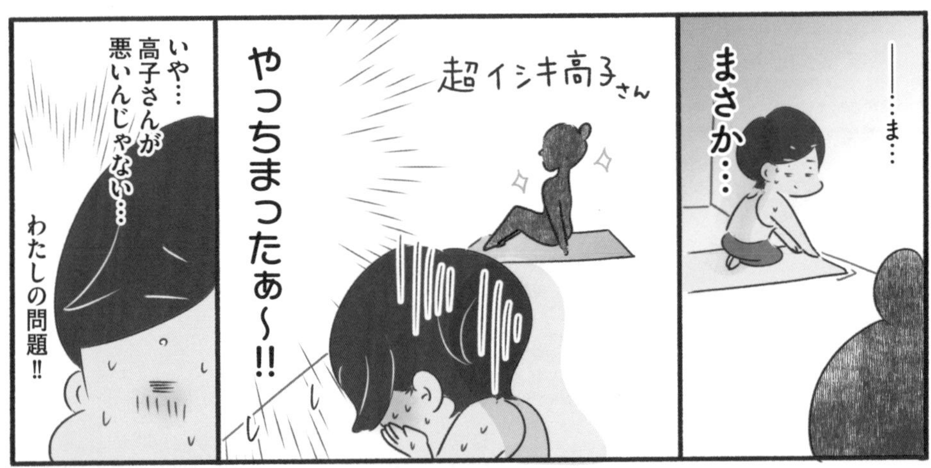
──…ま…
まさか…
超イシキ高子さん
やっちまったぁ〜!!
いや…高子さんが悪いんじゃない…
わたしの問題!!

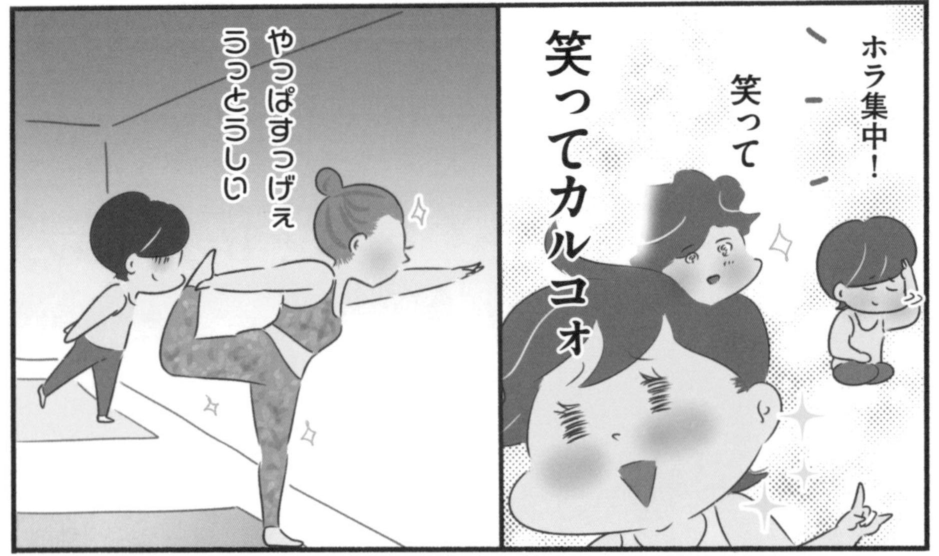
ホラ集中!
笑って
笑ってカルコォ
やっぱすっげぇうっとうしい

これが本物の
「キャットストレッチ」

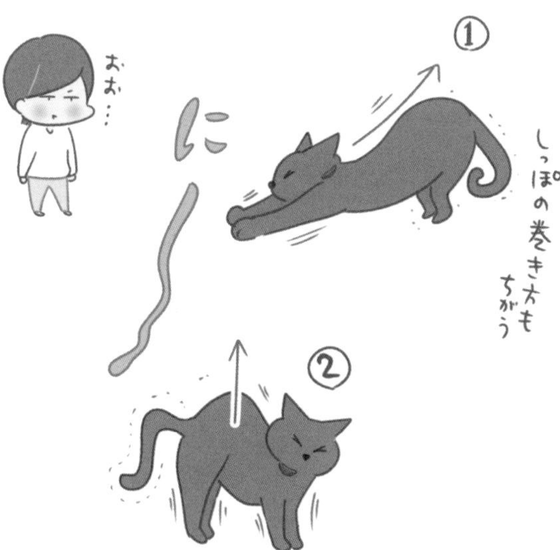

ホットヨガスタジオに通いだして1年以上がたち
こんな変化がありました

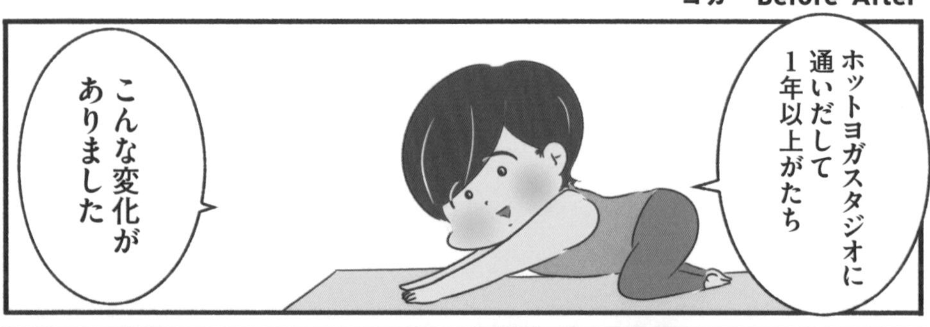

ヨガ　Before

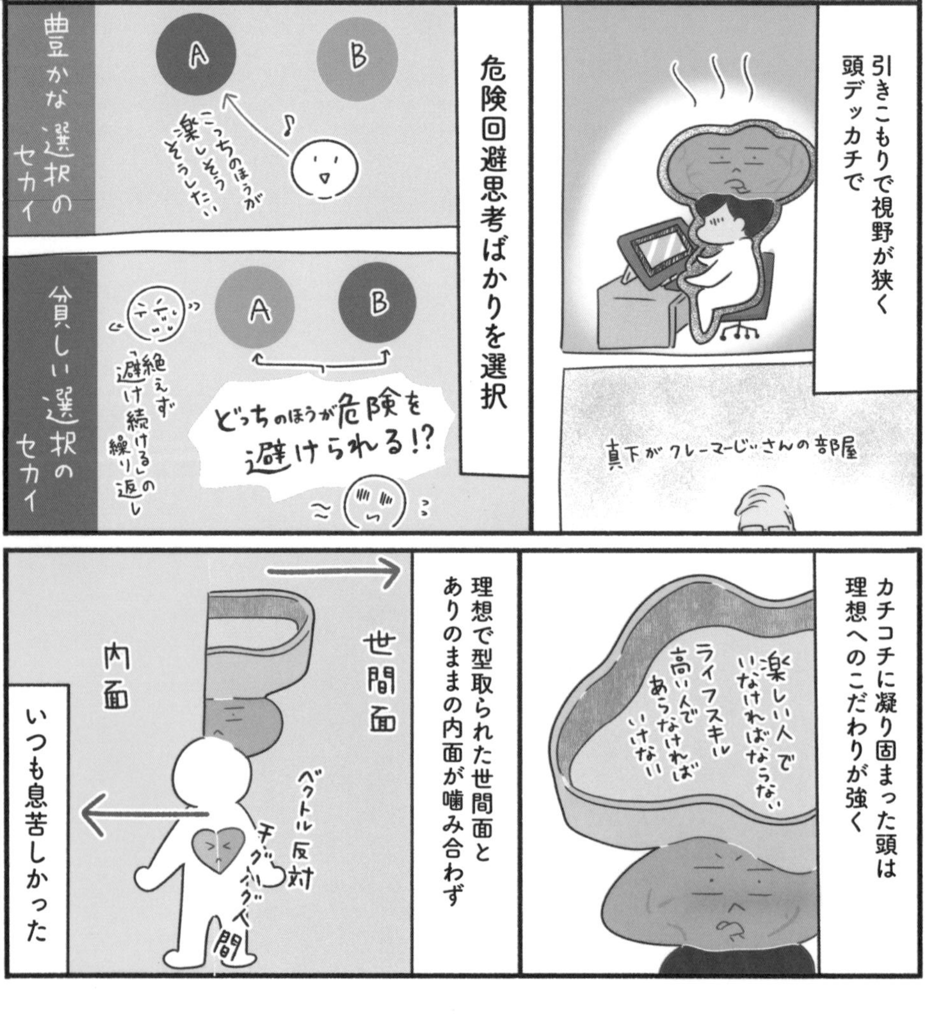

引きこもりで視野が狭く頭デッカチで

真下がクレーマーじぃさんの部屋

危険回避思考ばかりを選択

豊かな選択のセカイ

A

B

こっちのほうが楽しそう そうしたい

貧しい選択のセカイ

A

B

絶えず「避け続ける」の繰り返し

どっちのほうが危険を避けられる!?

カチコチに凝り固まった頭は理想へのこだわりが強く
楽しい人でいなければならない
ライフスキル高い人であらなければいけない

理想で型取られた世間面とありのままの内面が噛み合わず
世間面
内面
ベクトル反対
チグハグ人間
いつも息苦しかった

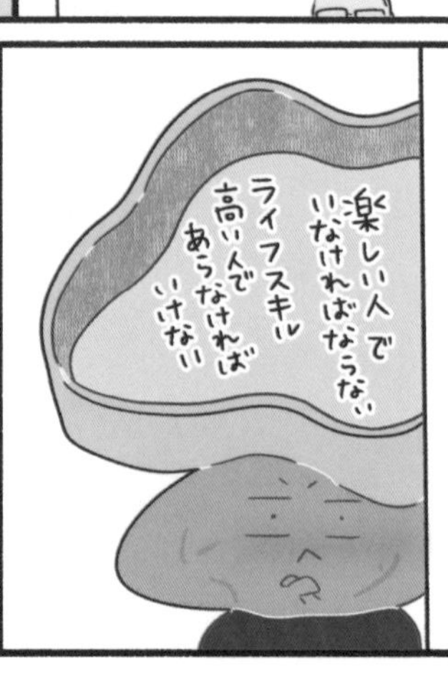

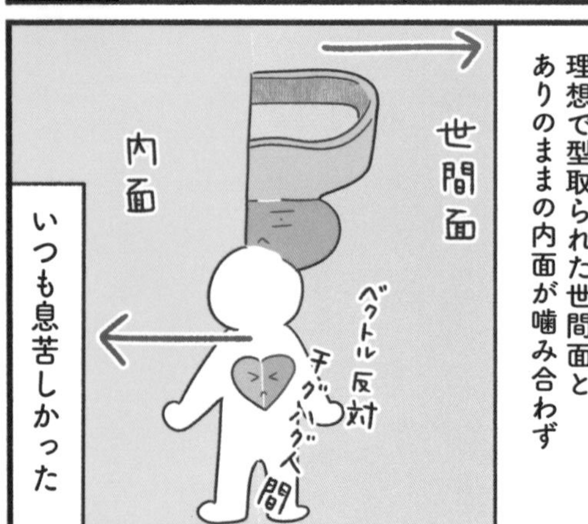

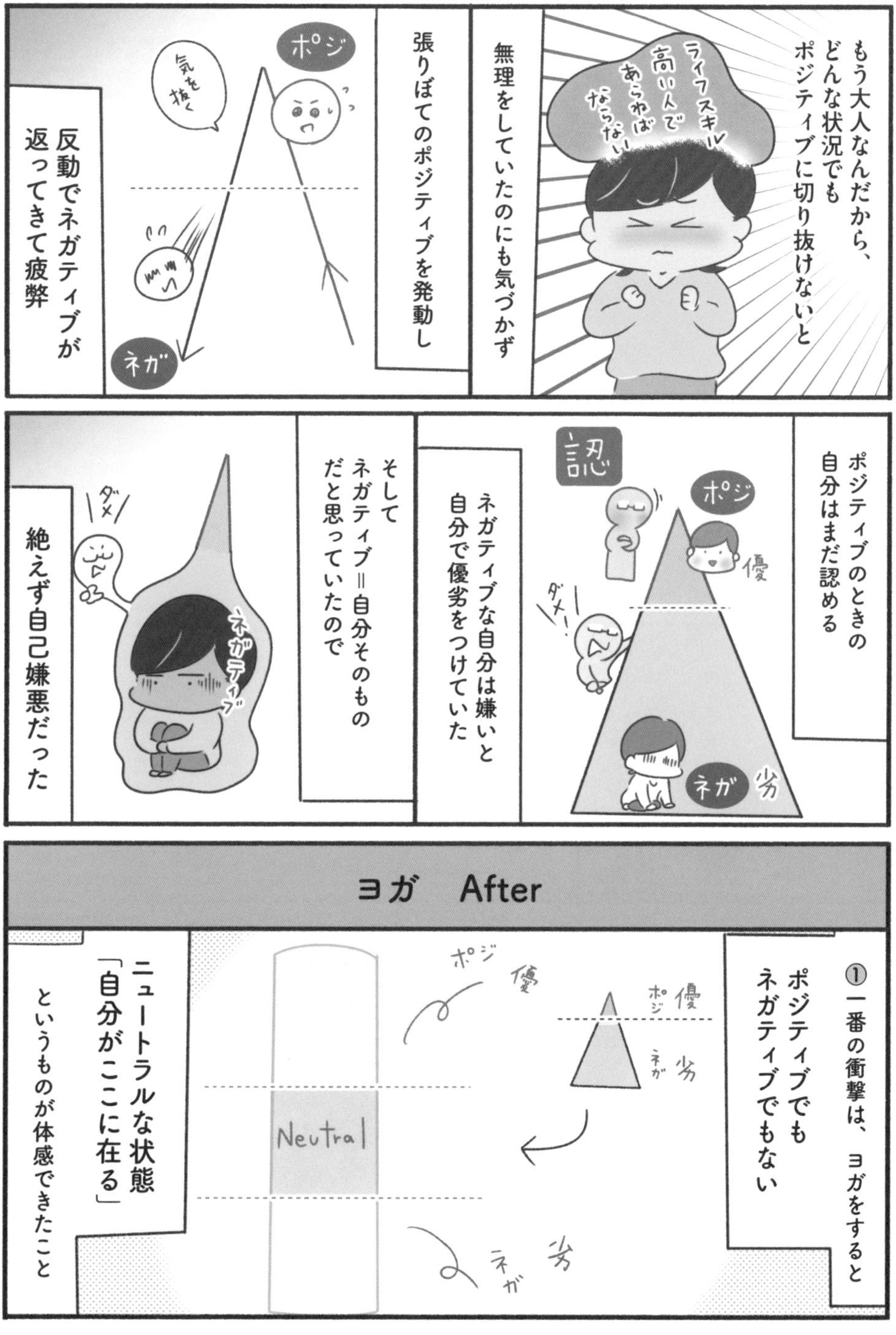

もう大人なんだから、
どんな状況でも
ポジティブに切り抜けないと

ライフスキル
高い人で
あらねば
ならない

無理をしていたのにも気づかず

張りぼてのポジティブを発動し

ポジ
気を抜く
ネガ

反動でネガティブが
返ってきて疲弊

ポジティブのときの
自分はまだ認める

認
ポジ
優
ダメ！
ネガ
劣

ネガティブな自分は嫌いと
自分で優劣をつけていた

そして
ネガティブ＝自分そのもの
だと思っていたので

ダメ
ネガティブ

絶えず自己嫌悪だった

ヨガ　After

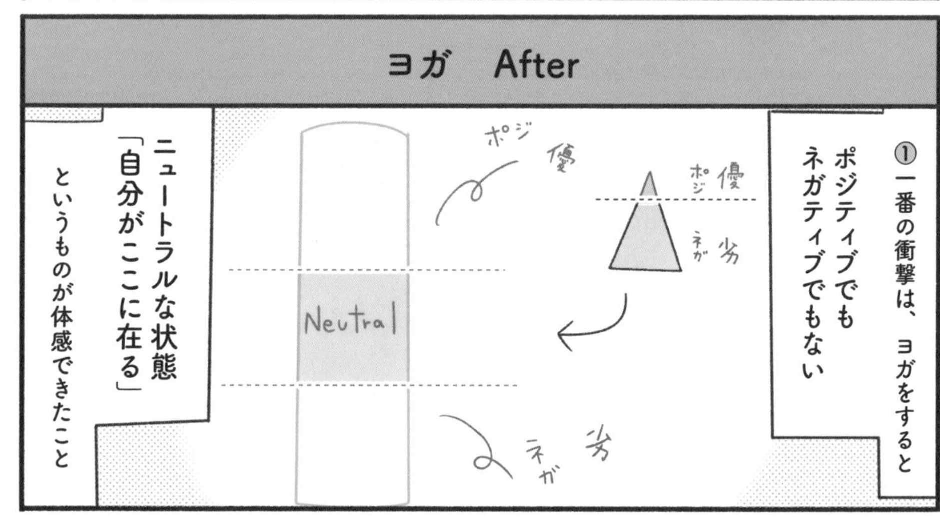

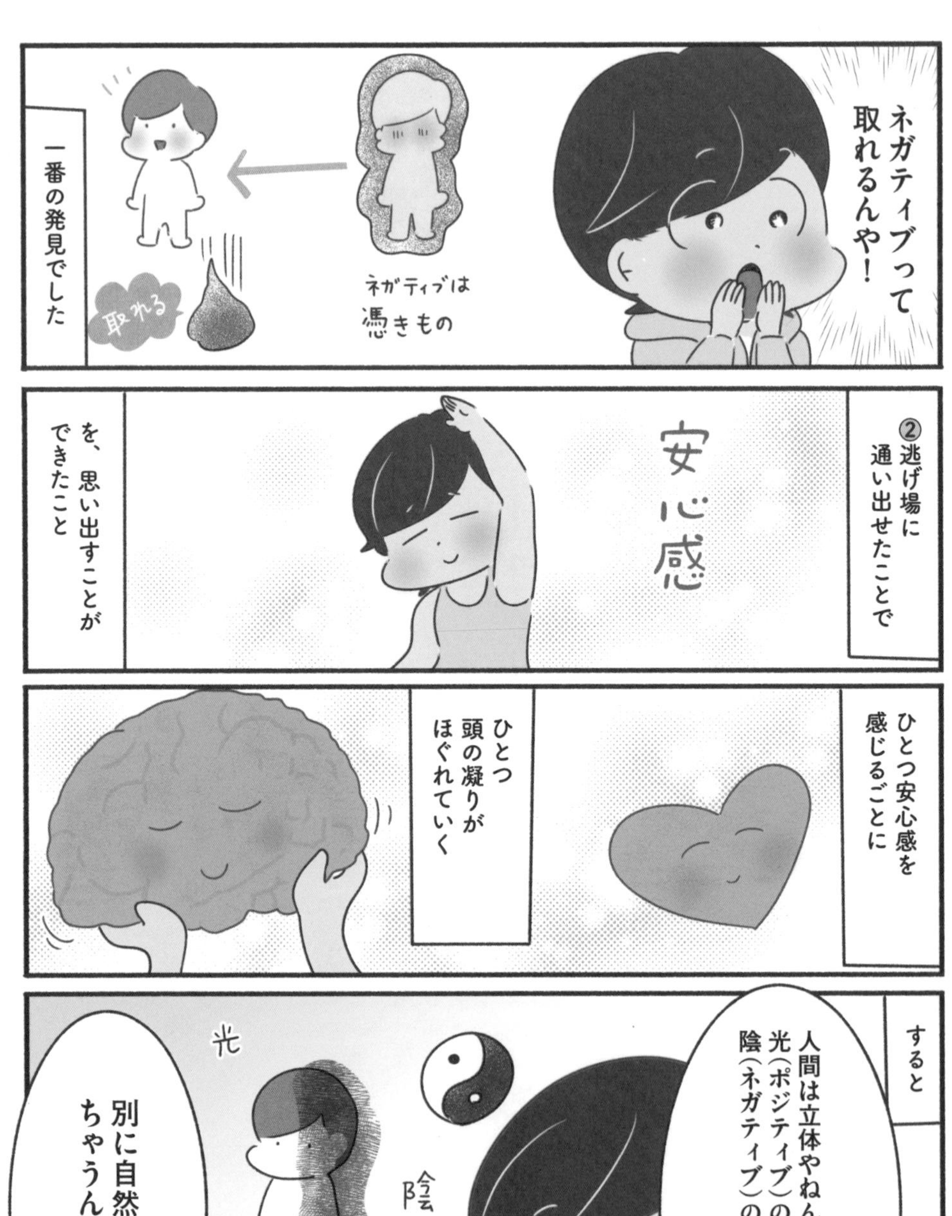

ネガティブって
取れるんや！
ネガティブは
憑きもの
取れる
一番の発見でした
②逃げ場に
通い出せたことで
安心感
を、思い出すことが
できたこと
ひとつ安心感を
感じるごとに
ひとつ
頭の凝りが
ほぐれていく
すると
人間は立体やねんから
光(ポジティブ)の面と
陰(ネガティブ)の面があるのは、
光
陰
別に自然なこと
ちゃうんかな？

〝楽しい人でいなければならない〟ってこだわりすぎると平面的になる
見えてない裏面は風通しが悪くなる
隠れてる
そっちのほうがなんか不自然…

ネガティブな心があるのが息苦しいんじゃない
ネガティブな心を〝悪いもの〟と見なし、受け入れられなかったことが息苦しかったんや
そう思えるようになってきて

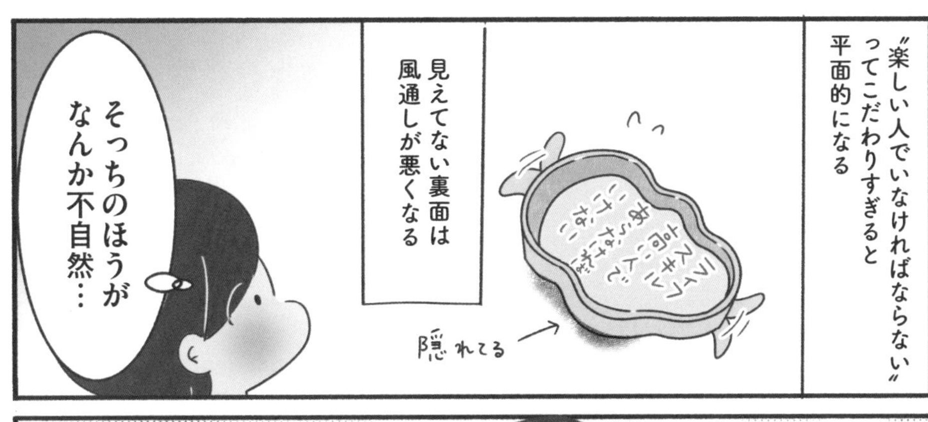

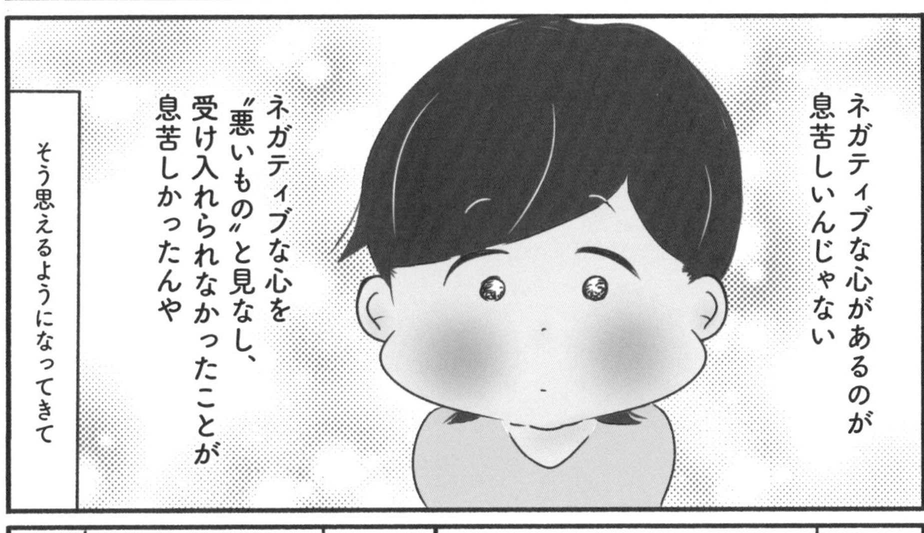

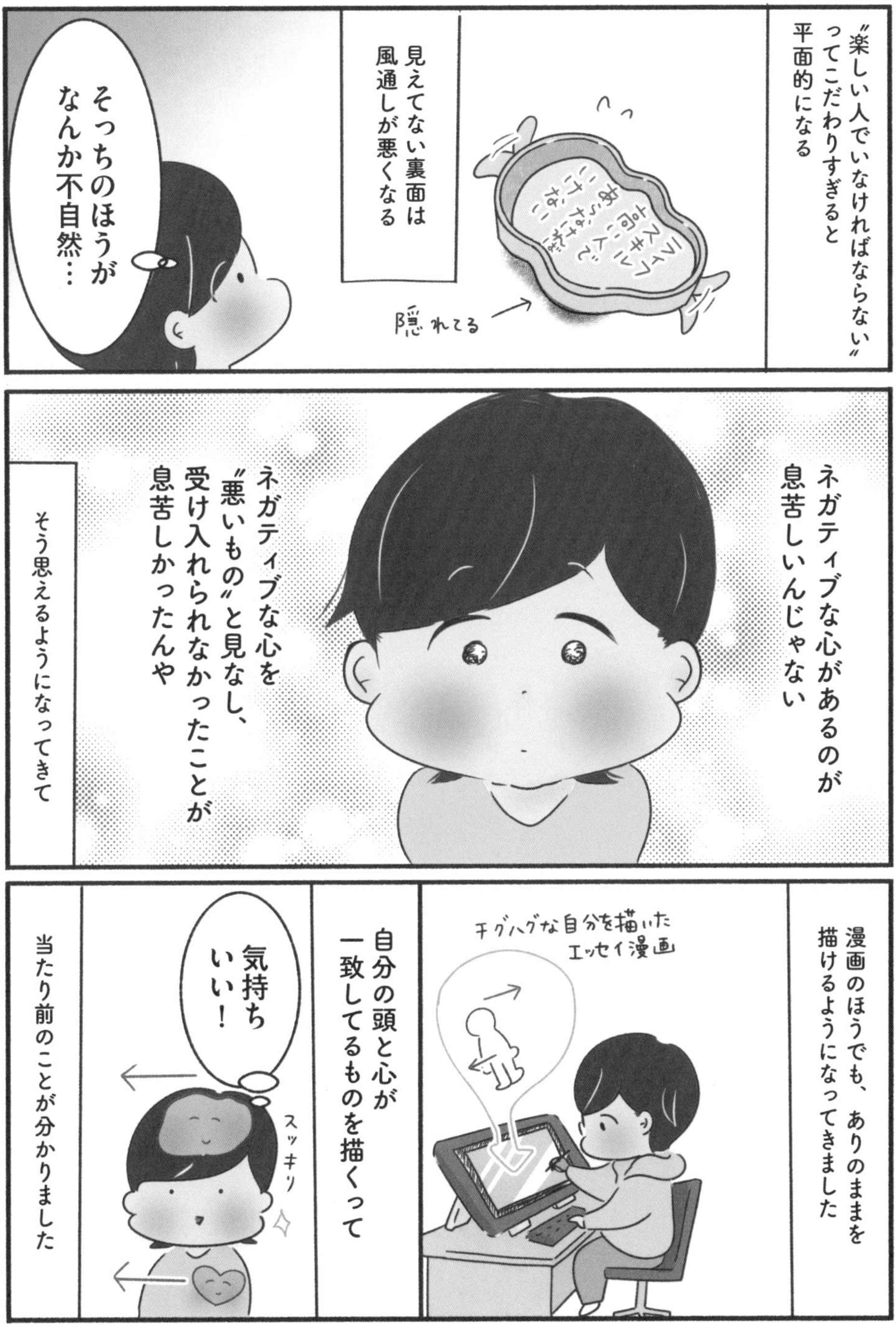

漫画のほうでも、ありのままを描けるようになってきました

チグハグな自分を描いたエッセイ漫画

自分の頭と心が一致してるものを描くって

気持ちいい！

スッキリ

当たり前のことが分かりました

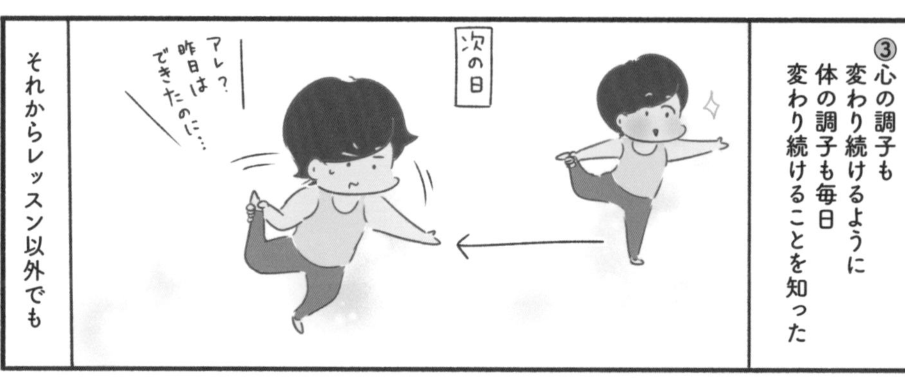
③心の調子も
変わり続けるように
体の調子も毎日
変わり続けることを知った
次の日
アレ？
昨日は
できたのに…
それからレッスン以外でも

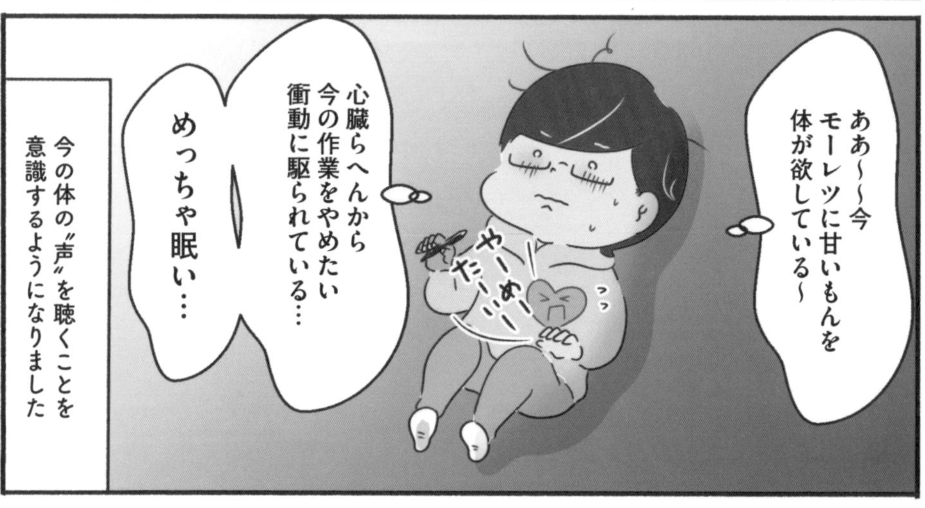
ああ〜〜今
モーレッツに甘いもんを
体が欲している〜
心臓らへんから
今の作業をやめたい
衝動に駆られている…
やーめーたーいー
めっちゃ眠い…
今の体の〝声〟を
意識するようになりました

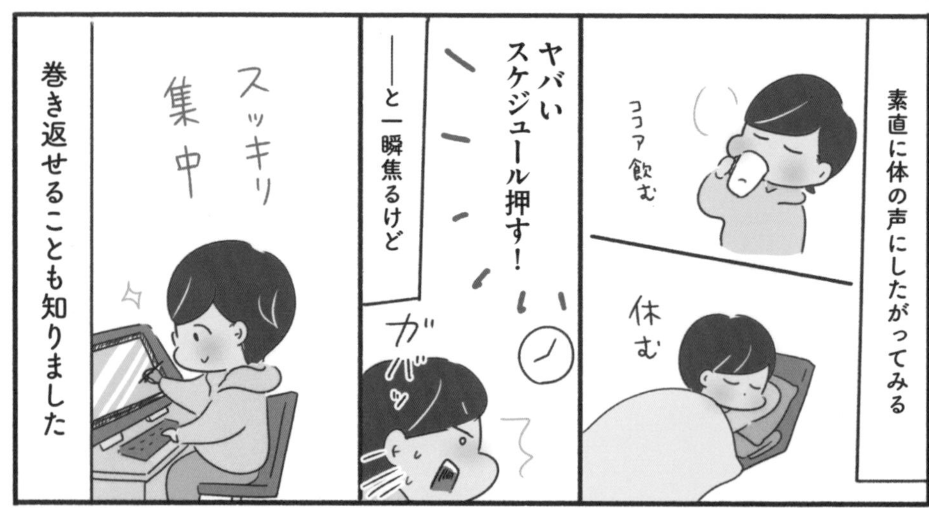
素直に体の声にしたがってみる
ココア飲む
休む
ヤバい
スケジュール押す！
ガッ
——と一瞬焦るけど
スッキリ
集中
巻き返せることも知りました

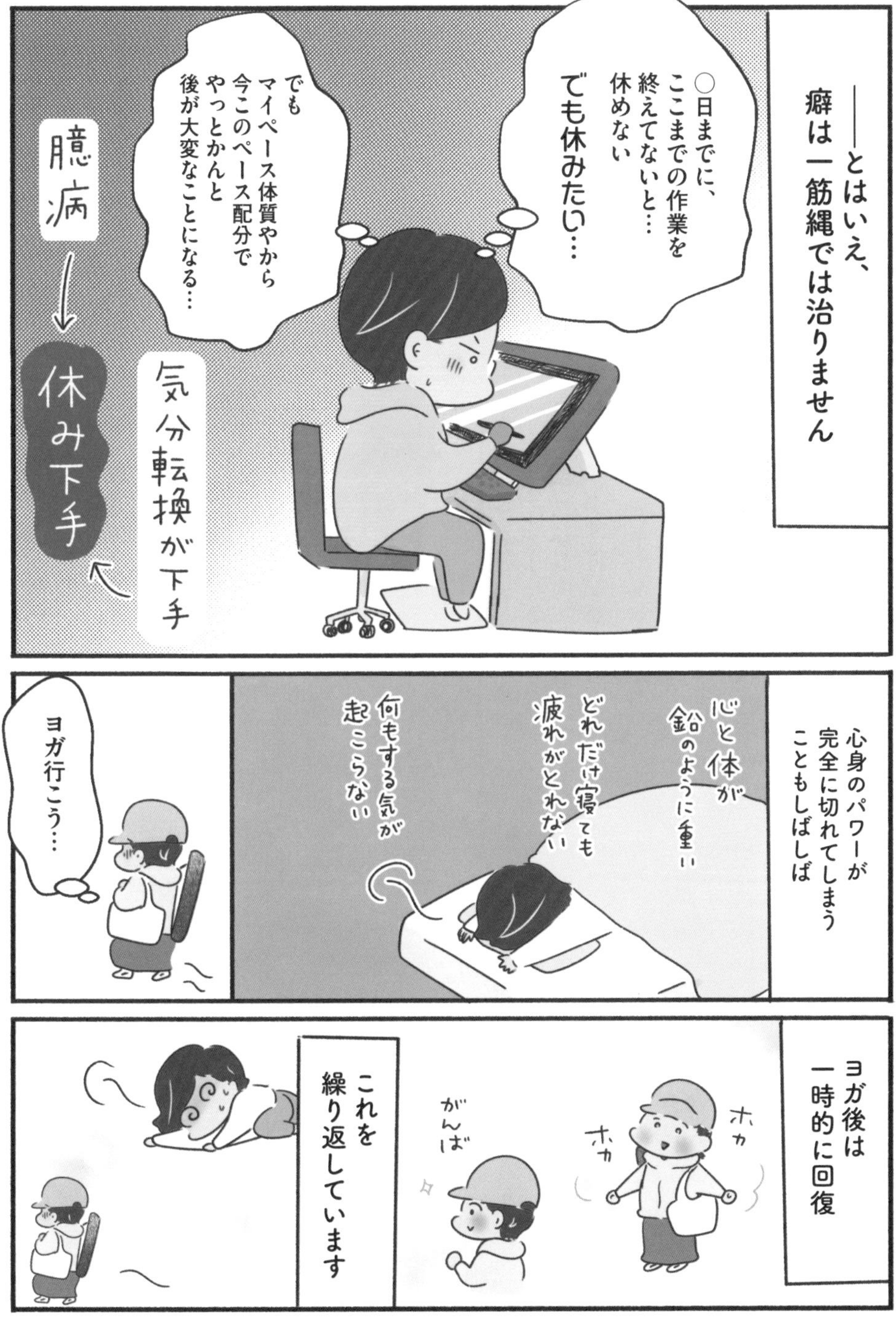

——とはいえ、癖は一筋縄では治りません

○日までに、ここまでの作業を終えてないと…休めない
でも休みたい…

でもマイペース体質やから今このペース配分でやっとかんと後が大変なことになる…

臆病

休み下手

気分転換が下手

心身のパワーが完全に切れてしまうこともしばしば
心と体が鉛のように重い
どれだけ寝ても疲れがとれない
何もする気が起こらない
ヨガ行こう…

ヨガ後は一時的に回復

ホカ
ホカ
がんば

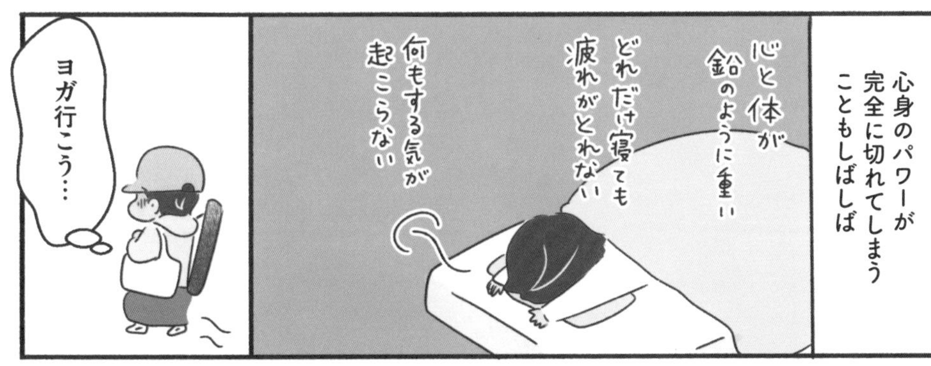

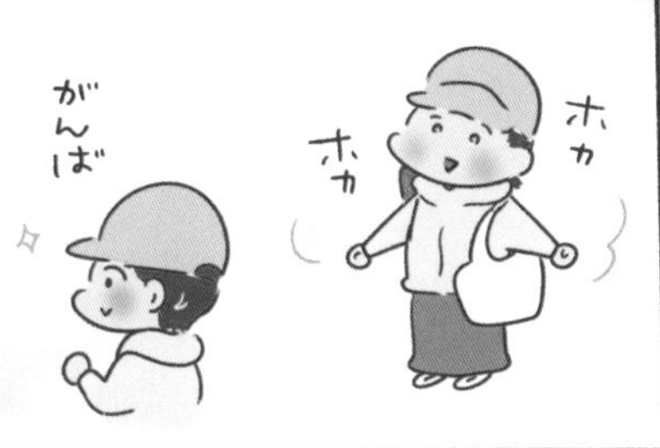

これを繰り返しています

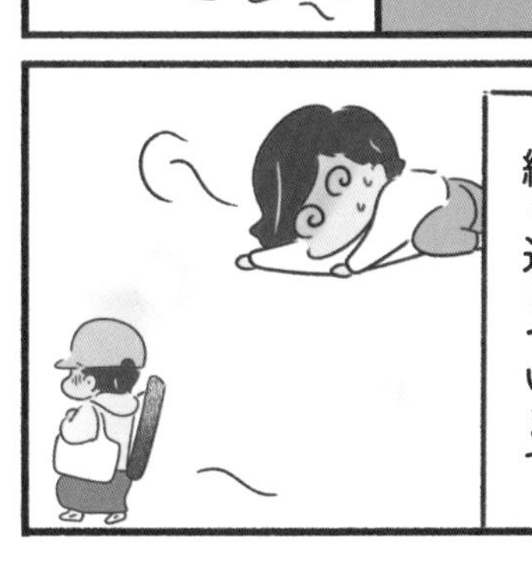

④ヨガを通して、気（エネルギー）を意識するようになった
気（エネルギー）と体はつながっている
気が滞ると心身が重く動かなくなる
気を巡らせると心身が軽く動けるようになる
汗
水
気が弱ったらお風呂でパワーチャージ
input
と痛感してから、気を滞らせないよう努めています

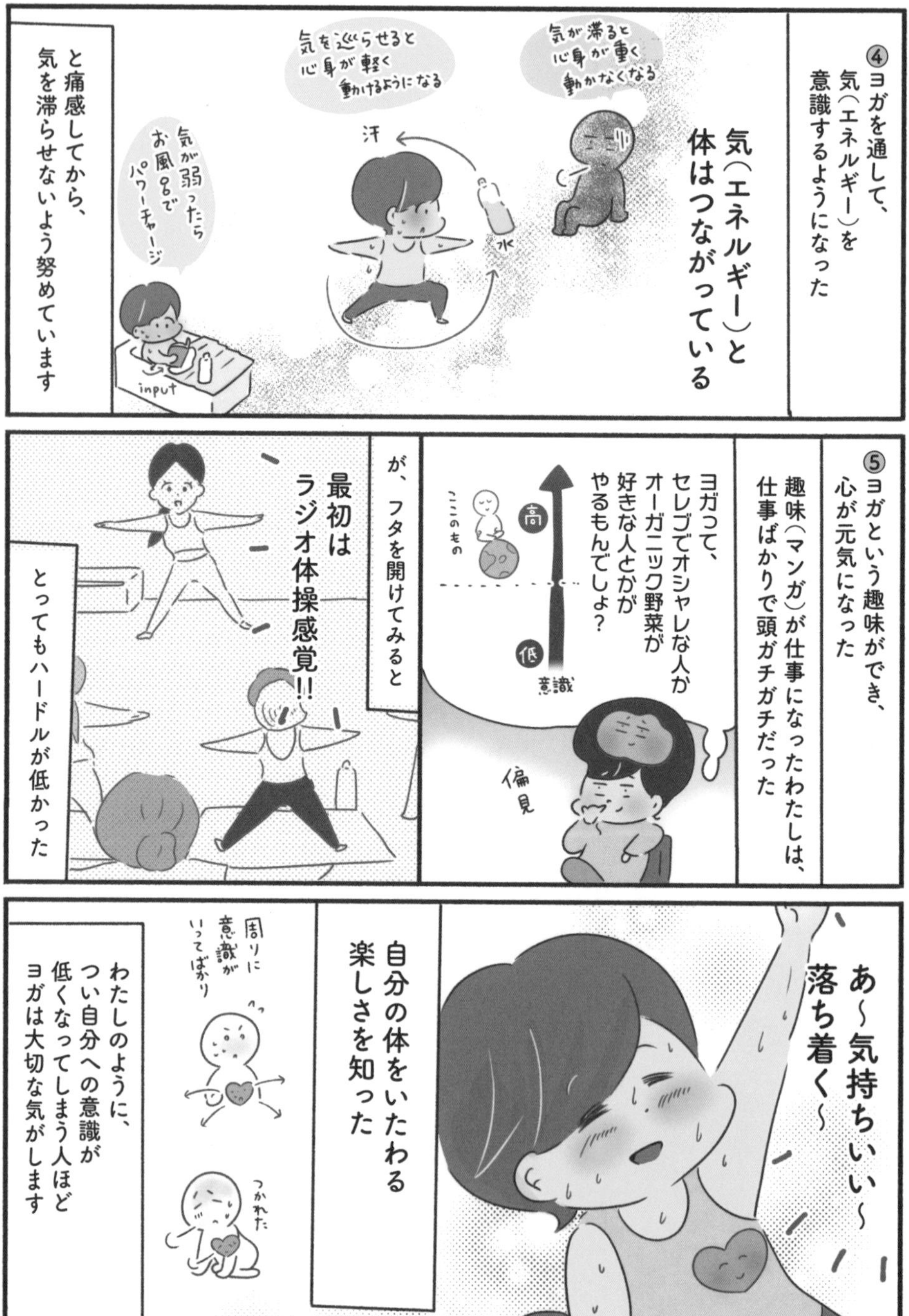

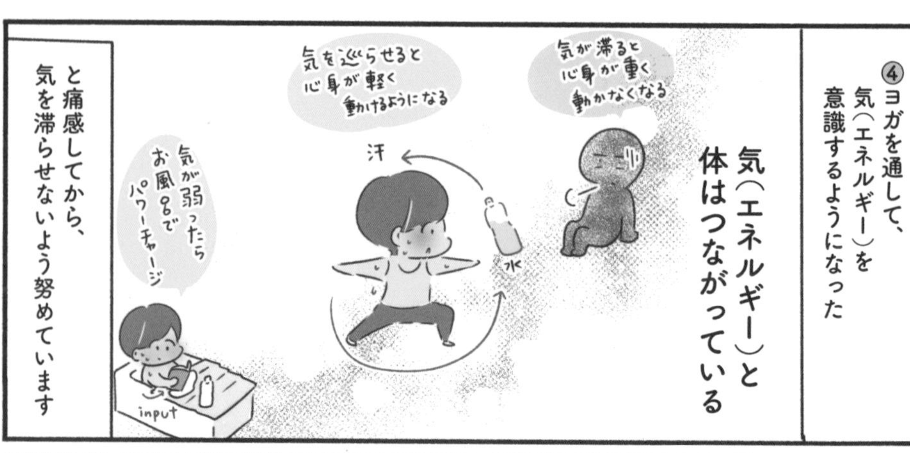

⑤ヨガという趣味ができ、心が元気になった

趣味（マンガ）が仕事になったわたしは、仕事ばかりで頭ガチガチだった

ヨガって、セレブでオシャレな人かオーガニック野菜が好きな人とかがやるもんでしょ？
高
低
意識
ここのもの
偏見
が、フタを開けてみると
最初はラジオ体操感覚!!
とってもハードルが低かった

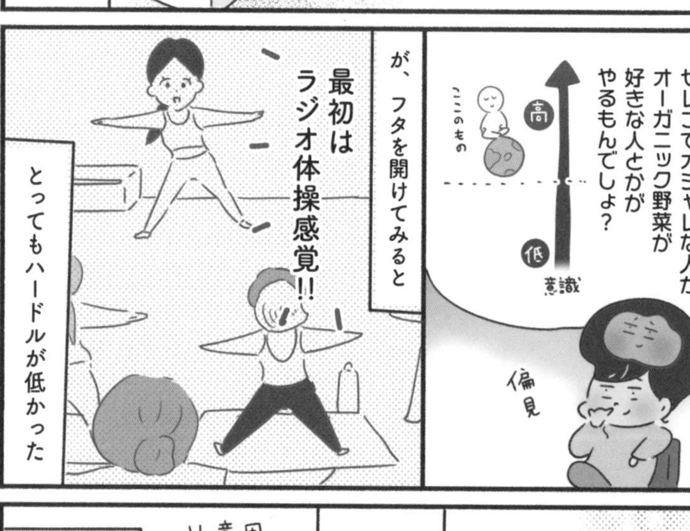

あ〜気持ちいい〜落ち着く〜

自分の体をいたわる楽しさを知った

周りに意識がいってばかり

つかれた

わたしのように、つい自分への意識が低くなってしまう人ほどヨガは大切な気がします

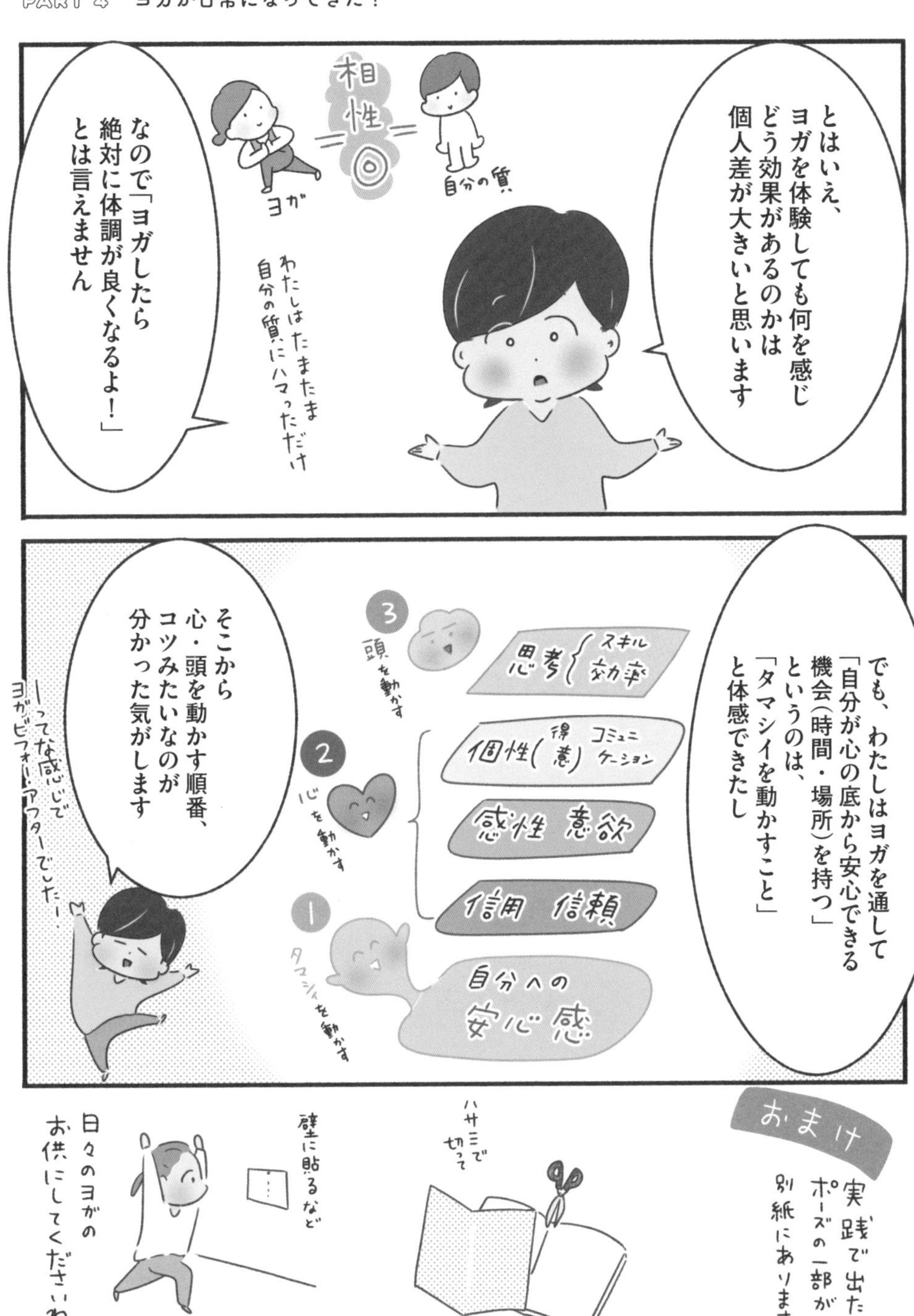
とはいえ、
ヨガを体験しても何を感じ
どう効果があるのかは
個人差が大きいと思います
相性◎
自分の質
ヨガ
わたしはたまたま自分の質にハマっただけ
なので「ヨガしたら
絶対に体調が良くなるよ！」
とは言えません
でも、わたしはヨガを通して
「自分が心の底から安心できる
機会（時間・場所）を持つ」
というのは、
「タマシイを動かすこと」
と体感できたし
3 頭を動かす
思考{スキル 効率
2 心を動かす
個性（得意）コミュニケーション
感性 意欲
信用 信頼
1 タマシイを動かす
自分への安心感
そこから
心・頭を動かす順番、
コツみたいなのが
分かった気がします
ーってな感じでヨガビフォー・アフターでした！
おまけ
実践で出たポーズの一部が別紙にあります
ハサミで切って
壁に貼るなど
日々のヨガのお供にしてくださいね

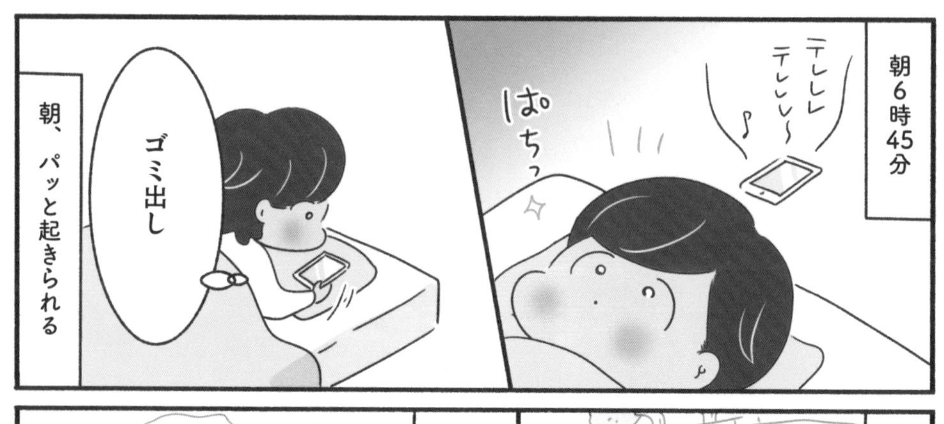
朝6時45分
テレレレ
テレレレ〜
♪
ぱちっ
朝、パッと起きられる
ゴミ出し

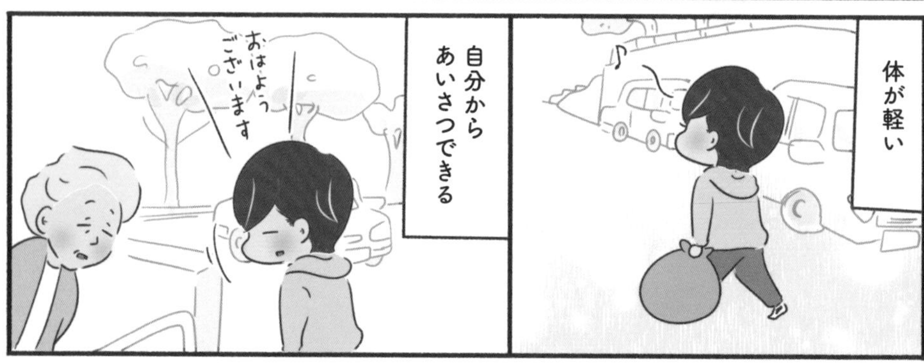
体が軽い
♪
自分から
あいさつできる
おはよう
ございます

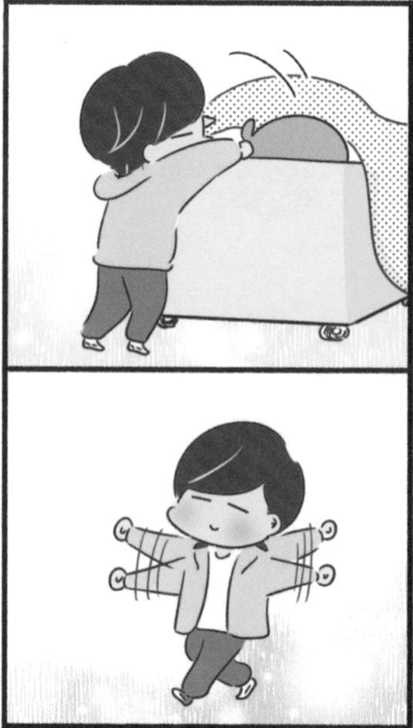

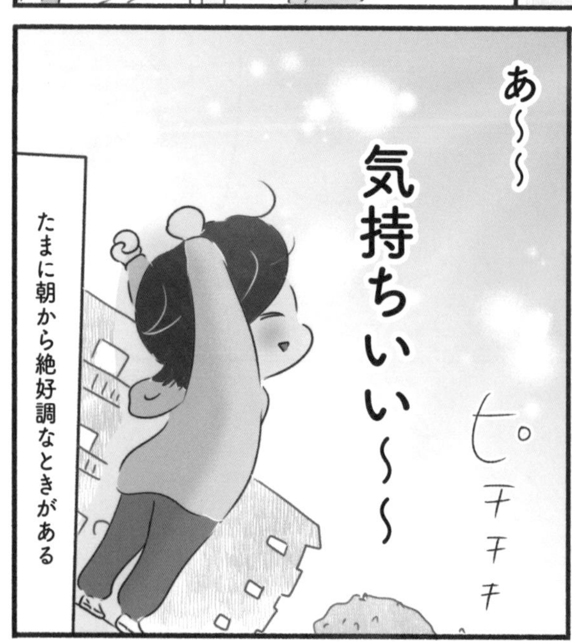
あ〜〜
気持ちいい〜〜
ピチチチ
たまに朝から絶好調なときがある

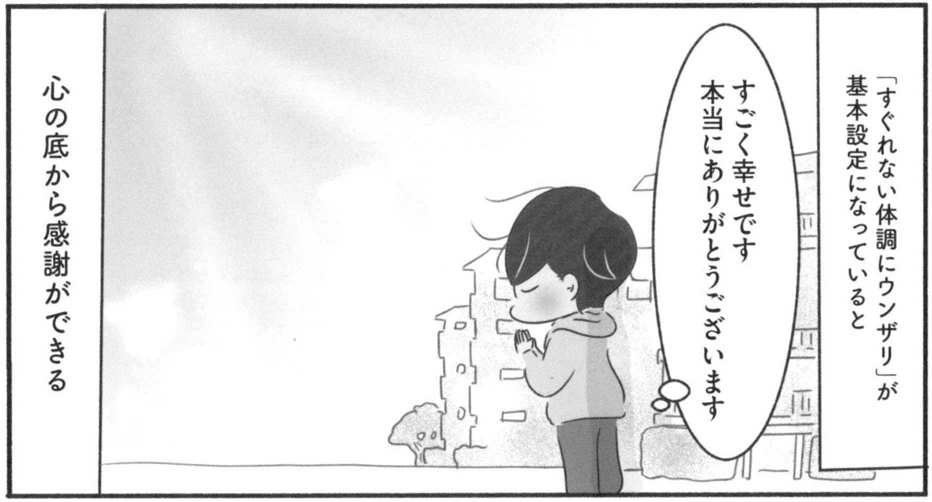
「すぐれない体調にウンザリ」が
基本設定になっていると
すごく幸せです
本当にありがとうございます
心の底から感謝ができる

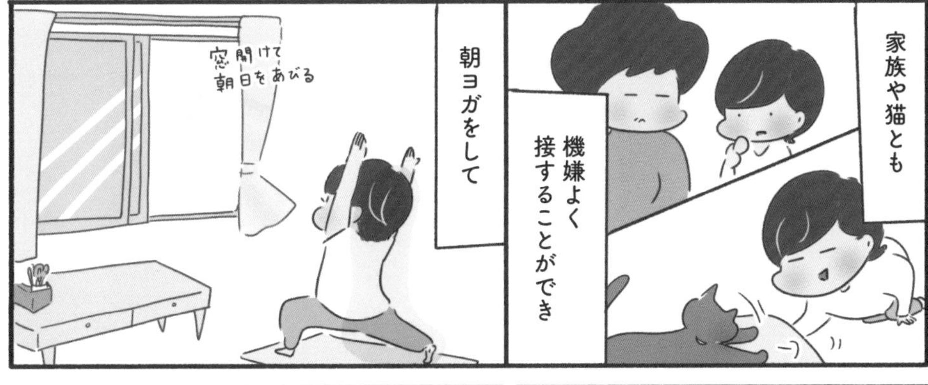
家族や猫とも
機嫌よく
接することができ
朝ヨガをして
窓開けて
朝日をあびる

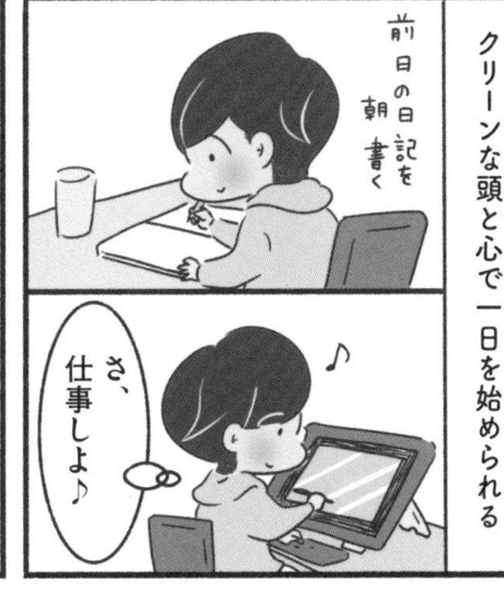
クリーンな頭と心で一日を始められる
前日の日記を
朝書く
さ、
仕事しよ♪
♪

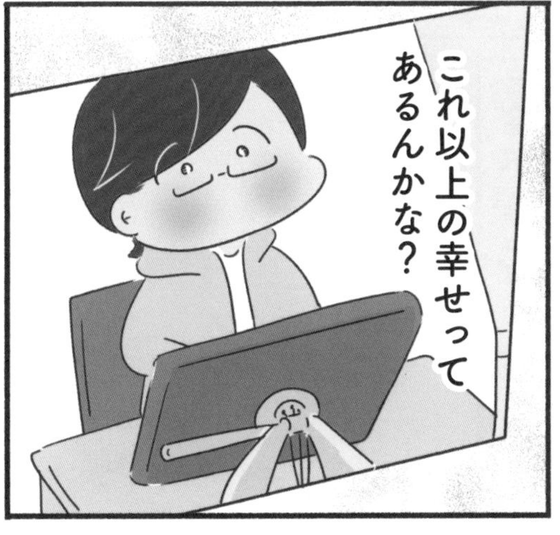
これ以上の幸せって
あるんかな？

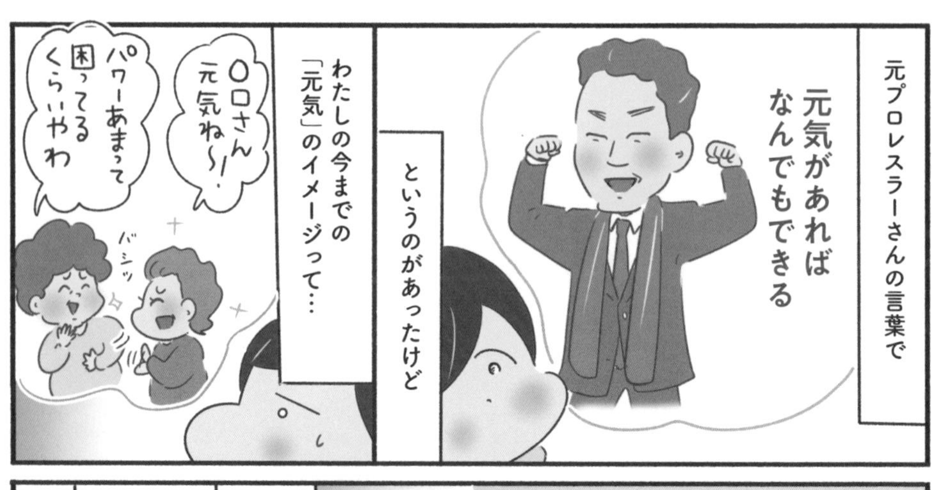
元プロレスラーさんの言葉で
元気があれば
なんでもできる
というのがあったけど
わたしの今までの
「元気」のイメージって…
○○さん
元気ね〜！
パワーあまって
困ってる
くらいやわ
バシッ

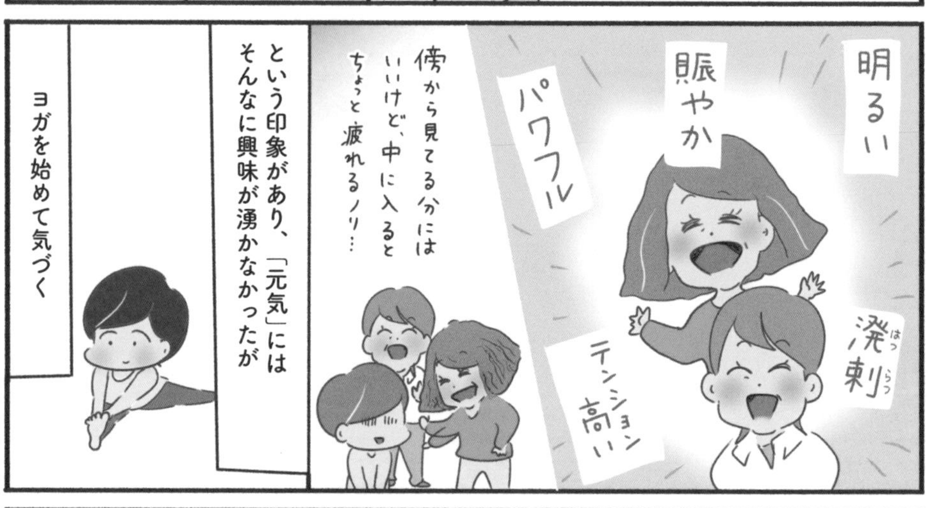
明るい
賑やか
パワフル
溌剌
テンション
高い
傍から見てる分には
いいけど、中に入ると
ちょっと疲れるノリ…
という印象があり、「元気」には
そんなに興味が湧かなかったが
ヨガを始めて気づく

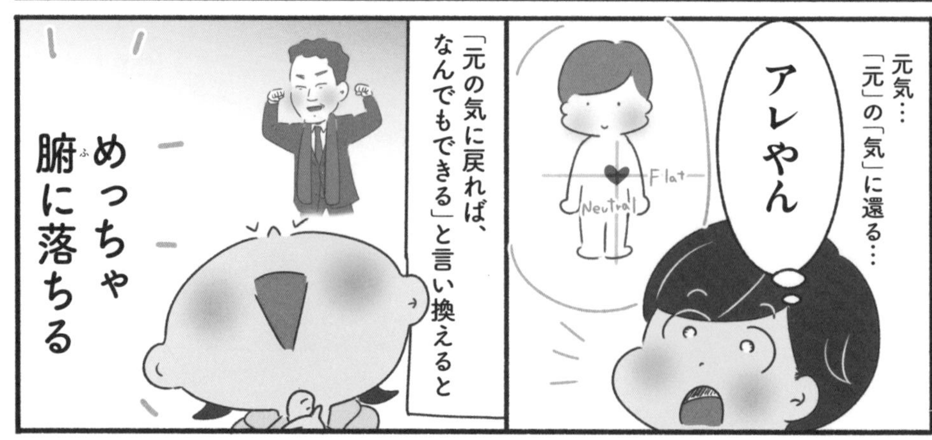
元気…
「元」の「気」に還る…
アレやん
Flat
Neutral
「元の気に戻れば、
なんでもできる」と言い換えると
めっちゃ
腑に落ちる

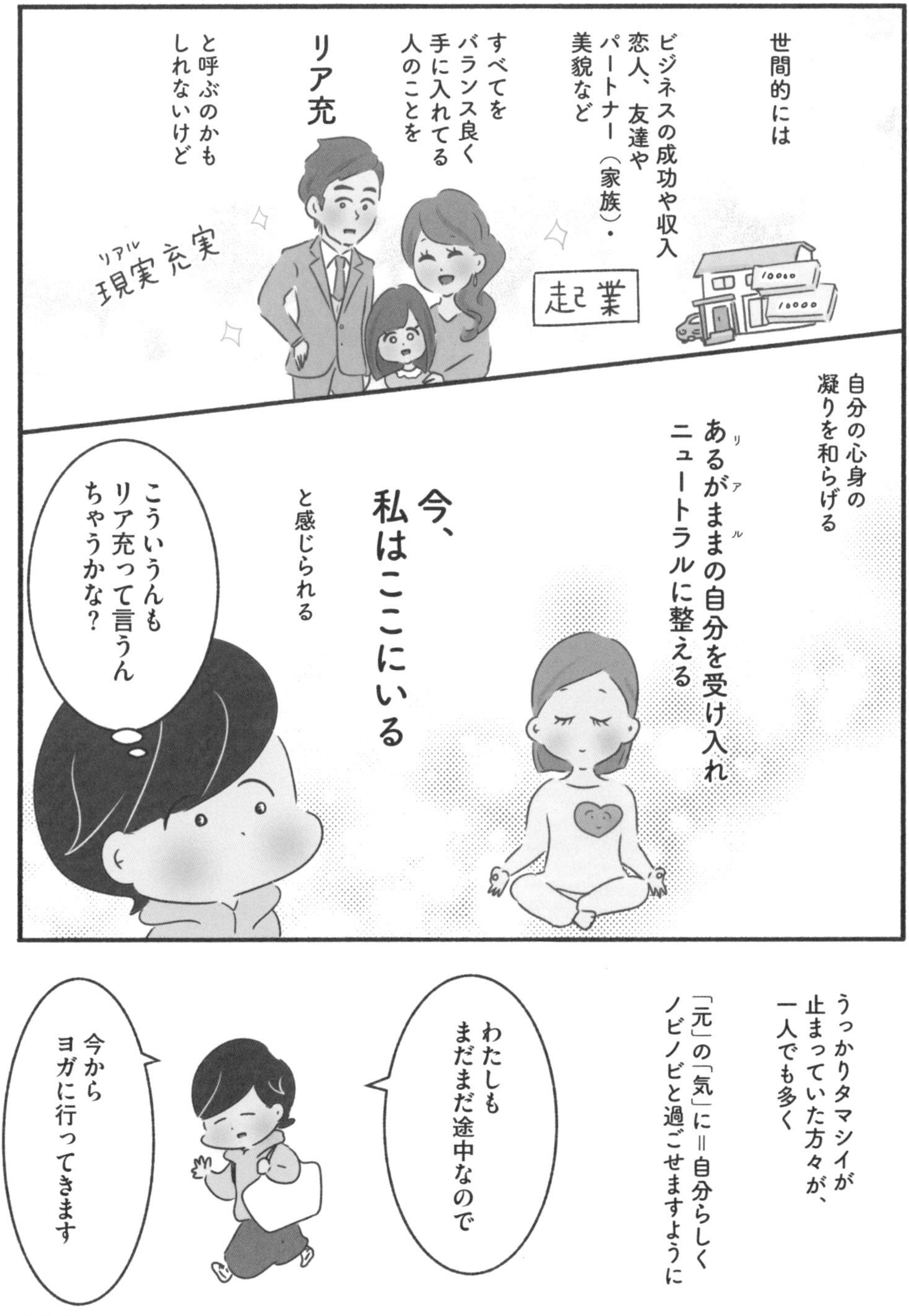

世間的には
ビジネスの成功や収入
恋人、友達や
パートナー（家族）・
美貌など
すべてを
バランス良く
手に入れてる
人のことを
リア充
と呼ぶのかも
しれないけど

起業

現実充実（リアル）

自分の心身の
凝りを和らげる
あるがまま（リアル）の自分を受け入れ
ニュートラルに整える

今、
私はここにいる
と感じられる

こういうんも
リア充って言うん
ちゃうかな？

うっかりタマシイが
止まっていた方々が、
一人でも多く
「元」の「気」に＝自分らしく
ノビノビと過ごせますように

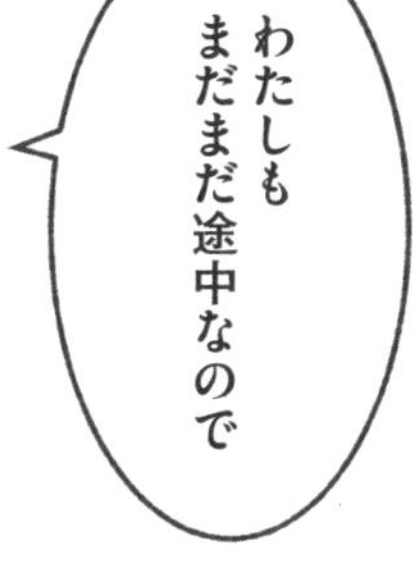

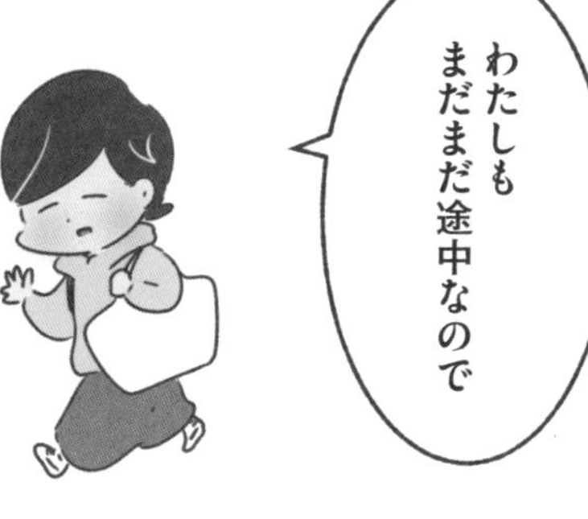

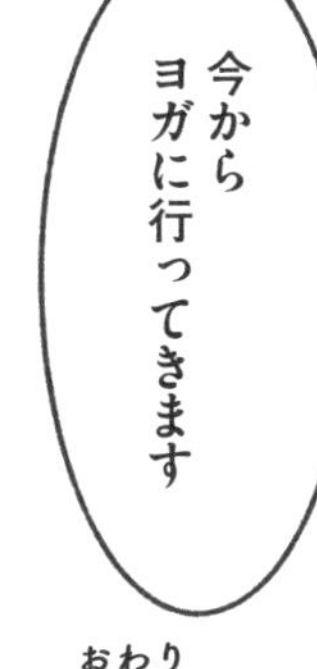

おわり

あとがき

本作は、
①外面的なこと(ヨガスタジオの雰囲気など)
②内面的なこと(ヨガを通しての自分の精神的変化)
③実践
と3つの要素で構成されています。
なので、全体的な印象としては、コレといったものはないかもしれません。

でもわたしは、
ヨガポーズに特化した本はたくさんあるけれど、
1人のネガティブまみれのアラフォー女が、
ヨガを通して自己肯定でもなく
少しずつ自己受容していくさまを描きたかったのです。

「あるがままをそのまま受け入れるニュートラルな域」ってのが
この世にあったんや!っていう、
わたしにとって人生の見方が一つ増えたような
大きな、でもクソ地味な発見を描きたかった。

とはいえ、実際どんな感じ?という足がかりがないと伝わらないし、
やってみてナンボのヨガなので実践も入れたい……。

呼吸・姿勢・瞑想の3つが合わさったヨガのように3部構成にしないと、
わたしが感じたヨガを最低限表現することができなかった。

それくらいヨガって、ちょっと描くには壮大すぎるものでした。
なので読んでくださった方々が、
「へぇ、ヨガってそういうことなのか」
「なんか楽しそう、ちょっとやってみたいかも」
「なんとなく」「なんか」を感じてくだされればわたしとしては本望なんです。

また、ちょっとやってみたいかもと感じたときがやるとき。

わたし自身は、ヨガポーズの本で家ヨガを始めたとき、
ページを折って広げてスマホなどで重しをして、
次のポーズにいくたびページをめくらないといけないのが面倒で続かなかった。

「ヨガポーズ一覧の紙があればいいな」と思っていたので付録でつけました。

壁に貼ったり机に置いたり、少しでも快適に実践できれば幸いです。

最後に、今回の企画・付録をカタチにしてくださった
出版社さま、担当さま、デザイナーさま、
そして読んでくださった方々、
本当にありがとうございました！

大日野カルコ

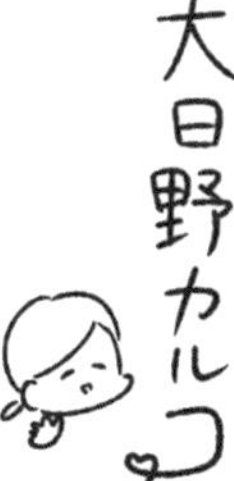

参考文献

『ヨガのポーズの意味と理論がわかる本』
（西川眞知子・マイナビ出版）

『YOGAポーズの教科書』
（綿本彰・新星出版社）

『よくわかる瞑想ヨガ』
（綿本彰・実業之日本社）

『やさしく学ぶYOGA哲学 ヨーガスートラ』
（向井田みお・アンダーザライト）

『脳パフォーマンスがあがる
マインドフルネス瞑想法』
（吉田昌生・主婦の友社）

『日本一わかりやすいマインドフルネス瞑想』
（松村憲・BABジャパン）

[著者紹介]

大日野カルコ おおひの かるこ

少女漫画雑誌にて4コマデビュー。
約12年間、雑誌で活動した後、フリー漫画家に転身。
人々のぼやき・嘆き・哀愁・本音などをコミカルに見せるのが得意。

著書
『関西生まれ　ムチャぶり育ち』（イースト・プレス）
『まんぷく神戸』（KADOKAWA）
『ていへん親孝行』（誠文堂新光社）
『39歳、私いつまでこのまんま?
～アラフォーからのマインドリセット～』（イースト・プレス）

Instagram漫画
「凹んだりするけど今日も40女はそれなりに元気です」
(@karukoohino)
「かまって猫とプロ都合のいい女」(@zuntamami)

Blog
「アラ40からのメン活日記。」

Twitter(@karukoohino)※マイペースに更新中

意識低い系ヨガのすすめ
ヨガを始めたら自分を好きになれました

2020年5月1日　初版発行

著　者　大日野カルコ　©Ohino Karuko,2020
発行者　田村正隆

発行所　株式会社ナツメ社
東京都千代田区神田神保町1-52
ナツメ社ビル1F（〒101-0051）
電話 03-3291-1257（代表）　FAX 03-3291-5761
振替 00130-1-58661
制　作　ナツメ出版企画株式会社
東京都千代田区神田神保町1-52
ナツメ社ビル3F（〒101-0051）
電話 03-3295-3921（代表）
印刷所　大日本印刷株式会社

ISBN978-4-8163-6826-4　Printed in Japan

本書に関するお問い合わせは、上記、ナツメ出版企画株式会社までお願いいたします。

〈定価はカバーに表示してあります〉
〈乱丁・落丁本はお取り替えします〉